JN261468

カラーアトラス ハンドブック
歯内治療臨床ヒント集

編集

戸田　忠夫（大阪歯科大学口腔治療学講座 教授）

中村　洋（愛知学院大学歯学部口腔治療学講座 教授）

中川　寛一（東京歯科大学歯科保存学第一講座 教授）

クインテッセンス出版株式会社

Tokyo, Berlin, Chicago, London, Paris, Barcelona, São Paulo, New Delhi, Moscow, Prague, Warsaw, and Istanbul

■**執筆者一覧**（五十音順）

一戸達也（東京歯科大学）

加藤広之（東京歯科大学）

紅林尚樹（横浜市開業）

末原正崇（東京歯科大学）

鈴木一吉（愛知学院大学歯学部）

戸田忠夫（大阪歯科大学）

中川寛一（東京歯科大学）

中田和彦（愛知学院大学歯学部）

中村　洋（愛知学院大学歯学部）

萩原領一（東京歯科大学）

畠銀一郎（大阪歯科大学）

馬場忠彦（大阪歯科大学）

林　宏行（大阪歯科大学）

棚木智晴（名古屋市開業）

松本　享（愛知学院大学歯学部）

森永一喜（東京歯科大学）

山口正孝（愛知学院大学歯学部）

はじめに

　歯科医学教育においては，平成18年度からの卒後臨床研修の義務化に向けて，さまざまな変化が出現しようとしている．まず，臨床実習への関門としての共用試験（CBT：知識確認試験，OSCE：客観的臨床能力試験）の実施や歯科医師国家試験における技術能力評価（実技試験）の組み入れなどが予定されている．さらに，卒後の生涯研修においても，専門医制度の導入が模索されている．

　これに伴って，歯科医学教育においては，患歯の病状・病態の診査・検査・診断が正確に行え，治療方針を的確に立案できるとともに患者とのインフォームド・コンセントが行える能力を確実に身につけることが要求されている．そのうえ，各々の治療・処置術式については，概要ではなく詳細を知り，実行できる能力が要求されており，歯科医師にとっては治療方針に関連する高度な技術能力を身につけることが必須となってきている．

　歯内療法学も，近年，基礎的理論の面でも臨床技術の面でも，大きく変貌してきている．本書では，生物学的側面を重視した最新の情報を背景として，従来からの基本的技術にあわせて最新の理論と器材を応用したテクニックを紹介，提示することに主眼を置いた．「カラーアトラス」と言う書名のとおり，写真や図を多用して，幅広く初学者から経験豊な臨床家の方々にまで，読みやすく，理解が容易なように心掛けた．また，本書は，あくまでも基本的な考え方と術式を基盤にしたものであり，経験豊かな方々には御自身で理にかなったアレンジを加えていただくことは大いに結構である．

　本書のご利用については，携帯はもちろんのことチェアーサイドに常備していただき，適宜，活用が可能な便利なものとした．

　前述の通り，本書の刊行に際しては，歯科学生，卒直後歯科医師はもとより，広く一般の歯科医師にも役立つことを目標にしたが，実際に本書をお使い頂いた方々からご意見を頂き，ぜひ次に生かして行きたい．

　最後に，本書の刊行にあたり，辛抱強くご協力頂いたクインテッセンス出版株式会社の小野克弘氏に心より感謝を申し上げる．

平成16年5月

戸田　忠夫
中村　　洋
中川　寛一

目　次

第1章　術前診査／1　　　　　　　　　　　　　　　　　　　　　　　　　　（林　宏行）

1　問診および現症の診査……………………………………………………………2
2　器具の消毒法………………………………………………………………………13
　A．無菌的処置の重要性…………………………………………………………13
　B．滅菌と消毒……………………………………………………………………14
　C．各種の滅菌・消毒法…………………………………………………………14

第2章　無菌的処置法／17　　　　　　　　　　　　　　　　　　　　　　　　（中村　洋）

1　ラバーダム防湿法…………………………………………………………………18
2　ラバーダム防湿法の実際…………………………………………………………19
　A．ラバーダム防湿に使用する器具……………………………………………19
　B．各種クランプ…………………………………………………………………20
　C．ラバーダム防湿法の手順……………………………………………………22
3　隔壁形成法…………………………………………………………………………24
　A．隔壁法に使用する材料………………………………………………………24
　B．隔壁形成法の手順……………………………………………………………25

第3章　歯髄除痛法／27　　　　　　　　　　　　　　　　　　　　　　　　（一戸達也）

1　麻酔法………………………………………………………………………………28
　A．局所麻酔薬……………………………………………………………………29
　B．局所麻酔法……………………………………………………………………32
　C．具体的な対応…………………………………………………………………38

第4章　急性歯髄炎の緊急処置／41　　　　　　　　　　　　　　　　　　　（林　宏行）

1　齲窩の清掃・消毒…………………………………………………………………42
　A．齲窩の開拡……………………………………………………………………42
　B．齲窩の清掃……………………………………………………………………42
　C．齲窩の消毒……………………………………………………………………42
2　歯髄鎮静法…………………………………………………………………………44

第5章　覆髄法／47　　　　　　　　　　　　　　　　　　　　　　　　　　（松本　享）

1　間接覆髄法…………………………………………………………………………48
　A．目的……………………………………………………………………………48
　B．適応症と禁忌症………………………………………………………………48
　C．間接覆髄剤……………………………………………………………………48
　D．術式……………………………………………………………………………50

2　直接覆髄法 52
　A．目的 52
　B．適応症と禁忌症 53
　C．直接覆髄剤 53
　D．術式と症例 54

3　暫間的間接覆髄法（IPC法） 57
　A．目的 57
　B．適応症と禁忌症 58
　C．暫間的間接覆髄剤 58
　D．術式と症例 58

第6章　生活歯髄切断法（生活断髄法）／63　　　　　　　　　　（中川寛一）

1　適応症と禁忌症 64
2　応用糊剤の選択 65
3　適応症の選択に関する注意事項 67
4　術式に関する注意事項 68
5　生活歯髄切断法後の予後判定 69

第7章　抜髄法／73　　　　　　　　　　（戸田忠夫）

1　麻酔抜髄法 74
　A．目的・意義 74
　B．適応症 74
　C．術式 74

第8章　急性根尖性歯周炎の緊急処置／83　　　　　　　　　　（山口正孝）

1　急性根尖性歯周炎を起こす症例 84
2　根尖性歯周炎を起こした症例の緊急処置 85
　A．歯髄炎が進行し歯髄壊疽に陥り，急性根尖性歯周炎を起こした症例 85
　B．歯周ポケットから根尖孔を介して，歯髄壊疽に陥り，根尖性歯周炎を起こした症例 87
　C．以前根管処置を受けたが，ある期間後に根尖性歯周炎を起こした症例 87
　D．根管拡大形成途中または直後に起こる急性根尖性歯周炎の症例 89
　E．根管充填後に起こる急性根尖性歯周炎の症例 90
　F．歯肉の腫脹を伴う急性根尖性歯周炎の症例 91

第9章　感染根管治療／93

1　根管の機械的清掃（加藤広之） 95
　A．根管長測定 95

B．根管拡大・形成 ··99
　2　根管の化学的清掃（加藤広之）··106
　　A．根管清掃剤 ··106
　　B．根管洗浄と根管乾燥 ··109
　3　根管消毒（加藤広之）··110
　4　細菌検査（紅林尚樹）··113
　　A．細菌検査法の種類 ···113
　　B．細菌検査法の術式 ···115

第10章　根管充塡／119　　　　　　　　　　　　　　　　　　　　　　　　　　　　（畠銀一郎）

　1　根管充塡とは ··120
　　A．根管充塡の目的 ···120
　　B．根管充塡の時期 ···120
　2　根管充塡材（剤）の種類 ···121
　　A．固形のもの ···121
　　B．根管充塡剤 ···122
　3　根管充塡法 ··125
　　A．単一ポイント根管充塡法 ··125
　　B．側方加圧根管充塡法 ··127
　　C．垂直加圧根管充塡法 ··129
　　D．熱可塑性ガッタパーチャ注入法 ··130
　　E．Continuous wave of condensation法 ···134
　　F．コアキャリアー・加熱軟化ガッタパーチャ充塡法 ··134
　4　根管充塡後の予後 ···137
　　A．抜髄処置後の治癒 ···137
　　B．感染根管治療後の治癒 ···137

第11章　根未完成歯の処置／139　　　　　　　　　　　　　　　　　　　　　　　　（栅木智晴）

　1　幼若永久歯に対する注意事項 ···140
　2　アペキシフィケーション（apexification）··141
　3　アペキソゲネーシス（apexogenesis）··147

第12章　象牙質知覚過敏症の処置／151　　　　　　　　　　　　　　　　　　　　　（萩原領一）

　1　象牙質知覚過敏症とは ···152
　　A．原因 ··152
　　B．機序 ··153
　　C．鑑別診断 ··154

2	象牙質知覚過敏症の治療法	155
	A．予防的処置	155
	B．非侵襲的処置（スクリーニングテスト）	156
	C．不可逆的な処置	157

第13章　外科的歯内療法／159　　　　　　　　　　　　　　　　　　（馬場忠彦）

1	外科的歯内療法の種類	160
	A．外科的排膿路の確保	160
	B．根尖周囲外科手術	161
	C．ヘミセクション	169
	D．歯根切除	170
	E．歯根分離法	171
	F．歯の再植	172

第14章　歯内-歯周疾患の診断と治療／175　　　　　　　　　　　　　（中田和彦）

1	定義	176
2	分類	176
3	診査法	178
	A．電気診	178
	B．歯周ポケット測定	178
	C．X線診	178
	D．新しい機器による診査	178
4	歯内原発タイプの診断と治療法	179
	A．臨床症状	179
	B．診断	180
	C．治療法	180
5	歯周原発タイプの診断と治療法	181
	A．臨床症状	181
	B．診断	181
	C．治療法	182
6	複合病変タイプの診断と治療法	182
	A．臨床症状	182
	B．診断	183
	C．治療法	184
7	歯内-歯周疾患に類似した病変	184
	A．パーフォレーション（穿孔）による病変	184
	B．歯根破折による病変	184

第15章　歯髄・根管処置における偶発症への対応／187　　　　　　　　（末原正崇／森永一喜）

- 1　偶発露髄 ………………………………………………………………………………188
  - A．原因と予防 …………………………………………………………………………188
  - B．処置法 ………………………………………………………………………………188
- 2　治療用器具の根管内破折 ……………………………………………………………188
  - A．原因と予防法 ………………………………………………………………………188
  - B．処置法 ………………………………………………………………………………188
- 3　人工的穿孔 ……………………………………………………………………………193
  - A．原因と予防法 ………………………………………………………………………193
  - B．処置法 ………………………………………………………………………………194
- 4　治療用器具の嚥下と吸引 ……………………………………………………………195
  - A．原因と予防法 ………………………………………………………………………195
  - B．処置法 ………………………………………………………………………………196
- 5　応用薬剤の漏洩による周囲組織の損傷 ……………………………………………196
- 6　皮下気腫 ………………………………………………………………………………197
  - A．原因と予防法 ………………………………………………………………………197
  - B．処置法 ………………………………………………………………………………197
- 7　残髄 ……………………………………………………………………………………197
  - A．原因と予防法 ………………………………………………………………………197
  - B．処置法 ………………………………………………………………………………198
- 8　歯髄および根管処置後の根尖性歯周炎 ……………………………………………198
  - A．原因と予防法 ………………………………………………………………………198
  - B．処置法 ………………………………………………………………………………199

第16章　外傷歯の処置／201　　　　　　　　　　　　　　　　　　　　　（馬場忠彦）

- 1　外傷歯の処置法 ………………………………………………………………………202
  - A．外傷歯の分類 ………………………………………………………………………202
  - B．外傷歯に対する診査 ………………………………………………………………202
  - C．外傷歯に対する処置 ………………………………………………………………203

第17章　変色歯の処置／211　　　　　　　　　　　　　　　　　　　　　（鈴木一吉）

- 1　適応症と禁忌症 ………………………………………………………………………212
- 2　漂白法の術式（Walking Bleach法）………………………………………………213

索　引 …………………………………………………………………………………………224

第1章

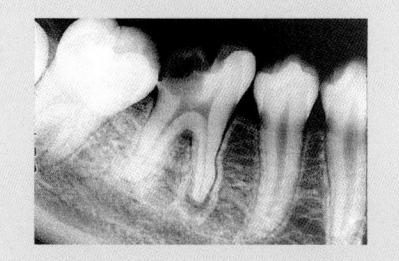

術前診査

1 問診および現症の診査

歯内治療を正しく行うためには，患歯は無論のことその周囲組織である歯肉，口腔粘膜，骨，顎さらには所属（領域）リンパ節などの口腔諸組織の正確な診査を行う必要がある．

A．問診

患者から，主訴，現症および既往症（患歯と全身）に関する多くの正しい情報を得ることが，正確な診断と適切な治療方針を決めるうえで重要である．

a．主訴の問診

患者が最も苦痛または不快と感じている症状で，患者の受診の動機でもあり，患者が治療を求める症状である．歯内治療に関するものでは，疼痛，腫脹，出血，排膿，歯の破折，歯の動揺，咀嚼障害，審美的障害および口臭などがある．

b．現症の問診

現症の発生から現在に至るまでの経過，とくに部位，発症の時期，誘因，初徴（発症時の状態，前駆症状など），経過，処置および現在の状態などについて聴取する．歯内治療領域の疾患では疼痛が関与する場合が多いので，疼痛の種類や持続期間について詳しく問診する．また，全身の健康状態が治療の経過，症状の改善や治癒の遅速に影響を及ぼしかねないので，患部やその周囲組織の診査を行う際にこの点についても確認しておく．

c．既往症の問診

1）全身的既往症

健康状態に関する情報は，疾患の診断や治療方針を決定するうえで極めて重要である．全身的疾患（心疾患とくに冠状動脈の疾患や亜急性細菌性心内膜炎の既往，血液疾患，腎疾患，肝疾患，消化器系疾患，眼疾患，耳鼻疾患，アレルギー，高血圧症，糖尿病，ホルモンによる疾患，リウマチ熱，梅毒およびエイズなど），家族歴，生活状態（栄養失調など）について聴取する．とくに，血清肝炎やエイズなどに関する問診は，院内感染予防のうえからも重要である．ただし，これらの問診にあたっては個人情報（プライバシー）の保護の観点から慎重を期さなければならない．

2）患歯の既往症

現症の発生以前の患歯の既往症について問診する．すなわち，痛み，腫脹，歯の弛緩・動揺，歯の変色などの症状が何時から，どのように始まったのかを聞き出す．とくに，痛みについては，自発痛か誘発痛か，また，痛みを起こす刺激は何か，痛みの種類（鋭痛，刺すような痛み，激痛，間歇痛，持続痛）や関連痛の有無についても聞きとる．

第1章　術前診査

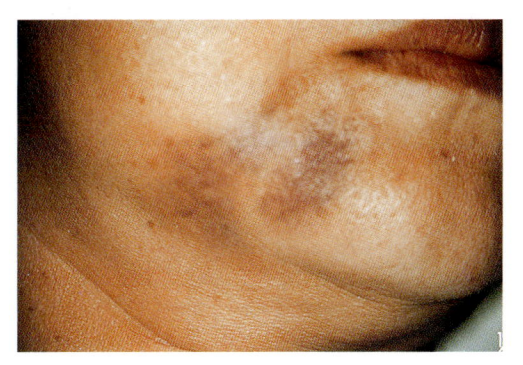

図1-1a　49歳の女性．右側口角部下の皮膚の赤斑，疼痛および 6| の疼痛が主訴．数週間前に 6| の根管治療を受けている．患部には皮下出血と軽度の腫脹が認められる．

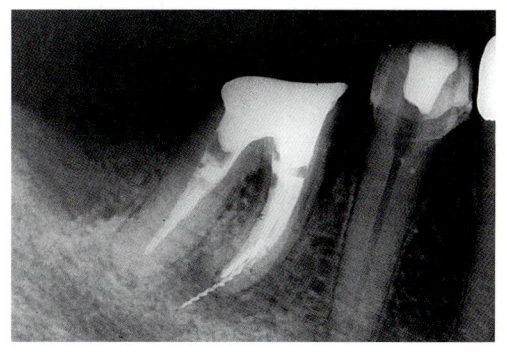

図1-1b　6| の近心根管には根尖孔外へ突出した破折Hファイルが認められる．

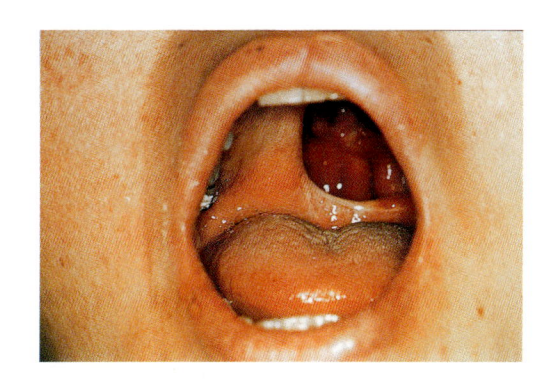

図1-2　57歳の男性．7| の根管治療を依頼される．診査のために局部床義歯を取り除くと，左側上顎骨と口蓋の一部が切除されていた．上顎癌の治療の既往がある．

B．現症の診査

　正しい診断を行うには，患歯の状態を知るだけでなく，口腔内外に現れる所見も見落としてはならない（図1-1a，b）．そのためには，外貌→唇・頬→リンパ節→唾液腺→口腔粘膜→歯肉→口蓋（図1-2）→舌→歯のように診査順序をルーティーン化しておくと，見落としがなく効率のよい診査が行える．歯内治療を行う際の診査法には次のようなものがある．

a．視診

　1）口腔外所見：急性化膿性根尖性歯周炎では顔部に発赤や腫脹が現れ，時に下眼瞼部の腫脹によって眼裂が細くなったり，鼻唇溝の消失が生じる（図1-3a，b）．また，炎症の進展にともなって顎下や頸部リンパ節に腫脹が生じる．慢性化膿性根尖性歯周炎では，外歯瘻がオトガイ部や顔面下部に出現することがある（図1-4a，b）．

　2）口腔内所見：口腔粘膜，歯肉や口腔底の発赤・腫脹に注意する（図1-5）．また，頰・舌側部歯肉や硬口蓋に出現する瘻孔に注意する．とくに，粘膜や歯肉の色調の変化や瘻孔の有無は，唾液でぬれていると気付きにくいのでガーゼや綿花で拭ってから行う（図1-6a，b）．また，時に唾液腺疾患についての配慮も忘れてはならない．

1 問診および現症の診査

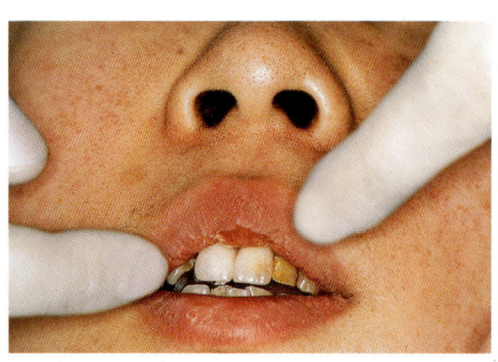

図1-3a　22歳の女性．|2 の急性歯槽膿瘍．腫脹が左側の口唇部から顔面さらに下眼瞼部にまで波及し，この結果左側の鼻唇溝の消失が認められる．上口唇は熱感を有し，乾燥状態を呈している．

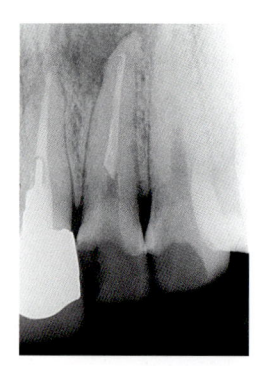

図1-3b　|2 が原因歯．根管充填されているが，根尖部にび慢性のX線透過像が認められる．

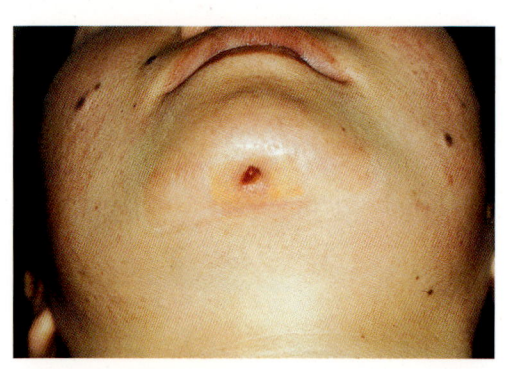

図1-4a　42歳の女性．オトガイ部からの滲出液の排出が主訴．外歯瘻を認める．

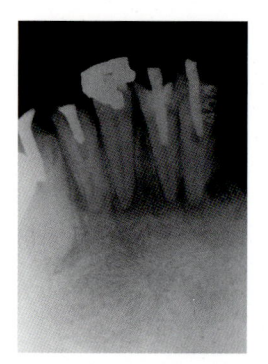

図1-4b　1|12 の根尖部を含む慢性化膿性根尖性歯周炎と診断．

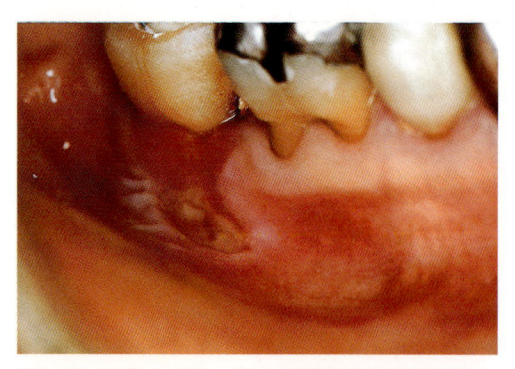

図1-5　65歳の女性．7| の頬側歯肉に潰瘍が生じている．髄室に用いられた薬剤の漏洩によるものと考えられる．

図1-6a．7| の頬側近心部歯肉に瘻孔が認められる．

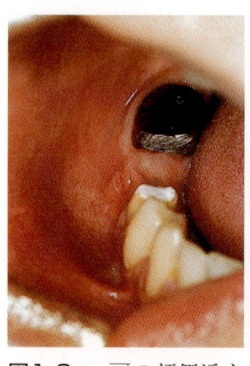

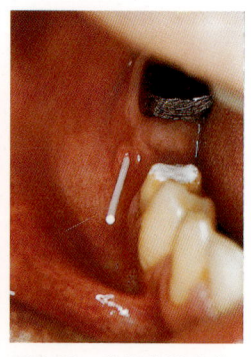

図1-6b　患部を消毒後，消毒されたガッタパーチャポイントを挿入し，患歯の確認を行う．

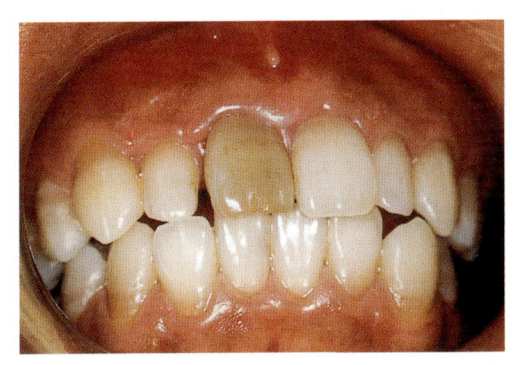

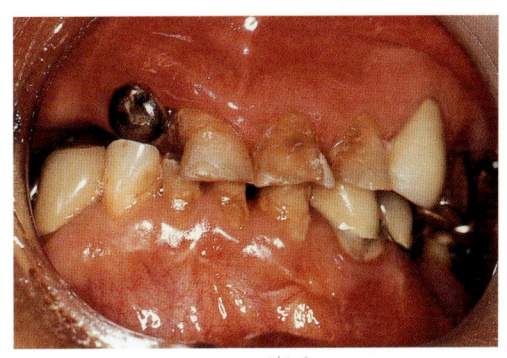

図1-7　27歳の女性．1|の外傷の既往を有する変色歯．

図1-8　65歳の女性．2|1 1|2 の唇側面には磨耗が，1|1 2 の舌側面と2 1|1 の切端には咬耗が著明である．1|1 は咬耗によって舌側面に露髄が生じている．

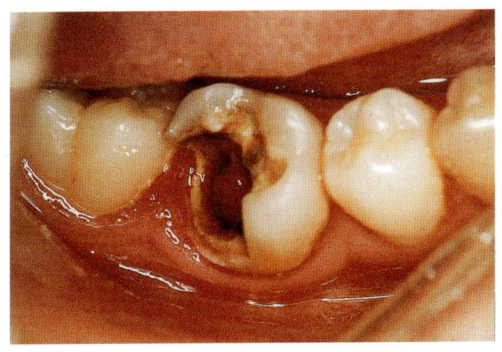

図1-9a　22歳の女性．|6 のインレー脱離と咀嚼時疼痛が主訴．齲窩に歯髄息肉様の組織を認める．

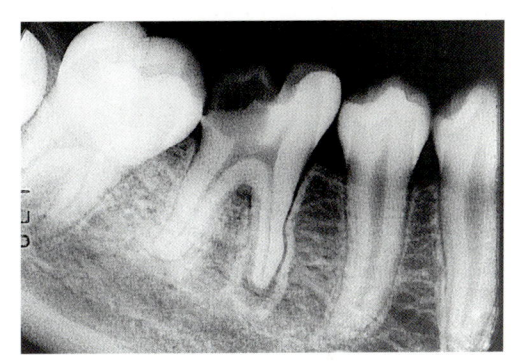

図1-9b　|6 のX線写真．遠心髄角部が齲窩と交通しており，近心根に歯根膜腔隙の拡大と根尖部病変を認める．

　　患歯の所見：歯面を清掃・乾燥した後，直視または鏡視的に観察する．
　①歯の変色（図1-7），透明度→歯髄の生死，②磨耗，咬耗（図1-8），侵蝕，破折および亀裂，③充填物・補綴物の種類，適合状態また破損状況，とくに，レジン充填物を見落とさないこと．④齲蝕の大きさ，深さ，露髄の有無および露出歯髄の状態（図1-9a，b），⑤歯周ポケットからの出血・排膿の有無，⑥歯肉・口腔粘膜の発赤，腫脹，瘻孔の有無→歯髄疾患由来か歯周疾患由来かの鑑別（図1-10a〜d）および瘻孔の原因歯の確認，⑦咬合関係（外傷性咬合の有無）→咬合性外傷に起因する根尖性歯周炎および分岐部病変，⑧奇形（癒合歯，癒着歯，円錐歯など），⑨治療中の歯か否か．

b．触診
　1）手指による触診：片手または両手の手指の感覚によって，組織の腫脹の有無，硬さ，形状，圧痛の有無などを知る診査法であり（図1-3a，b参照），時には粘膜・皮膚の膿瘍やリンパ節炎の診査あるいは切開排膿の時期決定のために行う．

1　問診および現症の診査

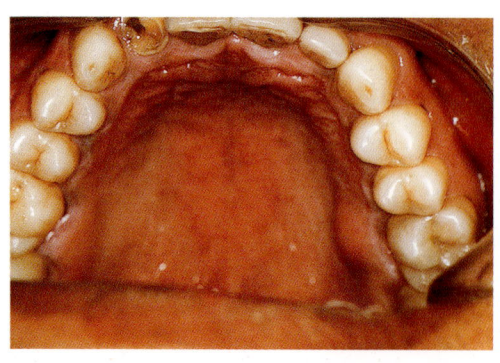

図1-10a　36歳の男性．⎣6の舌側歯肉の腫脹が主訴．頬側歯肉には発赤，腫脹は認めない．

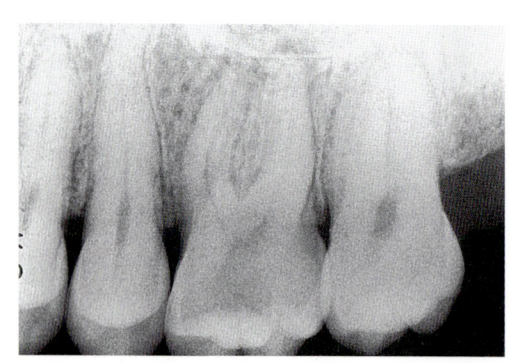

図1-10b　⎣6のX線写真．歯冠部，近心頬側根と舌側根の根尖部にわずかなX線透過像が認められる．

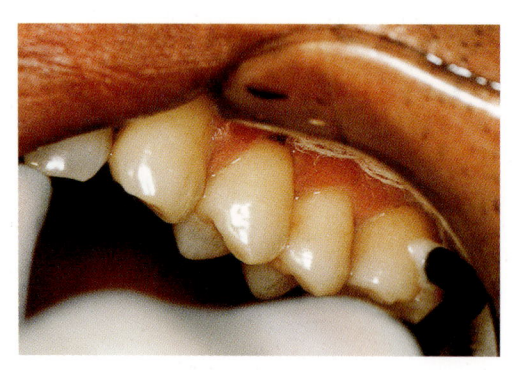

図1-10c　⎣6の歯髄の電気的検査．

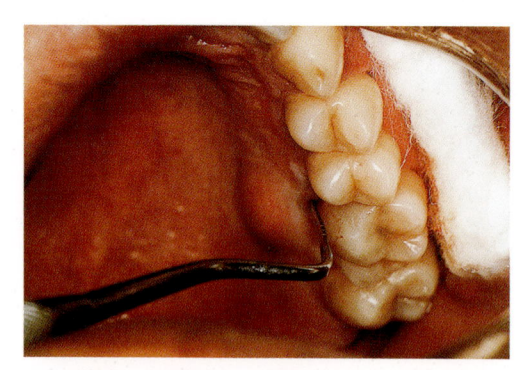

図1-10d　⎣6のポケット測定．

〈口腔外の触診〉
　①三叉神経の走行にそって行う：知覚麻痺帯の範囲，程度，三叉神経痛様疼痛，放散痛，異所痛，定位の悪い痛み，②三叉神経が顔面で開孔している部位（眼窩上孔，眼窩下孔，オトガイ孔）：圧痛の有無，知覚過敏，麻痺帯の有無，③鼻唇溝：腫脹や浮腫による鼻唇溝消失の有無，④リンパ節（顎下，オトガイ下，耳下，頸部）：圧痛の有無，腫脹硬結の有無，⑤根尖部歯槽骨：圧痛の有無，腫脹硬結の有無，⑥顎骨，⑦顎関節部，⑧側頭部，耳下部，⑨頸部．

〈口腔内の触診〉
　①口腔粘膜，②唾液腺，③歯肉（辺縁部，根尖部），④口蓋部（軟・硬口蓋），⑤舌，⑥口腔底，⑦口腔前庭．

　2）器具による歯の触診：探針やエキスカベーターを使用して行う．また，瘻孔（管）や骨面の探査には消息子（ゾンデ）を用いることがある（図1-11a，b）．
　①齲蝕：大きさ，深さ，軟化象牙質の量と広がり，擦過痛の有無・程度・性状・持続時間，露髄の有無，②象牙質知覚過敏症：発痛点の有無，擦過痛の持続時間，③二次齲蝕，④修復物の適合度，⑤歯面の性状：滑沢か粗糙か．

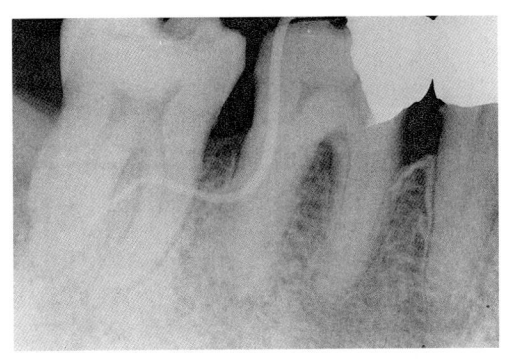

図1-11a　71歳の男性．6̲の頬側歯肉からの排膿が主訴．7̲6̲は電気的検査に陽性反応を示す．No.40のガッタパーチャポイントを瘻孔に挿入して撮影したX線写真．この時点では瘻孔の原因（歯）が不明．

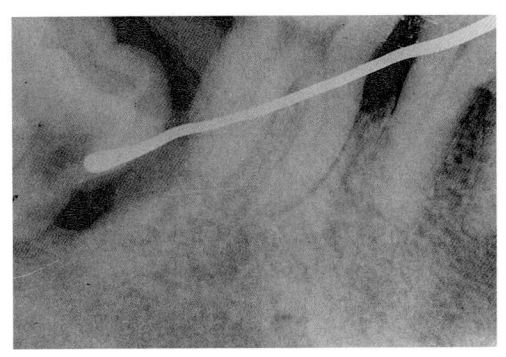

図1-11b　消息子（ゾンデ）を瘻孔に挿入して再撮影したX線写真．消息子の先端が埋伏智歯に達している．智歯周囲炎が瘻孔の原因と考えられる．

c．打診

　歯内治療における打診は，打診痛の有無とその程度から歯周疾患の有無とその程度を知り，疾患が根尖性，根側性あるいは辺縁性か，さらに合併されたものなのかなどを診断するのに役立つ．打診は，患歯と同顎上の数歯を軽く叩打していくが，この際患者の痛みに対する恐怖心をやわらげるために，患歯は最初に叩打しないようにする．また，患者の反応の信頼性を高めるために打診して行く順序を変えたり，正常な反対側の同名歯の打診を行ったり，さらに，異なる方向から異なる歯面に打診を行ったりする．垂直打診に疼痛反応を示す場合には根尖性歯周炎の存在が，水平打診に疼痛反応を示す場合には辺縁性または根側性歯周炎の存在が疑われる．また，打診音が清音の時には健全歯で，濁音のときには失活歯や根尖部に大きな病変を有する歯であると考えられる．打診は歯髄の壊死が一部性か全部性かの鑑別にも有用である．歯髄に炎症や壊死が生じた場合には歯髄に痛みが発せられるが，この痛みは時間の経過にともなって定位が悪いものとなる．しかし，炎症や壊死が根部歯髄にまで及ぶと多くの場合は，根尖孔を越えて根尖歯周組織に影響が及ぶために打診反応が陽性となる．しかし，常習的なブラキシズムや咬合性外傷のある歯では，根尖性歯周炎が存在していて打診反応が陽性であるにもかかわらず，生活歯髄が健康であることもある．逆に，慢性根尖性歯周炎を有する患歯は無症候であり，打診反応も陰性を示すことが多い．

d．動揺度の診査

　患歯をピンセットか親指と人差指を使って，頬舌（唇舌），近遠心，上下方向に動かして，歯の動きの程度を観察する．これによって歯槽骨の吸収の程度や急性炎症にともなう歯根膜の病態を推測する．たとえば，急性化膿性根尖性歯周炎の骨内期から骨膜下期にある急性根尖膿瘍を生じた患歯は，歯が挺出し動揺を来たすが，排膿路を確保して咬合調整を行うと，まもなく歯は動揺しなくなってくる（図1-12a～d）．

　歯の動揺の原因には，次のようなものが考えられる．
　①進行した歯周疾患，②根中央部や歯冠側1/3部での歯根破折，③高度のビタミン

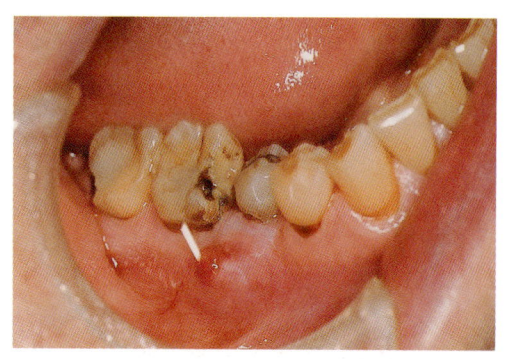

図1-12a 81歳の男性．5⏋の急性化膿性根尖性歯周炎の粘膜下期．腫脹が5⏋の頬側遠心部から6⏋の近心部にかけて著明で，圧痛はほとんどない．動揺は 5⏋：(++)，7 6 4 3⏋：(−)である．瘻孔形成がみられ，No.40のガッタパーチャポイントを挿入したところ．

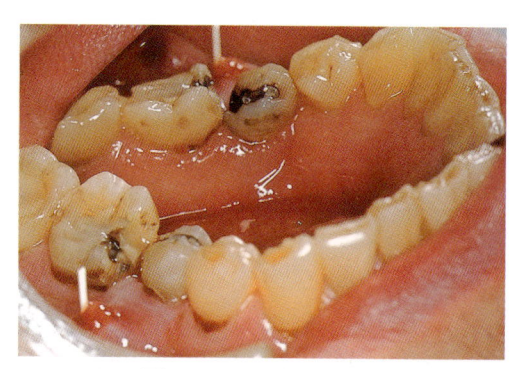

図1-12b 5⏋の舌側面観．腫脹，発赤はほとんどない．

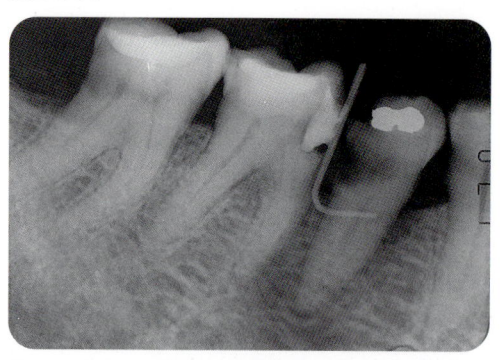

図1-12c 初診時のX線写真．瘻孔に挿入したガッタパーチャポイントが根尖ではなく歯根周囲で止まっている．このことから膿瘍は辺縁性のもので，動揺の著しいことが理解できる．

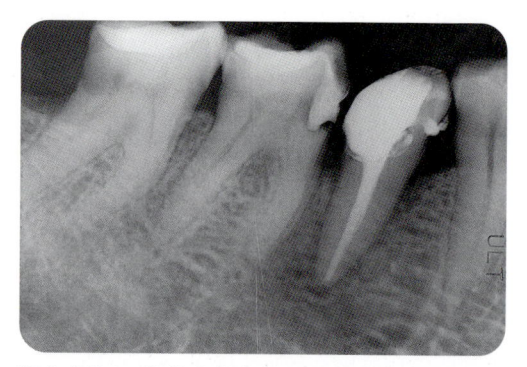

図1-12d 根管充填直後のX線写真で初診から34日経過したもの．腫脹，圧痛などの臨床症状は根管開放後1週間で消失，根管充填時には動揺が著しく改善されていた．

C欠乏症，④常習的なブラキシズムやクレンチング，⑤外傷（皮質骨の破折）．

e．X線検査

歯内治療には欠くことのできない検査法であるが，三次元的な組織を二次元的な影絵で読影していることに注意がいる．通常，二等分撮影法が用いられるが，必要に応じて平行撮影法，咬翼撮影法も使用される．下顎前歯に2根管，下顎犬歯や小臼歯に2根や3根，上顎小臼歯に3根（図1-13a，b），上下顎大臼歯に過剰根が疑われる場合には，近心や遠心から偏心透影を行い確定診断を行う（図1-14a〜c）．深い齲蝕や大きな修復物がある歯には歯髄病変の存在が高く，髄室との関係を正確に知るために咬翼撮影法を用いる．X線写真上での次のような所見は，歯髄の退行変性が疑われる．

①露髄をともなうような深い齲蝕や大きな修復物，②覆髄や生活断髄，③歯髄結石と根管の石灰化（図1-15），④歯根の内部吸収と外部吸収，⑤根尖部の境界明瞭または慢性X線透過性病変，⑥歯根破折，⑦歯槽骨の喪失を伴う高度の歯周疾患（図1-16，17）．

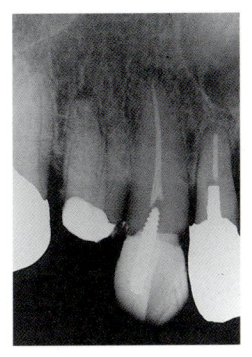

図1-13a 74歳の男性. 4| が頬側2根, 舌側1根の3根・3根管性を有する.

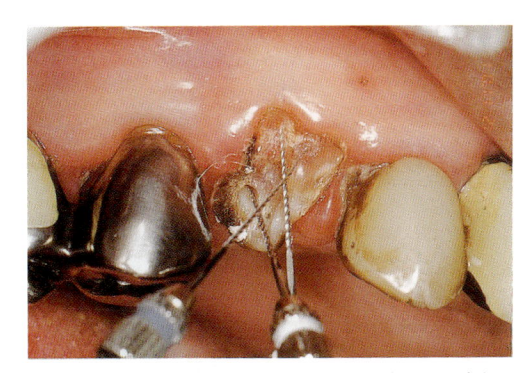

図1-13b 4|の3根管性をファイルを挿入して確認.

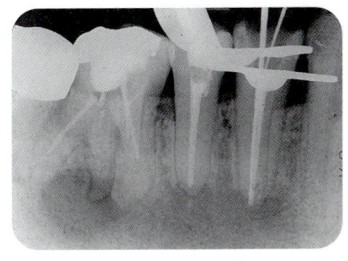

図1-14a 52歳の男性. |4 慢性化膿性根尖性歯周炎の再治療. 2根管性. 作業長測定のために, No.8, 40K-ファイルを根管に挿入しX線撮影. 2本のファイルが重なっている.

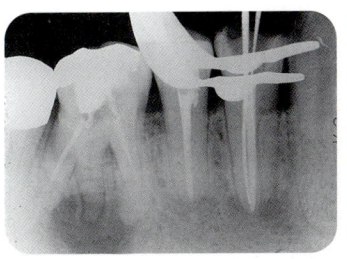

図1-14b 方向を変えて再撮影（偏心投影）, 2根管性を確認. なお, |6 に過剰根が認められる.

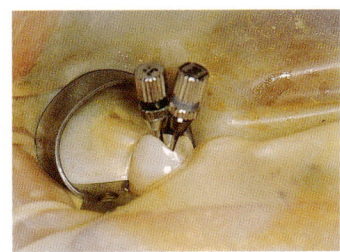

図1-14c 根管に2本のファイルを挿入したところ.

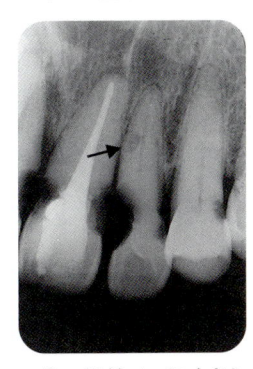

図1-15 74歳の男性. |2 に大きな歯頸部齲蝕があり, 根管が中央部付近まで石灰化されている. また, 歯根の中央近心部に吸収像を認める. |4 の髄室と根管の石灰化が著しい.

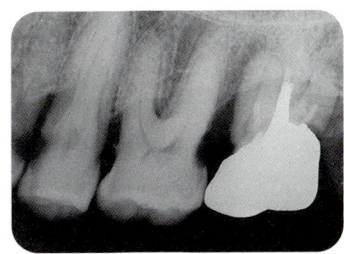

図1-16 74歳の男性. 高度の歯周疾患を有する.

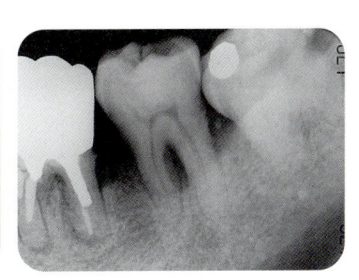

図1-17 64歳の男性. 著明な歯槽骨の吸収を認める.

　　　X線検査で忘れてはならないのは, 皮質板との結合部で骨梁が破壊されるまでは, 病変はX線写真上に現れない（X線的潜伏期）ことである（図1-18a, b）. また, 歯根破折では, 垂直的破折は歯根の分離が進まないと確認できず（図1-19a, b）, 水平的破折は骨梁の比較的まっすぐな線とまぎらわしく精査を要する. さらに, オトガイ孔や上顎洞などの解剖学的特徴および骨の病変は, 根尖病変とまぎらわしいことがある.

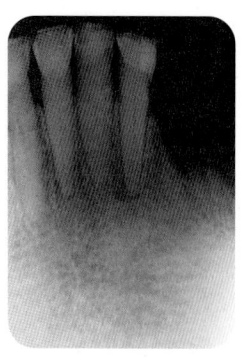

図1-18a 68歳の女性．1|2の咬合痛が主訴．X線所見では1|2の根尖部に明かな変化は認めない．1|12に電気的検査を行うが，3歯ともに反応なし．1|12の咬合調整と投薬を行う．

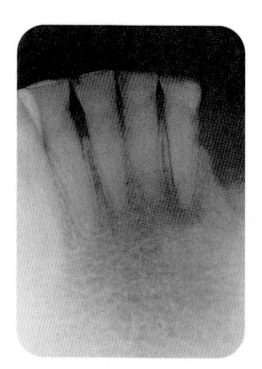

図1-18b 初診から16日経過．X線所見で2|の根尖部に透過像を認める．打診痛、唇側根尖相当部歯肉の圧痛を認める．髄室を開放すると，軽度に淡黄白濁した少量の滲出液につづいて出血を認めた．

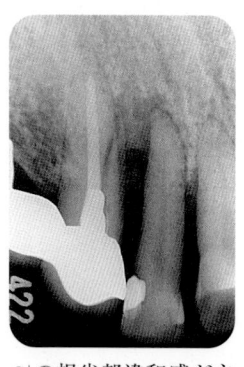

図1-19a 54歳の女性．2|の根尖部違和感が主訴．診断名：2|の慢性化膿性根尖性歯周炎．X線写真に3|の歯根破折が認められるが，臨床症状はまったくない．

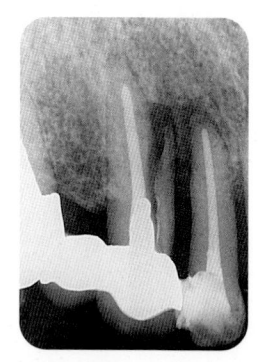

図1-19b 初診日から50日経過時のX線写真．破折片の離開が進んでいる．この頃になって，3|の異常感を訴えるようになった．

f．電気的検査

　測定した電気抵抗値から齲蝕の程度や露髄の有無を判断し，歯髄の痛覚閾値から歯髄の生死を判定する．歯内治療では，患歯に行った歯髄の電気的検査の反応の有無によって歯髄の生死を，また反応閾値が上昇するか下降するかによって化膿性歯髄炎か単純性歯髄炎または歯髄充血かを診断する．検査値は，正常な反対側の同名歯や隣在歯の値と比較して診断に役立てる．なぜならば，電気的検査は次のような場合に影響される．

　　1）精神的・情緒的状態…極度に不安感をもつ患者や小児は低い疼痛閾値で異常反応を示す．

　　2）疼痛閾値の標準値…各個人はそれぞれ異なる疼痛閾値をもっている．また，同一人でも不眠状態では刺激に早く反応し，低い閾値で疼痛を発する．

　　3）薬剤の影響…鎮痛剤，アルコール，鎮静剤，睡眠薬，精神安定剤は疼痛閾値を上昇させる．

4）年齢…乳歯や根尖未完成永久歯では信頼できる情報が得られなかったり，誤った反応を示すことがある．歯髄が石灰変性したり，歯髄腔がほとんど閉鎖している場合（高齢者に多い）には反応を示さないことがある（図1-18a，b参照）．

5）歯の状況…外傷や矯正治療を受けた歯は，電気的検査に不規則かまったく反応しないことがある．

また，電気的検査では，次のような場合に〝偽の陽性反応〟を生じることがある．
① 歯が唾液でぬれていて，電流が歯肉から歯周組織へ，また隣接する生活歯に流れた．
② 隣接する金属修復物を介して電流が生活歯へ流れた．
③ 1根管が生活歯髄の複根歯であった．
④ 辺縁歯肉に近接して電極を置いたために，反応が辺縁歯肉から生じた．
⑤ 急性根尖性歯周炎の歯に電極を当てて，根尖方向へ圧力をかけた場合の疼痛に由来したもの．

逆に次のような場合には電気的検査で〝偽の陰性反応〟を生じることもある．
① 歯髄組織のび慢性石灰化．
② 大きな修復物や覆髄処置を有する歯に多量の修復象牙質が形成されて電気刺激から生活歯髄が絶縁された．
③ 根尖未完成歯．
④ 電極と歯面との接触不良．
⑤ 最近外傷を受けた歯．
⑥ 数時間前に飲酒したり，鎮痛剤，バルビタール，睡眠薬，精神安定剤などを服用した患者．

g．温度診

患歯に冷・温刺激を与えて，誘発痛の有無やその持続時間から歯髄疾患を診断するもので，歯髄炎の発見や歯髄の炎症が回復性か非回復性かの鑑別に使用する．

1）冷刺激試験…ピンセットで把持した綿球やスポンジにクロルエチルをスプレーしたものを5秒間乾燥した被検歯に当てて，過敏反応か，正常か，反応なしかを記録する．過敏反応が長く持続する場合は歯髄が非回復性の炎症に陥ったことを示す．クロルエチルのほかに氷棒やドライアイスを用いることもある．

2）温刺激試験…テンポラリーストッピングの小片を軟化するまで加熱し，これを乾燥してココアバターを軽く塗布した歯面に5秒間あてて，冷刺激試験と同様に患者の反応を記録する．通常，過敏反応が長く持続する場合は非回復性歯髄炎を意味する．

一般的に正常な歯髄は冷・温両刺激に中等度の反応をひき起こし，刺激を除去すると短時間のうちに軽い不快感が消失する．温度診と電気診にまったく反応しない場合は，歯髄壊死の可能性が高い．

h．歯周組織の診断

ポケット探針でポケットの深さを測定する．歯肉縁下の齲蝕や知覚の過敏な根面の存在を注意深く探査する．複根歯では分岐部病変の有無を調べる．根尖病変が歯髄由来か

歯周組織由来かを鑑別するには，電気的検査，温度診，歯周ポケット探査が重要な役割を果たす（図1-10a〜d参照）．

i．咬合による診査

患歯と思われる歯に咬合力異常があるか，咬合性外傷があるか，などを診査する．歯に破折が疑われるときは，割り箸を咬ませて診断の一助にする．

j．特殊な試験

前述の各試験で結論が出ないときや推定診断のために行う．

1）試験切削：歯髄の生活力を調べるための最後の手段

無麻酔で1/2のラウンドバーを注水下に高速切削でエナメル-象牙境を穿通させる．生活歯であれば患者は鋭い痛みを訴える．この場合，窩洞はただちに修復する．痛覚反応なしに髄室内にまで穿孔できれば，一部性または全部性歯髄壊死であることが確認できる．

2）麻酔試験

原因不明の放散痛を訴える場合で他の試験では結論がでないときに，浸潤麻酔または伝達麻酔が使用されることがある．この試験は，歯髄炎様疼痛が放散性かつ片側性の疼痛であって，顎骨に知覚神経支配を有する三叉神経の2枝のうち1枝に由来して発生する疼痛である場合の診断に用いられる．麻酔が正確に奏効していても疼痛が消失しない場合には，他の可能性を考えなければならない．

（例）下顎の伝達麻酔→疼痛が存続する→耳痛の可能性あり

3）透過光線

薄暗い部屋で前歯に明るい光線を当てると，正常な歯は透明で少しピンクがかって見える．失活歯は隣接する正常歯よりも不透明で暗く見える．通常用いる診断試験で反応が一定しない小児の歯の検査に役立つ．また亀裂歯を見分けるのに使用することがある．

術式：すべての修復物を除去→簡易防湿→小綿球で象牙質を乾燥→グラスファイバーによる強い光を頰側または舌側から当てる→象牙質の垂直破折は黒い線として見える．

4）くさび応力と染色法

歯の亀裂は，歯にひずみを与えたり，染色を施すことによって発見することができる（図1-20a〜d）．破折歯は歯髄の生死にかかわらず咀嚼時中に疼痛が起こり，この疼痛は打診では必ずしも発見できるとはかぎらない．

術式：垂直破折が疑われる歯に，薄い接着テープで小さなガラスビーズ（あるいは金属のボールベアリング）を挟みとめることによって実施．このガラスビーズを咬んで痛みがあれば破折がある．垂直破折線は，くさび応力試験を実施する前に咬合面に2％ヨード液を塗付しておくと発見しやすい．

k．原因が不明確な場合

多くの疼痛は抑制可能であるから，患歯が確定できるまでは患者に鎮痛剤を投与する．また，歯髄疾患が回復性歯髄炎か，非回復性歯髄炎か判断に苦慮する場合には待期的診断法を用いることがある．これは，軟化象牙質を除去後，窩洞に酸化亜鉛ユージノール

第1章　術前診査

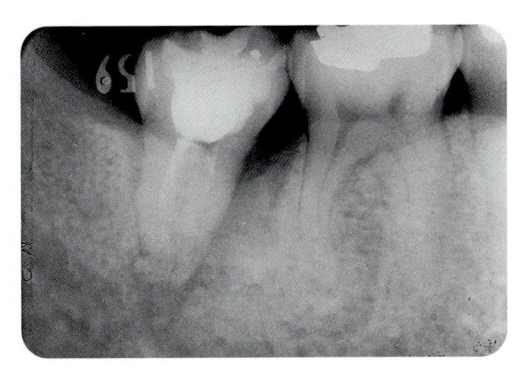

図1-20a　29歳の女性．7|の咬合痛が主訴．7|の近心歯頸部から根尖部にかけてX線透過像が認められる．

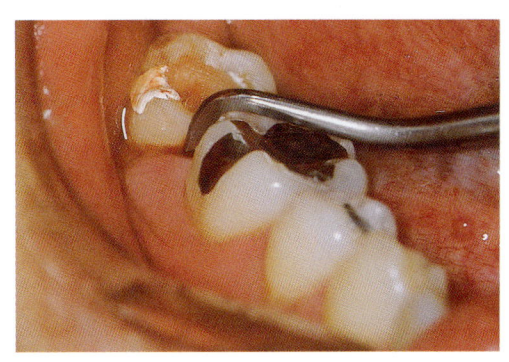

図1-20b　7|の近心部のポケット測定．

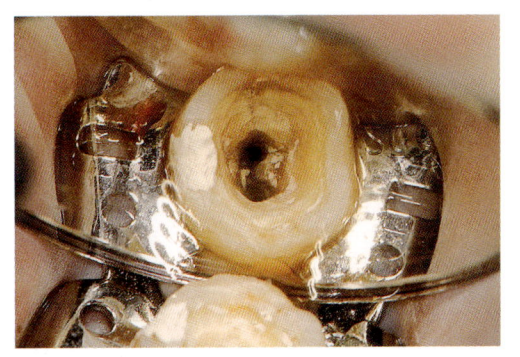

図1-20c　7|の髄室開拡と清掃を行ったところ，近心壁に亀裂を認めた．

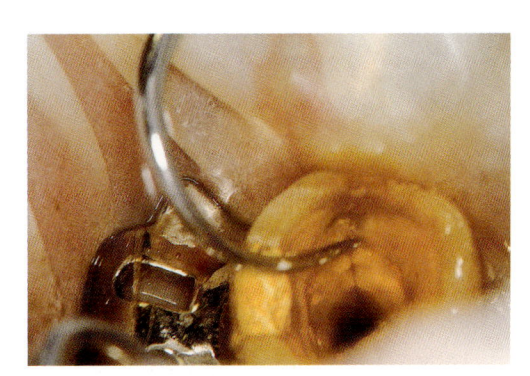

図1-20d　髄室近心壁にヨードチンキを塗布し，探針を用いて亀裂を確認する．

セメントや酸化亜鉛グアヤコールセメントを充填し経過観察するもので，1～2週間後において，何ら症状を示さない場合は，歯髄充血から単純性一部性歯髄炎程度の回復性歯髄炎であったと判断する（第4章の図4-2，3参照）．

2　器具の消毒法

A．無菌的処置の重要性

　歯内治療は一種の外科的処置と考えられるので，無菌的な処置が必要である．また，処置を無菌的に行うことは，治療日数の短縮や治療成績の向上につながる．さらに，無菌的処置についての正しい知識をもってこれを実行することは，患者の口腔内細菌や汚染された器材の使用による歯髄や根管深部への感染，血清肝炎やエイズなどの院内感染を防止するうえでも，重要である．

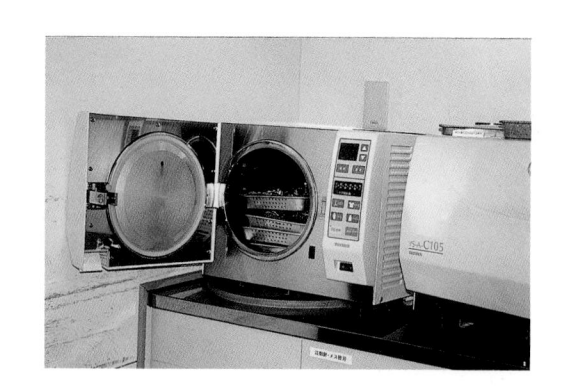

図1-21　高圧蒸気滅菌．使用した治療用器具を水洗後，高圧蒸気滅菌するところ．

B．滅菌と消毒

　滅菌とは病原性の有無を問わず芽胞を含めたすべての微生物を殺滅することであり，これに対して，消毒とは病原性を有する微生物を殺すかその発育を抑制することによって感染の危険をなくすことであり，歯内治療に用いる器材は可能な限り滅菌されたものを使用すべきである．

C．各種の滅菌・消毒法

　滅菌法と消毒法には，機械的に除去する方法，熱を応用した理学的方法および薬剤を利用した化学的方法がある．実際には，使用直後に汚染された器材は速やかに水洗清拭し，微生物を排除した後，適切な滅菌・消毒法にかけることになる．

〈滅菌・消毒法と適用器材〉

滅菌・消毒法	適用器材	不適当な器材
1）加熱による滅菌・消毒法（図1-21）		
高圧蒸気滅菌　オートクレーブ　2気圧, 121℃, 20分…一般的　3気圧, 134℃, 8分…迅速滅菌	金属器具，ガラス器具，根管用小器具，綿花，ガーゼ，紙	ガッタパーチャポイント

　最近では，ゴム製品の滅菌が可能な最高温度を130℃にした小型スピードクレーブや水の代わりにアルコール，ケトン，ホルムアルデヒドなどを用いたケミクレーブが使用される．

乾熱滅菌		
乾熱滅菌器　160℃，60～90分…一般的　150℃，30分…通常	ガラス器具，金属器具	刃物，ガッタパーチャポイント

　滅菌完了までの所要時間が長いこと，高温のため器具の損傷や刃部の鈍化が生じる欠点がある．

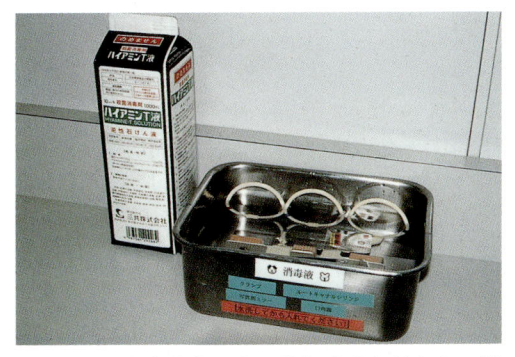

図1-22 薬液消毒．高圧蒸気滅菌が行えない器材（X線撮影用インジケーター，キャナルシリンジなど）は，至適濃度の逆性石けん液中で消毒する．

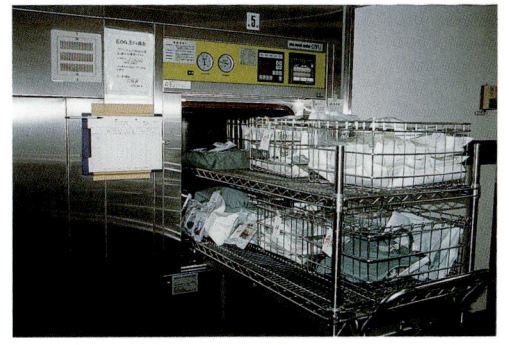

図1-23 ガス滅菌．手術用器材をエチレンオキサイドガスで滅菌するところ．多種多様の器材を一度に多量滅菌することが可能である．

簡易乾熱滅菌		
簡易乾熱滅菌器	ブローチ綿栓，小綿球，ペーパーポイント	

200～240℃に加熱したガラスビーズ，小鋼球，易溶合金（モルテンメタル），食塩中に数秒間通すことによって迅速滅菌が行える．治療時の根管用小器具の迅速再滅菌に使用されたことがあるが，今ではほとんど用いられない．

煮沸消毒		
シンメルブッシュ煮沸消毒器 100℃，5～15分…通常5分	金属器具，ガラス器具	綿花，ガーゼ，ガッタパーチャポイント

芽胞を有する細菌に対して効果がなく，最近ではほとんど使用されなくなった．

2）薬剤による滅菌，消毒法

薬液消毒（図1-22）

ガラスまたはプラスチック製容器 逆性（陽性）石けん液，ホルマリン液，アルコール，グルタールアルデヒド液	金属器具，ガラス器具 根管用小器具 ガッタパーチャポイント	綿花，ガーゼ

上記の液体中に約30分間浸漬して消毒を行う．防錆剤として0.01％VPI（商品名：ラスレス）や0.5％亜硝酸ナトリウムを添加する．肝炎ウィルスで汚染された器具は次亜塩素酸ナトリウム液やグルタールアルデヒド液を用いる．

3）ガスによる滅菌・消毒法

エチレンオキサイドガス滅菌（図1-23）

エチレンオキサイドガス滅菌器 50～60℃，約5時間	金属器具（刃部を有する器具，鉗子類も可），ガラス器具，ハンドピース，コントラアングル，根管用小器具，ゴム・プラスチック製品，ガッタパーチャポイント，綿花，ガーゼ，紙	

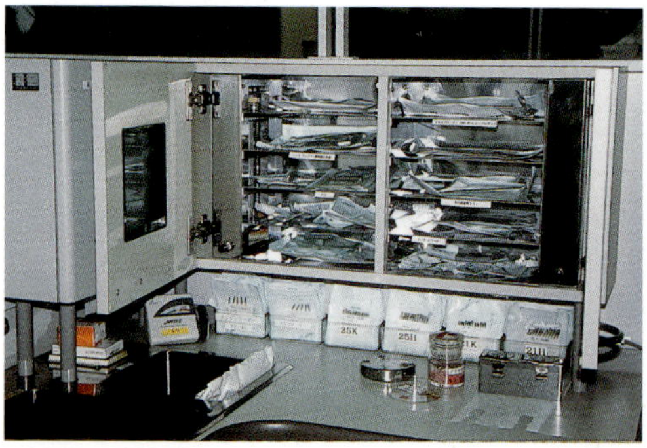

図1-24 紫外線消毒．高圧蒸気滅菌やガス滅菌済みの器材を使用時まで滅菌状態で保持するために使用される．殺菌用UV灯が設置されている．

低温で完全滅菌が可能であるが，長時間を要すること，ガスの毒性排除に注意がいることなどの欠点を有する．エチレンオキサイドガスの代わりにホルマリンガスを使用することもある．

4）光線による滅菌・消毒法

紫外線消毒（図1-24）	
殺菌灯（UV灯）付きキャビネット	滅菌済みの器具・材料

波長2560Åの紫外線には強い殺菌力とウィルス不活性化作用があるが，これは光線が照射される部分にしか効果がないので，滅菌された器材の消毒性保持にしか使用できない．

〈ディスポーザブル器具・材料の使用〉

最近の傾向として，種々のディスポーザブル器具・材料が院内感染防止対策上から，歯内治療領域においても使用されるようになってきている．これらを必要に応じて適宜使用すれば，器具材料の煩雑な滅菌・消毒を少しは軽減できるようになる．

引用および参考文献
1）長田　保：小歯内治療学，第1版．25-30, 35-38, 学建書院，東京，1988.
2）福地芳則，長田　保，砂田今男 編集：歯内治療学，第1版．11-15, 医歯薬出版，東京，1982.
3）斎藤　毅，浅井康宏，石川達也 監訳：コーエン＆バーンス最新歯内療法学，第1版．3-18, 医歯薬出版，東京，1987.

第2章

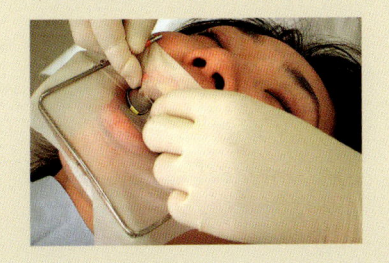

無菌的処置法

はじめに

　歯内療法の際には，無菌的処置は欠くべからざる事項である．無菌処置をするか否かによって，歯内療法の予後を大きく左右するといっても過言ではない．

　この無菌的処置をするための方法の1つとしてラバーダム防湿法がある．また，このラバーダム防湿をするときにはラバーを保持するための歯質が確保されていなくてはならない．しかし，時には歯質の崩壊が激しく，ラバーを歯にかけることができないことがある．このようなときには隔壁を作製後，ラバーダム防湿をする．

　この章ではラバーダム防湿法の利点，欠点，ラバーダム防湿法の実際および隔壁作製法を紹介する．

1　ラバーダム防湿法

　ラバーダム防湿法を紹介したのはSanford Christie Barnum (1863年)といわれている[1]．現在，ラバーダム防湿法は，歯内療法領域では必須な処置である．とくに無菌的処置の実施など，多くの利点がある．次にラバーダム防湿法の利点，欠点をあげる．

A．利点
1) 無菌的処置を行うことができる．
2) 乾燥状態で治療できるので、治療操作が容易になる．
3) 治療用器具の誤嚥を予防できる．
4) 口腔軟組織周囲に薬剤が接触しないので，組織を損傷させることがないとともに患者に不愉快を与えない．
5) 患者が話しをしたり，洗口したりしないので，治療を中断することなく治療ができるので，時間の節約になる．
6) 視野が明瞭になるので器具などで口腔粘膜を損傷することがない．
7) エアーシリンジなどでスプレーしても，唾液が飛散しないので，感染予防の一助になる．
8) 患者の呼気を遮断できる．
9) 患者は口を開けたり，閉じたりしなくてもよいので，リラックスをして治療を受けることができる．
10) 呼気によりミラーの曇りを防止できる．
11) その他

B．欠点
1) 口呼吸の人には適用できない．
2) ラバーにアレルギーの人は適用できない．

3）ラバーの臭いの嫌いな人には適用できない．
4）根管口明示のとき，歯軸の方向が分かりにくい．

このようにラバーダム防湿には利点，欠点がある．しかし，圧倒的に利点が多いので日常の歯内療法処置においてはラバーダム防湿をすべきである．

2　ラバーダム防湿法の実際

A．ラバーダム防湿に使用する器具

ラバーダム防湿法に使用する器具には次のようなものがある．

1）ラバーダムパンチ（図2-1）
2）クランプホーセップス（図2-2）
3）ラバーダムフレーム（図2-3）
4）ラバーシート（図2-4）
5）各種クランプ（図2-5〜7）
6）デンタルフロス（図2-8）

ラバーダム防湿に使用する器具（図2-1〜8）

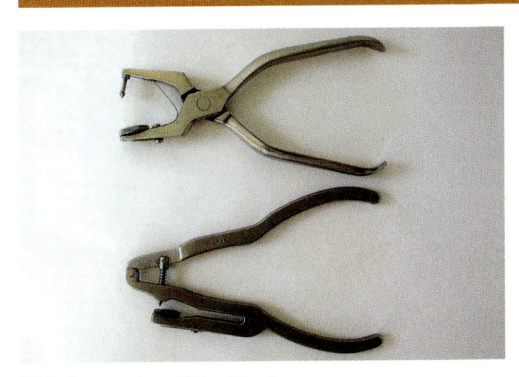

図2-1　ラバーダムパンチ．

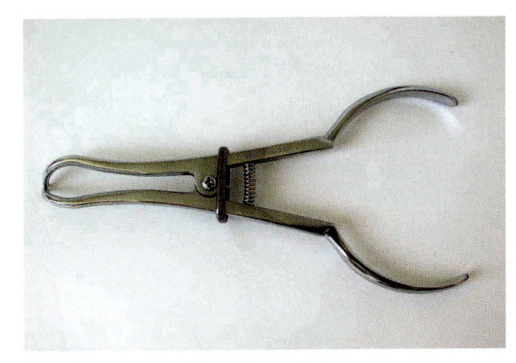

図2-2　クランプホーセップス．

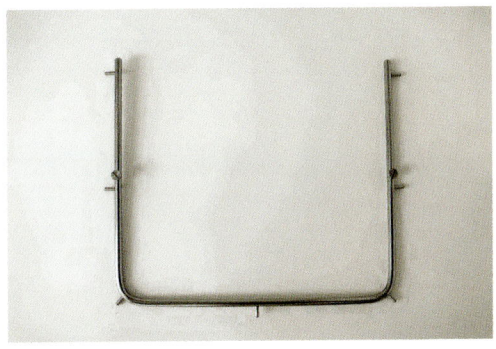

図2-3　ラバーダムフレーム．

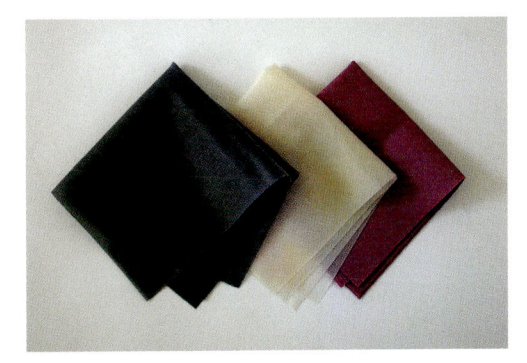

図2-4　ラバーシート．

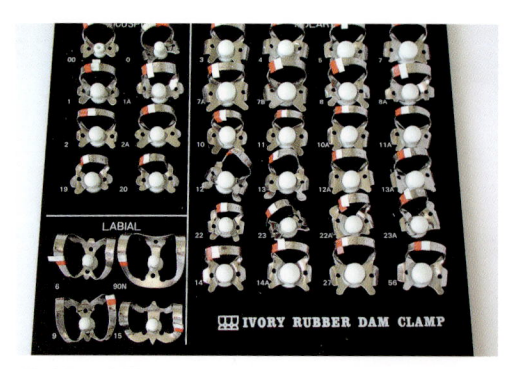

図2-5 有翼クランプ.

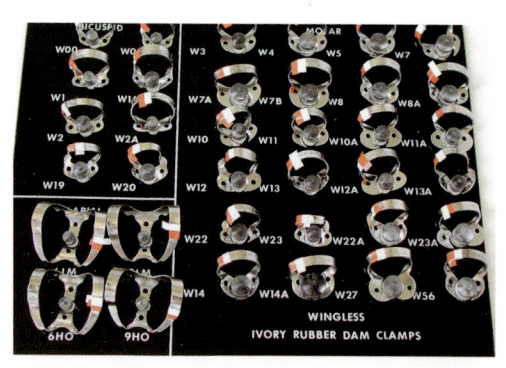

図2-6 無翼クランプ.

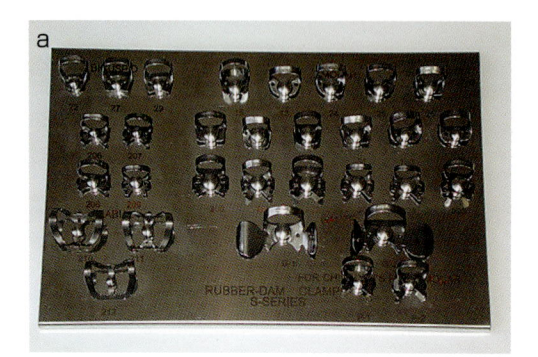

図2-7a,b 特殊なクランプ.

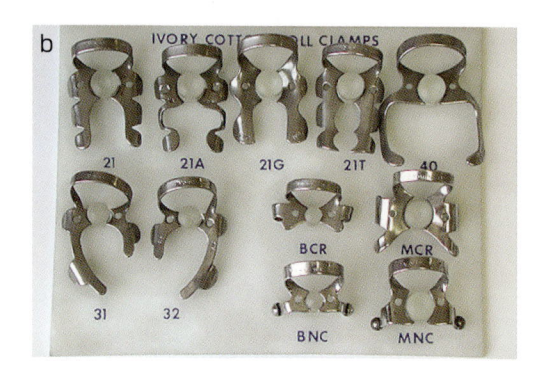

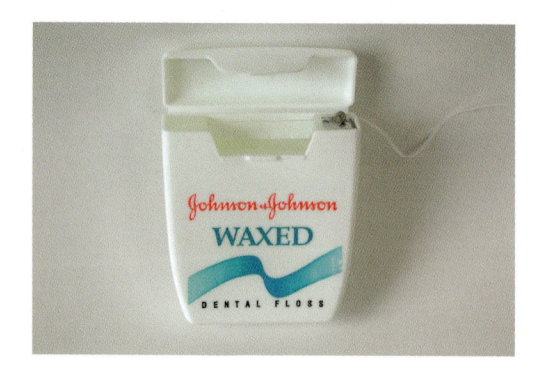

図2-8 デンタルフロス.

B．各種クランプ

a．一般的なクランプ

　一般的なクランプを図2-5に示した．通常前歯部用（図2-9）と臼歯部用（図2-10）に分けて使用する．残根状態の歯など歯質の少ない歯には図2-11のクランプが有効である．

b．無翼クランプ（図2-12）

　上顎第三大臼歯など口腔前庭にスペースの少ない部位の防湿に適している．

各種クランプ（図2-9〜14）

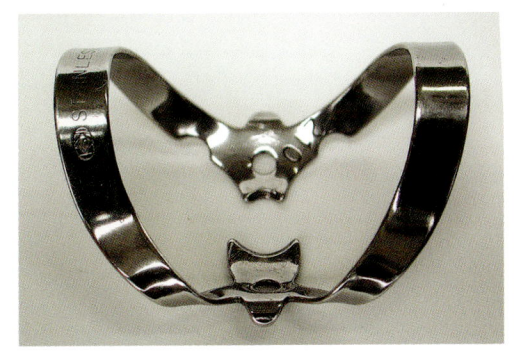

図2-9　通常前歯部に使用するクランプ．

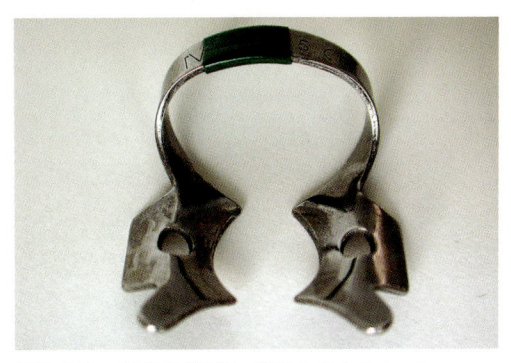

図2-10　通常臼歯部に使用するクランプ．

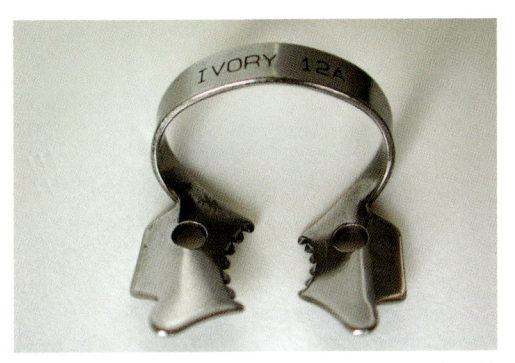

図2-11　残根状態の歯など歯質の少ない歯に適している．

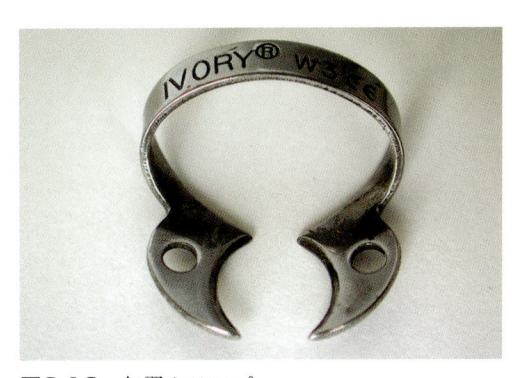

図2-12　無翼クランプ．

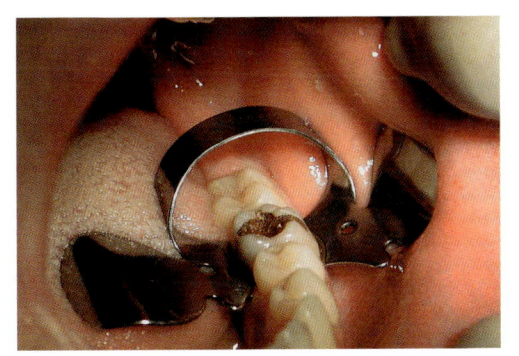

図2-13　蝶型クランプ．

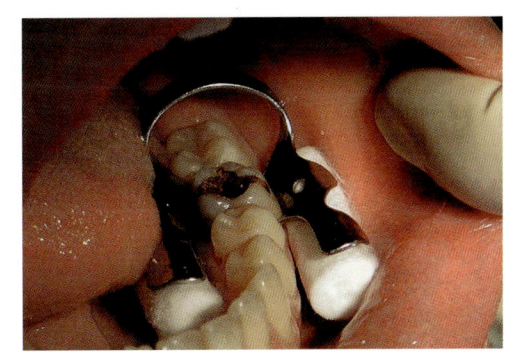

図2-14　口腔内にワッテを維持させるために適している．

c．特殊なクランプ

蝶型クランプ（図2-13）は舌圧子に適している．口腔内にワッテを維持させるためには，図2-14のクランプが有用である．

C．ラバーダム防湿法の手順

ラバーダム防湿法は次のような手順で行う．

1) ラバーダム装着時に患歯の周囲の歯肉を圧迫して，疼痛を与えることがあるので，患歯の周囲の歯肉に表面麻酔薬を塗布する（図2-15a）．
2) クランプを患歯に試適する．通常，下顎に使用するクランプ，上顎に使用するクランプは決まっているが，患歯の状態によってはそれにそぐわない場合がある．そのときには，患歯に適合するクランプを選択する．
3) ラバーダムパンチでラバーに孔をあける．ラバーに孔をあけるとき，確実に孔をあけないとラバーが裂けることがある．
4) クランプにラバーを装着する．翼付きのクランプ（図2-15b）と無翼のクランプ（図2-15c）とではクランプにラバーを付ける方法が異なる．クランプを患歯に装着した後にラバーを付ける方法もある．
5) ラバーの付けられたクランプを患歯に装着する．
6) ラバーダムフレームを付ける（図2-15d）．このとき，ラバーが鼻にかからないように注意をする．
7) クランプの翼の部位にかかっているラバーを外す（図2-15e）．このときの器具はラバーが破れないように先端が丸いものを使用する．スプンエキスカーベーなど鋭利なものは使用してはいけない．
8) ラバーは歯間部に確実に挿入されていないときには，デンタルフロスを使用して，歯間部に挿入する（図2-15f）．
9) 患歯の周囲をヨードチンキなどを使用して消毒する（図2-15g）．

注：ラバーを装着して治療時に，患者が長時間開口していると顎を脱臼することがあるので，治療中にはときどき，患者に声かけをして顎の脱臼などがないかどうか確認する．

ラバーダム防湿法の手順（図2-15a〜h）

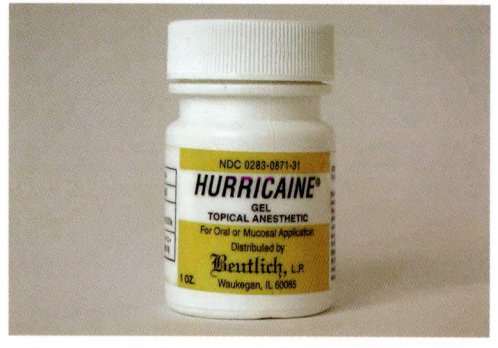

図2-15a　表面麻酔薬．

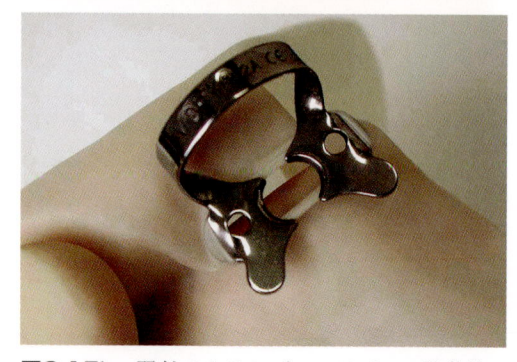

図2-15b　翼付のクランプへのラバーの装着法．

第2章 無菌的処置法

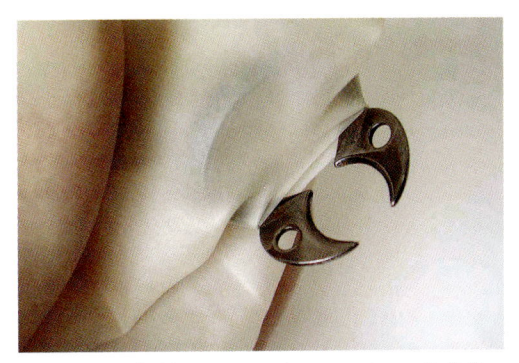

図2-15c 無翼のクランプへのラバーの装着法.

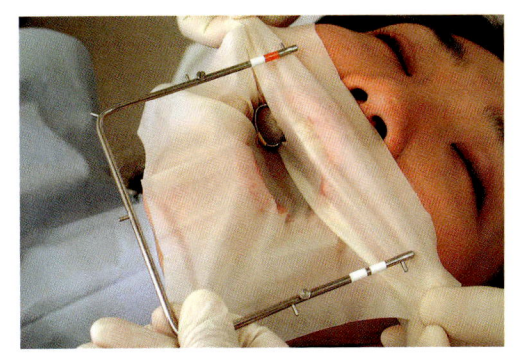

図2-15d ラバーダムフレームを付ける.

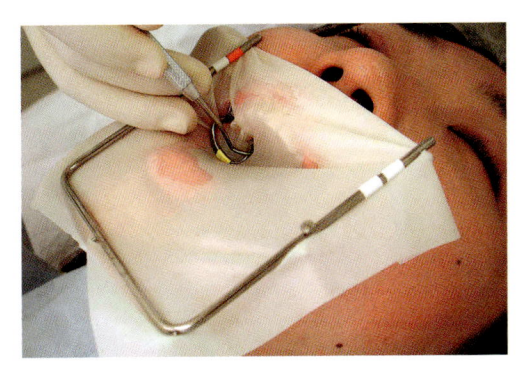

図2-15e 翼の部分のラバーを外す.

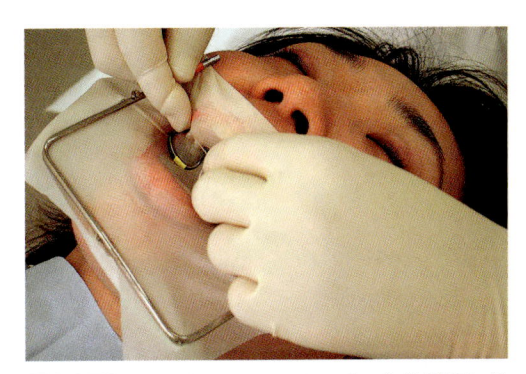

図2-15f デンタルフロスでラバーを歯間部に挿入する.

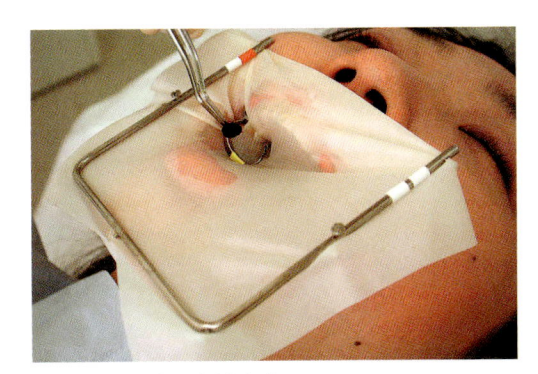

図2-15g 術野を消毒する.

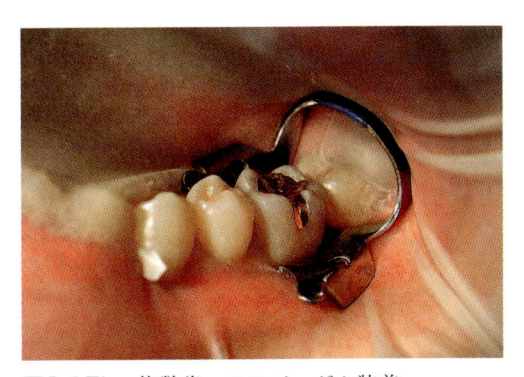

図2-15h 複数歯へのラバーダム装着.

23

3　隔壁形成法

　歯質の欠損量が多くて，現状のままではラバーダムが装着できないときには，ラバーダムが装着できるように歯質を補強する必要がある．これが隔壁形成法である．
　根管処置に際しては，軟化象牙質，唾液の根管内への流入の原因になる修復物などは除去するとともに，増殖している歯肉は切除すべきである．その結果，このままではラバーダム防湿ができないことがある．また，歯質の崩壊の激しい歯にもラバーダム防湿ができないことがある．たとえ，クランプは歯に装着できても，ラバーが歯質にフィットしなく，唾液が根管内に流入することになる．このようなときには崩壊した歯質を補強するために隔壁形成が必要になる．
　この項では隔壁形成法に使用する材料および方法について記載する．

A．隔壁法に使用する材料

　唾液の根管内への流入を防止するような材料を使用すべきである．次のような材料を使用する．

　1）アルミキャップ（図2-16）
　2）レジンキャップ（図2-17）
　3）コンポジットレジン
　4）即時重合レジン

隔壁法に使用する材料（図2-16, 17）

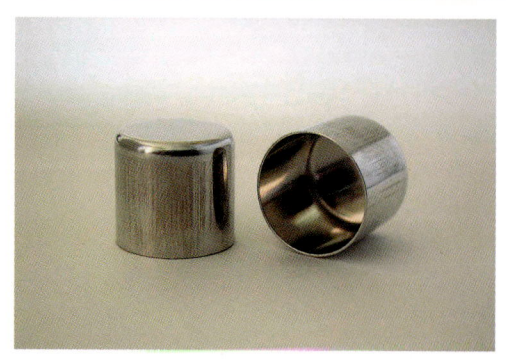

図2-16　アルミキャップ．

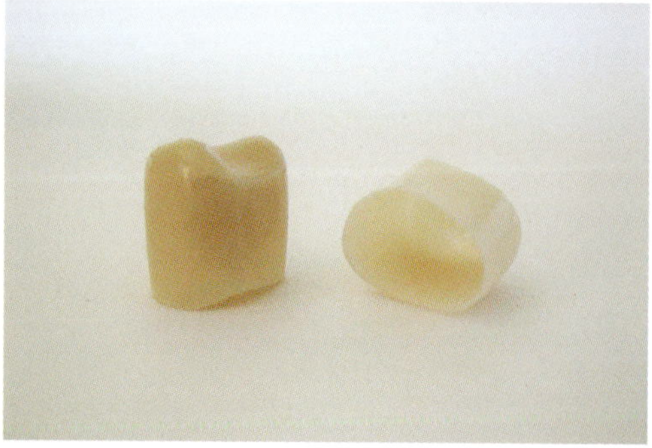

図2-17　レジンキャップ．

アルミキャップまたはレジンキャップを使用した隔壁法の手順（図2-18a〜e）

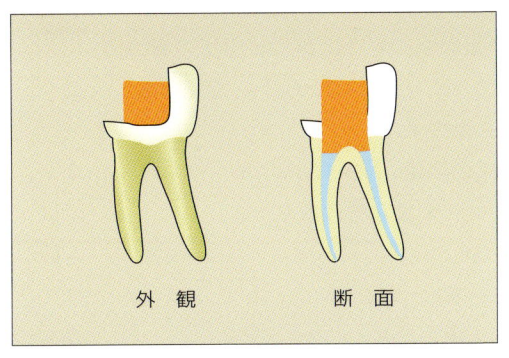

図2-18a　ストッピングを歯髄腔に填塞する．

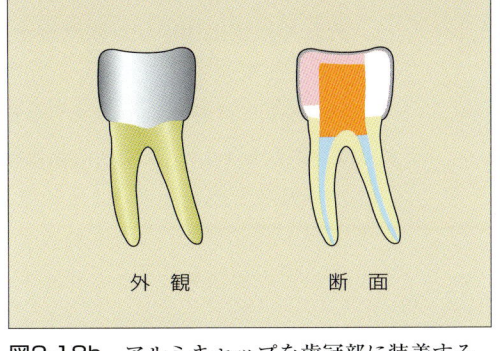

図2-18b　アルミキャップを歯冠部に装着する．

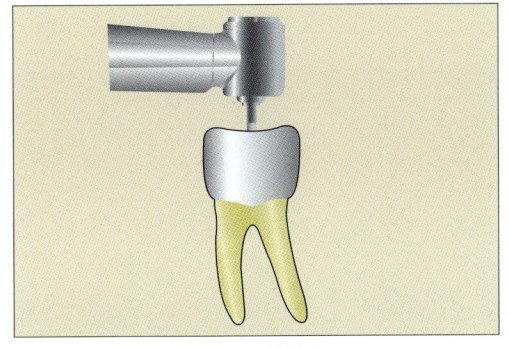

図2-18c　咬合面の切削（外観）．

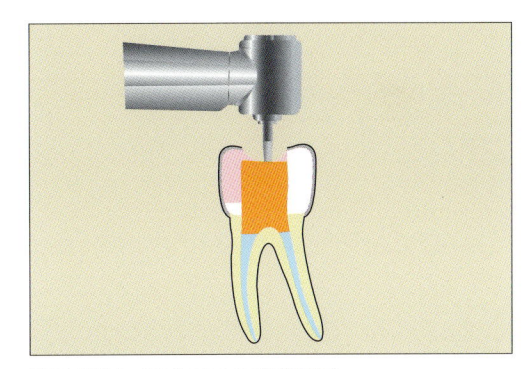

図2-18d　咬合面の切削（断面）．

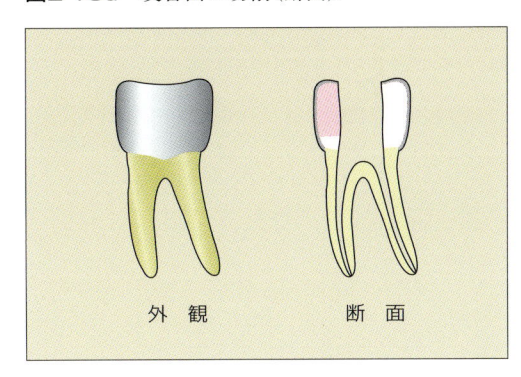

図2-18e　隔壁形成終了．

B．隔壁形成法の手順

　歯質の欠損が大きいときにはアルミキャップ，レジンキャップを使用する．歯質の欠損が小さいときにはマトリックスバンドとコンポジットレジンで隔壁形成を行う．

a．アルミキャップまたはレジンキャップを使用した隔壁形成の手順

　1）根管口を閉鎖しないようにストッピングを歯髄腔に填塞する（図2-18a）．
　2）アルミキャップまたはレジンキャップを歯に適合させる．

3）アルミキャップもしくはレジンキャップにコンポジットレジンを填入して，歯に装着する．または，アルミキャップもしくはレジンキャップに即時重合レジンを填入して，硬化後にリン酸亜鉛セメントなどで，歯に装着する（図2-18b）.
4）アルミキャップまたはレジンキャップの咬合面に孔をあける（図2-18c〜e）.
5）ラバーダムを装着後，ストッピングを除去する．

b．コンポジットレジン単独による隔壁形成の手順（図2-19）

1）根管口を閉鎖しないようにストッピングを歯髄腔に填塞する．
2）マトリックスバンドを装着する．
3）歯質の欠損部にコンポジットレジンを填塞する．
4）ラバーダムを装着後，ストッピングを除去する．

このほかにカッパーバンドも隔壁形成法に使用されることがあるが，歯質の適合がむずかしい．

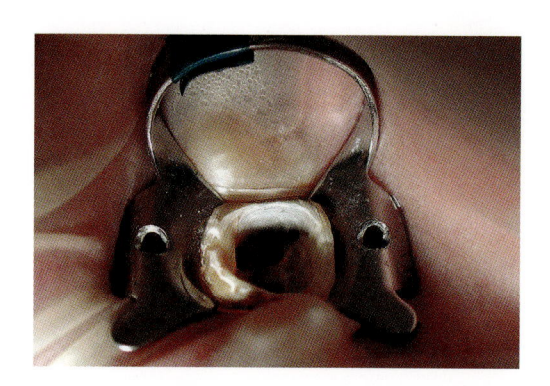

図2-19　コンポジットレジンによる隔壁法．

参考文献
1）Walton RE, Torabinejad M.：Principles and practice of Endodontics. 119-131, W. B. Saunders, Philadelphia, 1996.

第3章

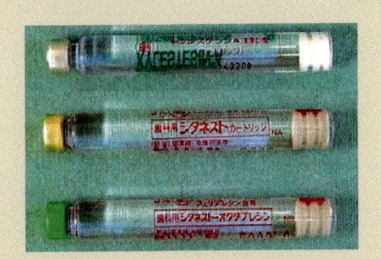

歯髄除痛法

1 麻酔法

歯内治療において生活歯髄の処置を行う場合には歯髄除痛法が不可欠であり，このために通常は局所麻酔法が使用される．ところが，痛みを与えないために行われるこの局所麻酔自体が，患者にとってはかなり大きなストレッサーである（図3-1）[1]．実際，歯科治療時の全身的偶発症の過半数は局所麻酔の際に発生する（図3-2）[2-4]．痛くなく，怖くなく，そしてよく効く局所麻酔を行えることは，歯科医師にとって極めて重要な能力であろう．

歯髄への局所麻酔は，局所麻酔薬が通過しにくい厚い皮質骨と，豊富な骨髄で局所麻酔薬を希釈する海綿骨とのバリアを超え，局所麻酔薬の一定量が根尖部に到達してはじめてその効果が得られる（図3-3）．しかも，その部位はしばしば炎症を伴い，これが局所麻酔薬の効果を減弱させる．炎症の部位での局所麻酔薬の必要量は，計算上は通常使用量の3〜4倍にもなる（図3-4）．

このような，いくつもの不利な条件の中で歯髄への局所麻酔を成功させるために，何を考えて対処すればよいのかを考えてみたい．

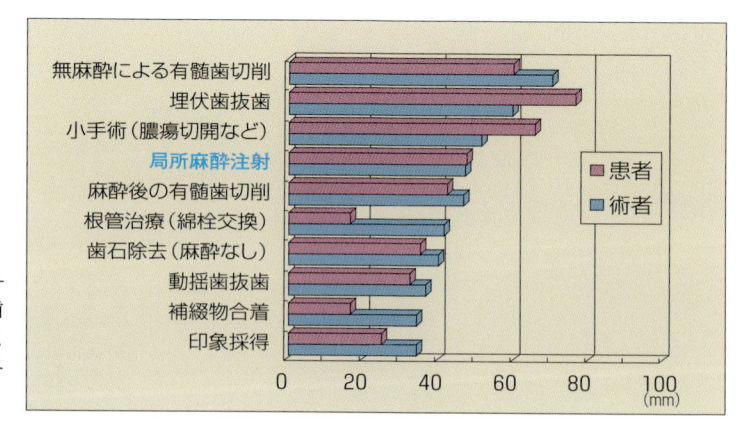

図3-1　患者自身と術者がvisual analogue scaleで評価した歯科治療が患者に与えるストレス（間宮秀樹，一戸達也，金子譲：日歯麻誌，1996より）．

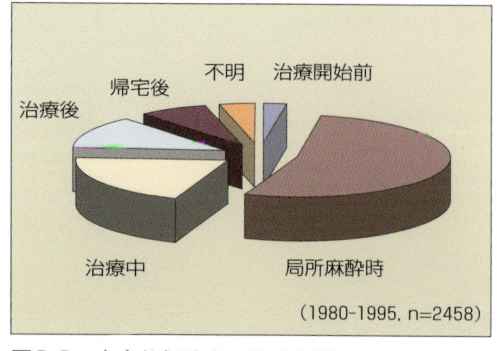

図3-2　全身的偶発症の発症時期．

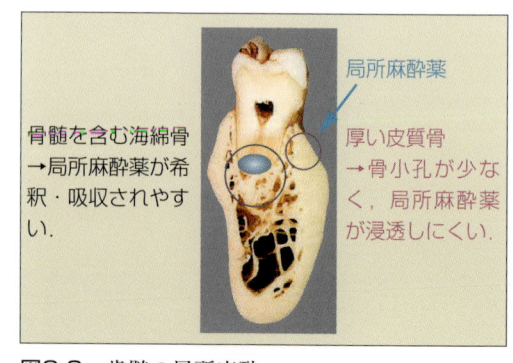

図3-3　歯髄の局所麻酔．

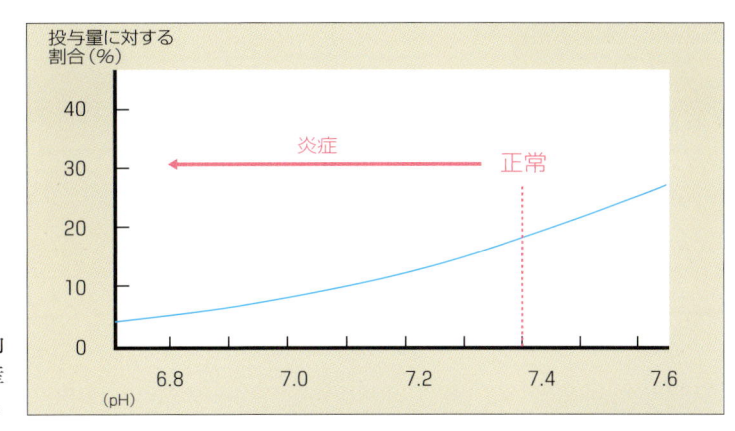

図3-4 組織pHが神経線維内の4級アミン（R≡N・H$^+$）産生に及ぼす影響（リドカイン）．

表3-1 歯科用表面麻酔薬の種類

商品名	性状
1. アミノ安息香酸エチル製剤	
ハリケインリキッド	溶液
ハリケインゲル	軟膏
ビーゾカインゼリー	ゼリー
プロネスパスタ，アロマ	軟膏
ネオザロカインパスタ	軟膏
ジンジカインゲル	ゼリー
2. 塩酸テトラカイン製剤	
コーパロン	溶液

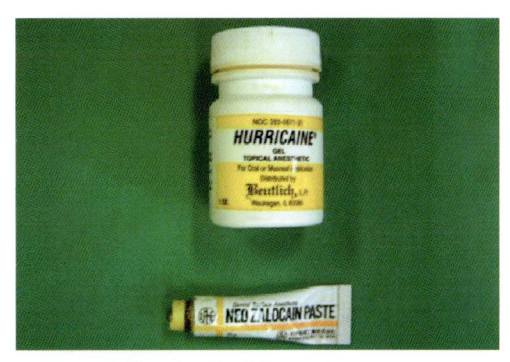

図3-5 歯科用表面麻酔薬の一例．

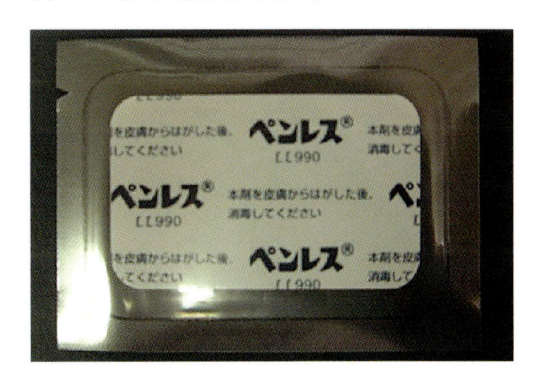

図3-6 皮膚貼付用表面麻酔薬．

A．局所麻酔薬

a．表面麻酔薬製剤

　現在，使用されている歯科用表面麻酔薬はすべてエステル型局所麻酔薬の製剤である（表3-1，図3-5）．いずれの製剤でもすべての患者に完全な無痛効果を得ることは難しい．操作性の点から，軟膏状の製剤が使用しやすい．いずれの製剤を使用するにせよ，口腔粘膜をよく乾燥させてから2〜3分以上貼付する必要がある．

1 麻酔法

表3-2 注射用製剤の種類

商品名	血管収縮薬	防腐薬(メチルパラベン)	酸化防止薬(亜硫酸塩)
1. 2%塩酸リドカイン製剤			
キシロカイン	エピネフリン (0.0125mg/ml -1/8万-)	(+)	(+)
リグノスパンS	エピネフリン (0.0125mg/ml -1/8万-)	(−)	(+)
キシレステシンA	エピネフリン (0.0125mg/ml -1/8万-)	(−)	(+)
オーラ	酒石酸水素エピネフリン (0.025mg/ml -1/7万3千-)	(−)	(+)
デンタカイン	酒石酸水素エピネフリン (0.025mg/ml -1/7万3千-)	(−)	(+)
2. 3%塩酸プロピトカイン製剤			
シタネスト	酒石酸水素エピネフリン (0.006mg/ml -1/30万-)	(+)	(+)
シタネスト-オクタプレシン	フェリプレシン (0.03IU/ml)	(+)	(−)
3. 3%塩酸メピバカイン製剤			
スキャンドネスト	(−)	(−)	(−)

　皮膚貼付用表面麻酔薬である60%リドカインテープ(ペンレス®, 図3-6)を口腔粘膜の表面麻酔に応用した報告がある[5,6]. 粘膜表面では約1分の貼付で効果が得られ, 3〜5分の貼付では, 骨膜に近い組織中までも麻酔効果が到達した. しかし, この製剤はリドカイン濃度が60%と高濃度であることから, 粘膜への適用を認められておらず, 適応外使用となる[7]. ただし, 本製剤に起因した口腔粘膜潰瘍などの重篤な副作用は, 現在までのところ報告されていない.

b. 注射用局所麻酔薬製剤

　現在, 使用されている歯科適応のある注射用局所麻酔薬製剤を表3-2および図3-7に示す. 局所麻酔薬はリドカイン, プロピトカインまたはメピバカインで, すべてアミド型局所麻酔薬である. メピバカイン製剤を除き, 血管収縮薬としてエピネフリン, 酒石酸水素エピネフリンまたはフェリプレシンが添加されている. その他, 防腐薬(メチルパラベン)や酸化防止薬(亜硫酸塩, エピネフリン添加製剤のみ)などが添加されている.

　血管収縮薬無添加のリドカインでは, 自身の強い血管拡張作用によって血中への吸収が促進され, 歯髄の麻酔効果が極めて短時間しか持続しないため, エピネフリンが添加される(図3-8)[8]. この研究によると, 1%リドカインの場合, 少なくとも$10〜12.5\mu$g/ml(1/10万〜1/8万)程度のエピネフリン濃度が必要である. 同様のことはプロピトカインにも当てはまる. ただし, フェリプレシンはエピネフリンに比較して血管収縮作用が弱いので[9], フェリプレシン添加プロピトカイン製剤はエピネフリン添加リドカイン製剤に比較して, 作用の発現が遅く, 作用の持続が短い(図3-9, 10)[10,11].

　メピバカインはそれ自身に弱い血管収縮作用がある. 作用の発現は他の薬剤とほぼ等

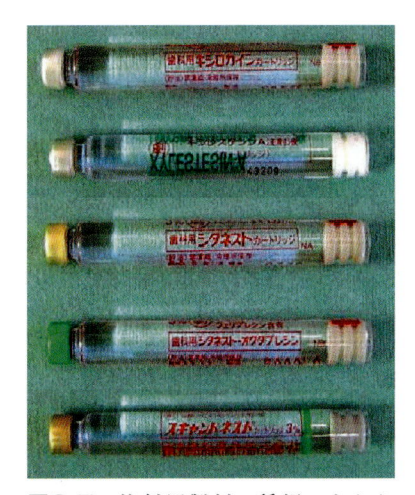

図3-7　注射用製剤の種類．上からキシロカイン®，キシレステシンA®，シタネスト®，シタネスト-オクタプレシン®，スキャンドネスト®．

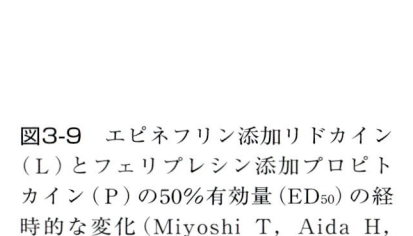

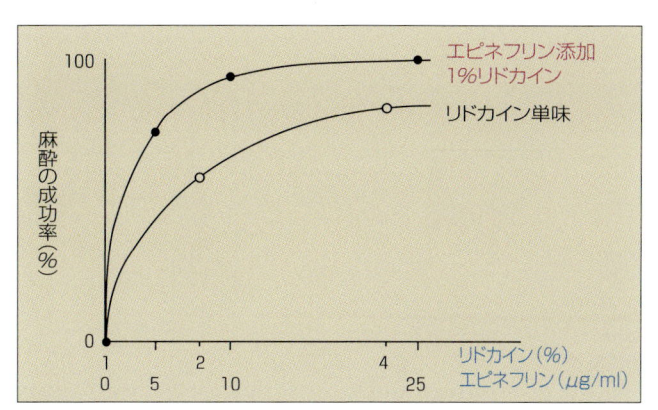

図3-8　局所麻酔薬と血管収縮薬の濃度が麻酔効果に及ぼす影響（Björn H，Huldt S：Sven Tandlak Tidskr，1947）．

図3-9　エピネフリン添加リドカイン（L）とフェリプレシン添加プロピトカイン（P）の50%有効量（ED_{50}）の経時的な変化（Miyoshi T，Aida H，Kaneko Y：Anesth Prog，2000）．

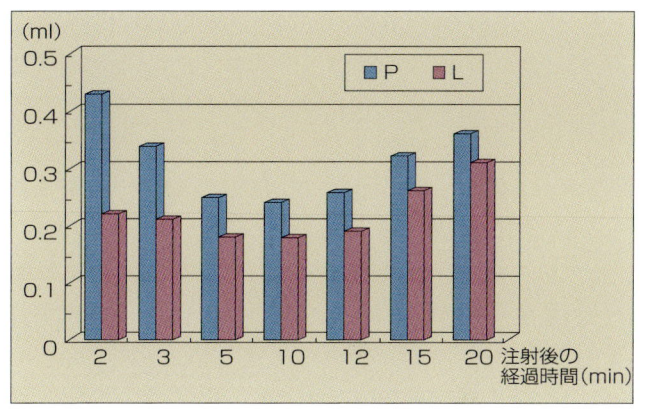

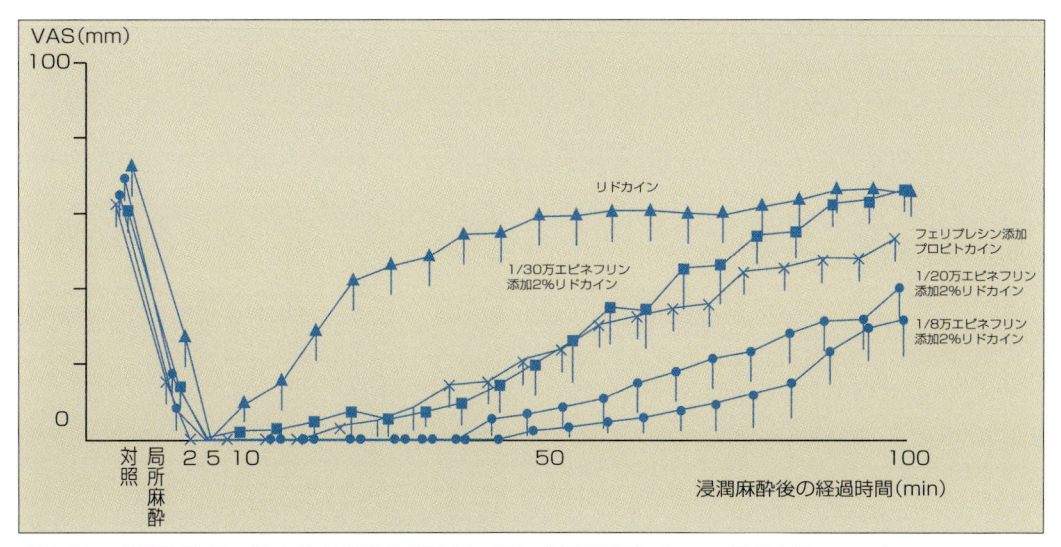

図3-10　血管収縮薬の濃度差が麻酔持続時間に及ぼす影響（岡　俊一：日歯麻誌，1990）．

図3-11 局所麻酔薬カートリッジの保管(櫻井 誠,金子 譲,一戸達也,中久喜 喬:日歯麻誌,1986).

しいが,作用の持続は約30分である.著者の経験では,この30分間はフェリプレシン添加プロピトカイン製剤よりも強い麻酔効果が得られるようである.

これらの「各製剤としての血管収縮力」の差によって,歯髄血流への影響に大きな差が生じる.エピネフリン添加リドカイン製剤の投与後には歯髄血流は対照値の30%程度にまで減少し,回復までに1時間以上を要するのに対して,フェリプレシン添加プロピトカイン製剤やメピバカイン製剤では歯髄血流は大きく変化しない[12,13].

なお,プロピトカイン製剤とメピバカイン製剤は,1回にカートリッジ1管(1.8ml)を使用することと添付文書に記載されている.

また,局所麻酔薬製剤,とくにエピネフリン添加カートリッジ製剤は,エピネフリンの分解を防ぐために,冷暗所に保管する必要がある(**図3-11**)[14,15].

B.局所麻酔法

a.注射の原則

1)針の刺入

通常の浸潤麻酔で針の刺入の際に心がけることは,「よく切れる針で」,「粘膜を素早く貫き」,「先端を骨に当てない」ことである[16].浸潤麻酔では,一般に30,31および33Gの注射針が使用されるが(**表3-3**,**図3-12**),表面麻酔と吸入鎮静法を併用しなけ

表3-3 注射針の種類

	ゲージ	太さ(mm)	長さ(mm)
1.浸潤麻酔用	30G.S	0.3	21
	31G.ES	0.28	12
	33G.ES	0.26	12
2.伝達麻酔用	25G.L	0.5	30
	27G.L	0.4	30

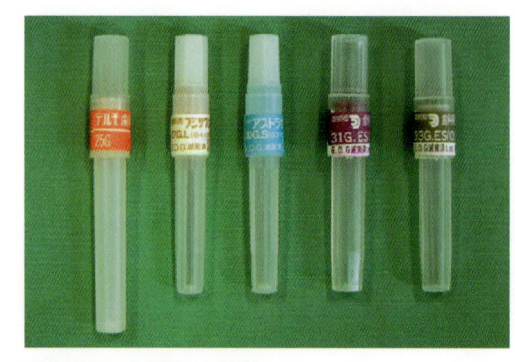

図3-12 注射針の種類.

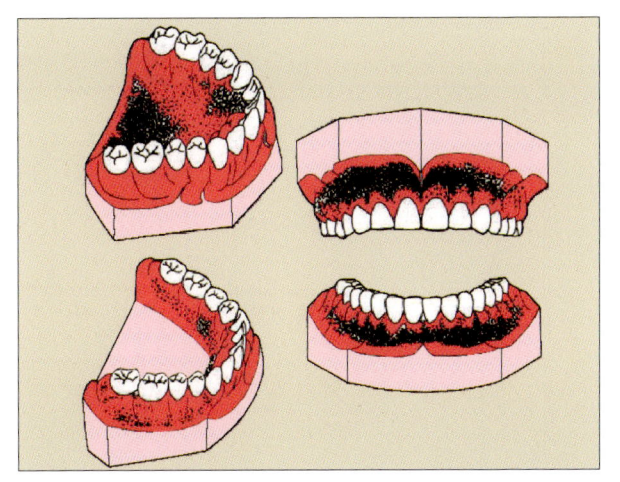

図3-13 口腔内の痛点の分布（山田守：口腔領域における痛みの生理. 歯界展望, 31(7)：1207〜1214, 1968より引用）.

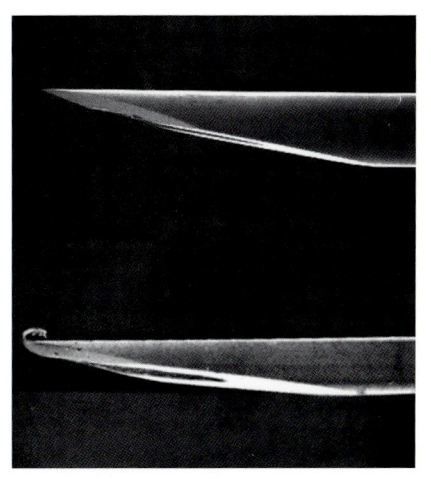

図3-15 注射針のめくれ.

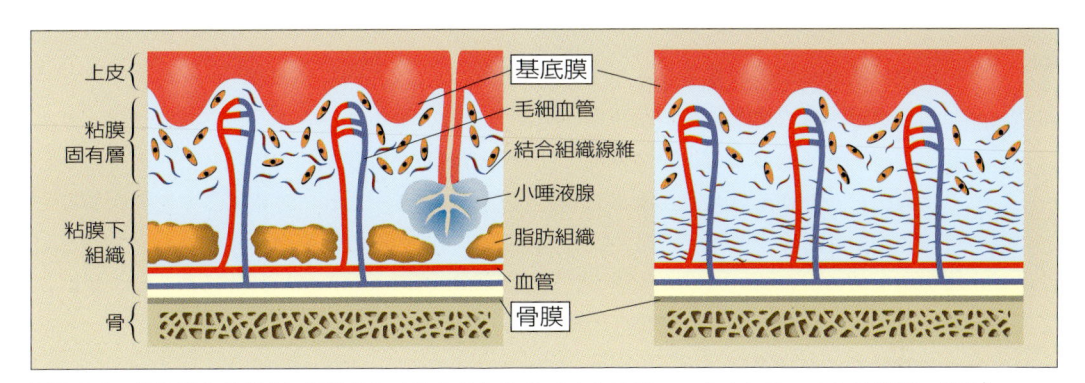

図3-14 基底膜と骨膜（山本浩正：ペリオのためのバイオロジー, クインテッセンス出版, 2002）.

れば，患者は30Gと33Gとを区別できない[17]．

　痛点の少ない部位を選んで針を刺入するのが基本であるが，その内部に存在する歯槽骨の状態も考慮しておく．歯肉や硬口蓋粘膜は歯槽粘膜より痛点が少なく，唇・頰側歯槽粘膜では前歯部より臼歯部のほうが痛点が少ない（図3-13）．ただし，歯肉や硬口蓋粘膜は粘膜下組織を欠くため，薬液の注入時に圧が高くなりやすく，注入時痛を起こしやすい．

　痛覚受容器は粘膜上皮の基底膜部分と骨膜に多く分布している（図3-14）[18]．基底膜の痛覚受容器に対しては，表面麻酔を行い，「よく切れる針で粘膜を素早く貫く」ことで痛みを最小限とする．骨膜の痛覚受容器に対しては，「先端を骨に当てない」ことで痛みを与えない．現在の局所麻酔薬，とくにリドカインは組織浸潤性が極めて大きいので，針先を骨膜のそばに到達させる傍骨膜注射で十分な効果が期待できる．

　また，針先を骨に当てると容易に針先がめくれてしまい（図3-15），2度目以後の刺

表3-4 歯槽骨外壁から根尖部までの距離
（口蓋根では舌側歯槽骨，その他は唇・頬側歯槽骨）

上顎（皮質骨の厚さmm）		平均（最小-最大）(mm)	下顎（皮質骨の厚さmm）		平均（最小-最大）(mm)
1 (0.5)		1.9 (0.8-4.0)	1 (0.6)		1.6 (0.6-2.9)
2 (0.5)		2.1 (0.6-3.0)	2 (0.7)		1.9 (0.5-3.8)
3 (0.5)		2.4 (0.8-3.5)	3 (0.6)		2.4 (1.3-4.2)
4 (0.5)		1.9 (0.4-4.1)	4 (0.6)		2.8 (1.5-5.4)
5 (1.5)		3.0 (1.8-4.3)	5 (1.0)		3.6 (1.4-5.8)
6 (1.5)	MB	2.5 (0.9-5.4)	6 (1.4)	M	3.7 (1.2-6.6)
	DB	2.7 (1.3-4.2)		D	4.4 (1.9-8.8)
	P	3.8 (2.3-5.9)			
7 (2.0)	MB	4.8 (3.4-6.2)	7 (2.2)	M	8.1 (4.8-11.6)
	DB	3.5 (1.5-4.8)		D	8.5 (4.0-12.5)
	P	3.5 (1.3-5.8)			
8 (2.0)	MB	4.5 (2.0-9.0)	8 (2.8)	M	9.3 (7.8-11.6)
	DB	3.0 (2.0-4.6)		D	8.0 (5.7-10.9)
	P	3.6 (1.7-5.7)			

（上條雍彦：口腔解剖学 1. 骨学，1976より改更）．

入の際に痛みや組織損傷を与えやすい．

歯槽骨は，歯槽窩上縁，特に歯槽中隔部で多数の骨小孔が存在し，薬液が骨内へ浸潤しやすい．上顎歯および下顎前歯部では唇・頬側の皮質骨が薄く多孔性で，場合によっては歯根の一部が歯槽骨から露出していることもある．これに対して，下顎大臼歯部では頬側皮質骨が厚く，骨小孔も少ない（表3-4）[19]．加えて，歯槽骨表面から根尖部までの距離も他の部位に比較して大きい．なお，下顎大臼歯部舌側への針の刺入は舌神経損傷を起こす可能性があり，感染した場合には口底蜂窩織炎に進展しやすいので，できる限り避けるのが望ましい．

　　2）薬液の注入

薬液の注入は，できる限り緩徐な一定速度で行う．とくに歯肉や硬口蓋粘膜では緩徐な注入は注入時痛を予防するばかりでなく，刺入点部潰瘍の予防のためにも重要である．

薬液の温度は注入時痛に大きな影響を与えない[20]．冷蔵庫から出したカートリッジを使用時まで室温の暗所に保管しておけばよい．過度の加温や加温の反復はエピネフリンの分解を促進する可能性がある．

　　3）よい麻酔効果を得るために

これまで述べてきたことから，良好な麻酔効果を得るための標準的な対策は，「効きやすい部位に」，「たっぷり射って」，「しっかり待つ」ということになる．ひとたび治療中に痛みを与えてしまうと，心理的な要因から，局所麻酔薬を追加しても無効である場合もしばしばあり，最初の注射でしっかりとした効果を得ることが重要である．

b．注射器

　　1）電動注射器

電動注射器には，ペン型とピストル型がある（図3-16a〜d）．ペン型のほうが，ピス

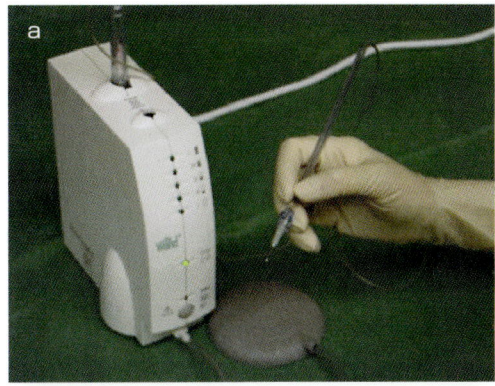

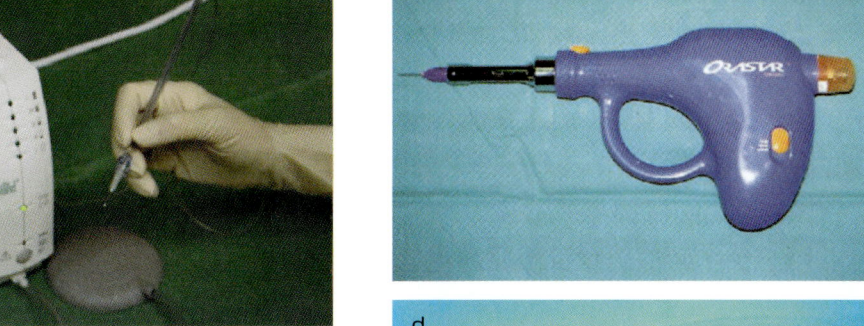

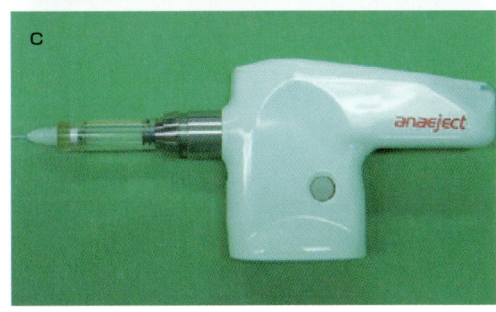

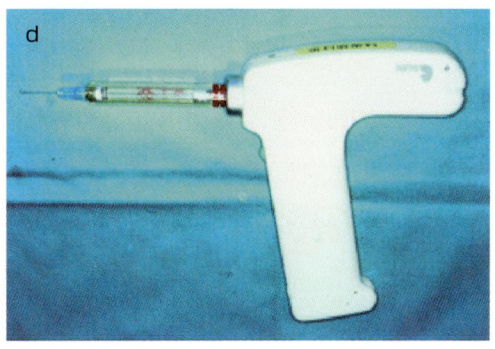

図3-16a〜d　電動注射器の種類．a：ワンド®，b：オーラスター®，アネジェクト®，カートリーエース®．

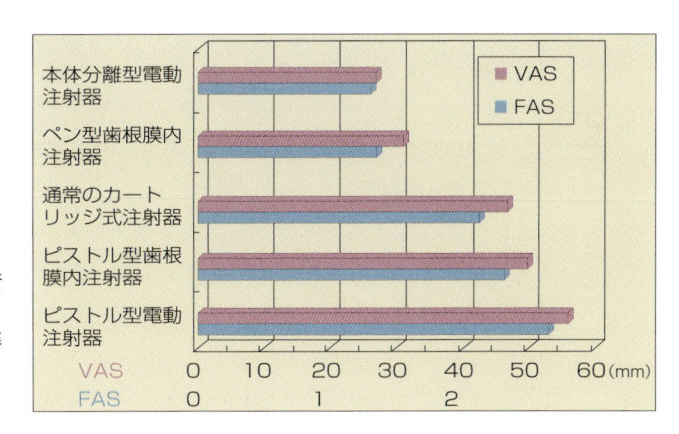

図3-17　注射器の形態が患者の不安に与える影響（工藤　勝，大桶華子，片桐和人，佐藤雄季，河合拓郎，加藤元康，國分正廣，新家　昇：日歯麻誌，2001）．

トル型よりも患者に与える恐怖心が少ない（図3-17）[21]．

　電動注射器は注入時痛が少ないといわれているが，電動注射器であっても注入速度が高速では注入時痛を起こす．注入時痛には薬液の注入速度が大きな影響を持つので，できる限り低速の設定で使用するのがよいと思われる（表3-5）[22]．

　なお，電動注射器のうち，ワンド®以外のものは吸引機能をもたず，伝達麻酔には使用できない．また，電動注射器であっても，カートリッジ内への体液の逆流は起こり得る[23]．

1 麻酔法

表3-5 各種電動注射器の注入速度

1. ワンド®
   Slow rate：270秒/1.8ml
   Fast rate：60秒/1.8ml
2. オーラスター®
   Low：約200秒/1ml
   Middle：約100秒/1ml
   High：約60秒/1ml
3. アネジェクト®
   （Autoモード：注入開始時、緩徐に速度が増し、その後定速となる）

	1.8ml	1.0ml
L (秒)	310	180
M(秒)	160	97
H(秒)	110	70

4. カートリーエース®
   1：約300秒/1ml
   2：約180秒/1ml
   3：約65秒/1ml
   4：約55秒/1ml
   5：約50秒/1ml

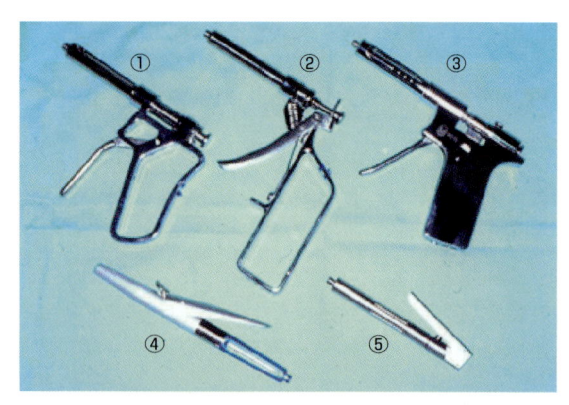

図3-18 歯根膜内麻酔用注射器．①リグマジョクト®，②ペリプレス®，③ヘンケジェクト®，④シトジェクト®，⑤パロジェクト®．

2）歯根膜内麻酔用注射器

電動注射器と同様に，ペン型とピストル型とがあり（図3-18），電動注射器と同様にペン型のほうがピストル型よりも患者に与える恐怖心が少ない（図3-17）．しかし，操作性はピストル型のほうがよい．

通常のカートリッジ式注射器で歯根膜内麻酔を行うと，注入時の圧によってカートリッジが破損することがあるので，歯根膜内麻酔専用注射器を用いるのが安全である．

3）針なし注射器

針なし注射器は局所麻酔薬を強圧で射出させ，針を用いないで局所麻酔薬を組織内に浸透させようとするものである（図3-19a，b）．射出部に潰瘍を形成することがあり，しかも麻酔効果としては「確実な表面麻酔」程度の効果とされている．これのみで，抜髄に十分なほどの麻酔効果は得られない．

4）歯科局所麻酔用バイブレーションアタッチメント

注射器に微細な振動を与え，ゲートコントロール説に基づいて針の刺入時痛や薬液の注入時痛を軽減しようとする注射補助器具である（図3-20a，b）．しかし，カートリッジ式注射器でも電動注射器でも，明らかな効果は認められなかった[24,25]．

c．特殊な麻酔法

1）歯根膜内麻酔

図3-21に示す部位に針を刺入して針先を歯根膜腔内へと進め，薬液を注入する．歯根1根あたりの局所麻酔薬の必要量は0.2mlとされており，ピストル型では1操作で0.2mlが，ペン型では0.05mlが注入される．失敗例のほとんどは，針先が正しく歯根膜

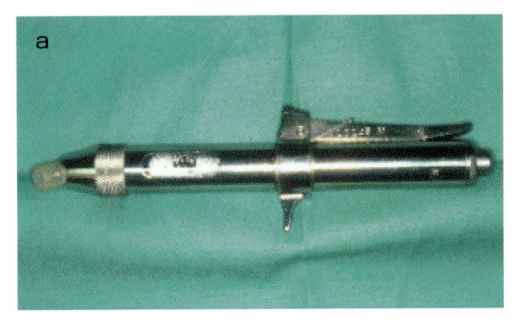

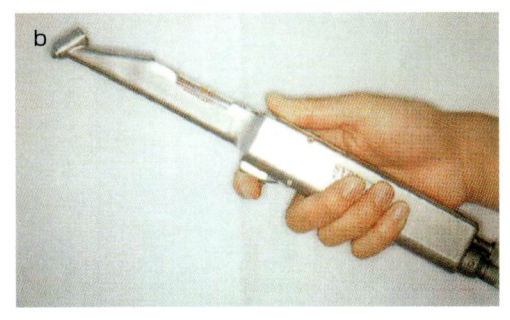

図3-19a, b　針なし注射器. a：マーダジェット®, b：シリジェット®.

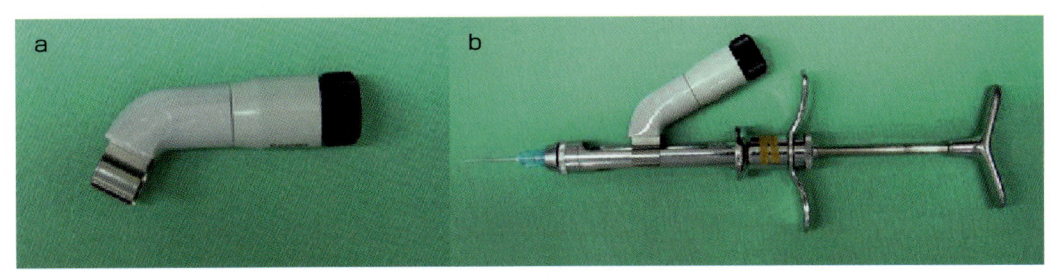

図3-20a, b　歯科局所麻酔用バイブレーションアタッチメント.

腔内に位置していないことによる.
　歯周炎の部位への針の刺入は，感染拡大の危険性があるので，避けるべきである．また，施行後には歯根膜炎を起こしやすいので，抜髄の場合にはとくに術後の咬合調整などの配慮が必要である．

2）伝達麻酔
　歯内治療のために伝達麻酔が適応になるのは，下顎大臼歯部の治療の際の下顎孔伝達麻酔であろう．術式の詳細は専門書にゆずるが，下顎孔伝達麻酔の失敗のほとんどは針先が下顎小舌よりも下方に進んでしまうことに起因している．

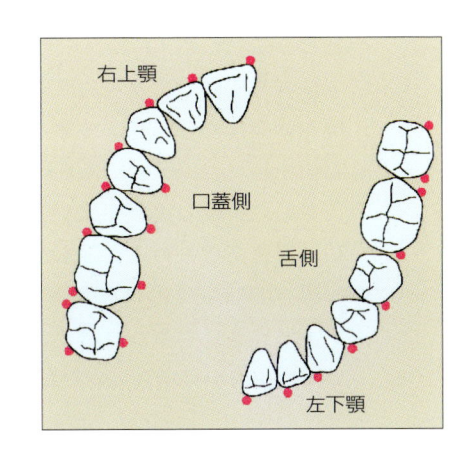

図3-21　歯根膜内麻酔用の刺入点.

3）髄腔内麻酔

髄腔内麻酔は最後の手段である．炎症で内圧が亢進し，知覚過敏になっている歯髄腔に針を刺入するのであるから，雑な操作は激烈な痛みから容易に偶発症を引き起こす．針を刺入する前に薬液を歯髄表面に浸し，短時間待ってから操作を開始するだけでも刺入時痛や注入時痛をかなり軽減できることがある．最大限の丁寧な操作を心がける必要がある．

C．具体的な対応

a．抜髄と断髄

抜髄ではすべての歯髄を摘出してしまうのに対して，断髄では根部歯髄を保存するので，処置中・処置後の歯髄血流の維持が，断髄後の歯髄の予後に大きな影響をもたらすと考えられる．この点，エピネフリン添加リドカイン製剤よりもフェリプレシン添加プロピトカイン製剤やメピバカイン製剤のほうが有利かもしれない．

b．下顎大臼歯の抜髄

下顎大臼歯部は，抜髄のための麻酔効果が最も得にくい部位である．浸潤麻酔で抜髄を行うのであれば，近遠心の歯間乳頭部にそれぞれ0.3～0.4mlの薬液を注入し，残りの全量を根尖部付近の歯槽粘膜下に注入する．この際には，注入した薬液が下顎下縁方向へと拡散しないように，術者の指を刺入点の下側に添えておくとよい．歯根膜内麻酔や下顎孔伝達麻酔も考慮する必要がある．

c．急性化膿性歯髄炎と上昇性歯髄炎

急性化膿性歯髄炎もさることながら，上昇性歯髄炎は麻酔が極めて効きにくい．局所麻酔薬が到達する根尖部周囲組織が炎症を起こし，組織の酸性化・充血・浮腫と，局所麻酔作用を阻害する状況が三拍子そろった状況となっているからである．したがって，急性化膿性歯髄炎であっても，歯髄全体が化膿し，根尖性歯周炎へと移行しかけているような状況では，極めて麻酔が効きにくくなる．このような場合には伝達麻酔も考慮する必要がある．

おわりに

歯髄の麻酔は，歯科局所麻酔の中でも最も難しい麻酔のひとつである．もともと麻酔が効きにくい条件下であるうえに，患者の心理的因子が容易に痛みを助長する．最初の注射でしっかりと効果を得る努力が大切であると考える．

もし，薬液の追加注入や方法の変更を行っても患者が痛みを訴えるときは，その日の処置をあきらめることも重要な選択肢である．急性化膿性歯髄炎であれば，露髄・排膿さえ行っておけば，次回には慢性潰瘍性歯髄炎となって麻酔効果を得ることもずっと容易になる．ひとつの方法にこだわらず，さまざまな方法を駆使して，痛くない歯内治療を目指していただきたい．

参考文献

1) 間宮秀樹, 一戸達也, 金子 譲：歯科治療のストレス評価？患者はどの治療がいちばん怖いのか. 日歯麻誌, 24: 248-254, 1995.
2) 松浦英夫：歯科麻酔に関連した偶発症について. 日歯医誌, 39: 65-74, 1986.
3) 新家 昇：歯科麻酔に関連した偶発症について. 日歯医誌, 45: 63-72, 1992.
4) 染矢源治, 新家 昇：歯科麻酔に関連した偶発症について. 日歯麻誌, 27: 365-373, 1999.
5) 三浦一恵, 別部智司, 佐藤恭道, 関田俊介, 雨宮義弘：貼付型表面麻酔剤（ペンレス（R））の口腔粘膜麻酔効果に関する研究. 日歯麻誌, 25: 174-177, 1997.
6) 小笠原 正, 西連寺央康, 川瀬ゆか, 大槻征久, 大槻真理子, 高井経之, 穂坂一夫, 笠原 浩：歯肉頬移行部における60%リドカインテープの表面麻酔効果. 日歯麻誌, 30: 36-41, 2002.
7) 一戸達也（坂本春生, 一戸達也, 中川種昭編）：薬の適応外使用はどう考えればよいのですか？（Q&A 歯科のくすりがわかる本2003）. 12-13, 医歯薬出版, 東京, 2003.
8) Bjørn H, Huldt S: Influence of local anesthetic and vasoconstrictor concentrations on anesthetic efficacy after supraperiosteal injection of the maxillary lateral incisor. Sven Tandlak Tidskr, 40: 831-851, 1947.
9) 縣 秀栄, 一戸達也, 金子 譲：歯科用局所麻酔薬に添加される血管収縮薬の循環作用の比較. Pharmacoanesthesiology, 11: 139-140, 1998.
10) Miyoshi T, Aida H, Kaneko Y: Comparative study on anesthetic potency of dental local anesthetics assessed by the jaw opening reflex in rabbits. Anesth Prog, 47: 35-41, 2000.
11) 岡 俊一：歯科用局所麻酔薬に添加される血管収縮剤の濃度差による麻酔効果ならびに循環動態に関する研究. 日歯麻誌, 18: 43-66, 1990.
12) Kim S, Edwall L, Trowbridge H, Chien S: Effects of local anesthetics on pulpal blood flow in dogs. J Dent Res, 63: 650-652, 1984.
13) Cheng HS, Pitt-Ford TR, McDonald F: Effects of prilocaine local anaesthetic solutions on pulpal blood flow in maxillary canines. Endod Dent Traumatol, 12: 89-95, 1996.
14) 櫻井 誠, 金子 譲, 一戸達也, 中久喜 喬：歯科用局所麻酔薬2%リドカイン（キシロカイン®）カートリッジ中のエピネフリン濃度の経時的変化. 日歯麻誌, 14: 546-551, 1986.
15) 川口 充, 澤木康平, 大瀬茂靖, 馬場裕史, 渡辺正人, 鯨井正夫：歯科用局所麻酔薬中の血管収縮薬の安定性に及ぼす因子. 歯科学報, 99: 421-427, 1999.
16) 一戸達也（坂本春生, 一戸達也, 中川種昭編）：痛くない局所麻酔のコツは何ですか？（Q&A 歯科のくすりがわかる本2003）. 124-128, 医歯薬出版, 東京, 2003.
17) 渡辺達夫, 小柴慶一, 奥田寛之, 越 郁磨, 穂坂一夫, 小笠原 正, 笠原 浩：新しい極細注射針と30 G注射針との口腔粘膜注射時の疼痛比較. 日歯麻誌, 23: 19-30, 1995.
18) 山本浩正：付着のバイオロジー 基礎編（イラストで語るペリオのためのバイオロジー）. 12-21, クインテッセンス, 東京, 2002.
19) 上条雍彦：口腔解剖学 1. 骨学. 156-160, アナトーム社, 東京, 1976.
20) 仲西 修, 山室 宰, 岩本将嗣, 河原 博, 今村佳樹, 西 正勝：局所麻酔注射における注射液温度と注入時疼痛. 日歯麻誌, 23: 484-489, 1995.
21) 工藤 勝, 大桶華子, 片桐和人, 佐藤雄季, 河合拓郎, 加藤元康, 國分正廣, 新家 昇：不快と不安が少ない局所麻酔注射器の形態？高い不安傾向者に各種歯科用局所麻酔注射器が視覚的に与える不快および不安の定量比較？. 日歯麻誌, 29: 173-178, 2001.
22) 一戸達也, 金子 譲：電動注射器は有用な武器となり得るか？. 日本歯科評論, 63: 185-187, 2003.
23) 田口正博：歯科用電動注射器のカートリッジ麻酔薬内への逆流について-診療室における滅菌と消毒の実際 その7-. 日臨歯内療法誌, 22: 182-184, 2001.
24) 吉川文広, 牛戸大介, 大江智可子, 白石葉子, 深山治久, 海野雅浩：歯科局所麻酔用バイブレーションアタッチメントの有用性について. 日歯麻誌, 31: 194-195, 2003.
25) 西條みのり, 伊藤英美子, 一戸達也, 金子 譲：歯科局所麻酔用バイブレーションアタッチメントによる除痛効果の検討. 日歯麻誌, 31: 432, 2003.

第4章

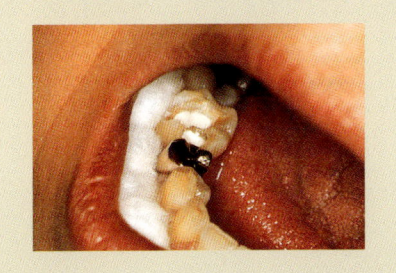

急性歯髄炎の緊急処置

はじめに

　齲蝕や外傷などが原因の急性歯髄炎は自発痛を有するため，我々は患歯に対して速やかに適切な処置を施し，患者から苦痛を取り去る努力をしなければならない．歯髄炎に起因する疼痛を除去するには，疼痛の発生源である歯髄組織を除去すれば事足りるが，歯髄の機能を考えると，適切な処置を行えば保存可能となる歯髄まで除去するのは厳に慎まなければならない．すなわち，急性歯髄炎には歯髄の保存が可能な単純性一部性歯髄炎（可逆性歯髄炎）と歯髄の除去が必要な単純性全部性歯髄炎および化膿性歯髄炎（非可逆性歯髄炎）があり，前者には歯髄保存療法が，後者には歯髄除去療法が適用されることになる．

1　齲窩の清掃・消毒

A．齲窩の開拡

　齲窩は感染創傷と考えられるから，その処置は外科処置の法則に従って罹患部を完全に除去しなければならない．それには齲窩の開拡が必要で，遊離エナメル質はカーバイドバーやダイヤモンドポイントを付したエアータービンを注水下で使用して削除し，続いて感染象牙質である軟化象牙質はラウンドバーを付した電気エンジンや手用のスプーンエキスカベーターで露髄させないように注意深く除去していく．

B．齲窩の清掃

　齲窩の開拡が完了すれば，機械的除去時に窩洞に生じた切削片をキャナルシリンジあるいはミニウムシリンジを用いて生理的食塩水や3％過酸化水素水で洗い流す．齲窩が深くて軟化象牙質を徹底的に除去すると露髄のおそれがある場合には，軟化象牙質を故意に一部残存させることもあるが，このような場合には軟化象牙質の迅速消毒を目的として3〜10％次亜塩素酸ナトリウム溶液と3％過酸化水素水による交互洗浄を行う．

C．齲窩の消毒

　齲窩の開拡と清掃が適切に行われれば齲窩から感染象牙質はほぼ除去されたことになるが，故意に残存させた軟化象牙質やさらに深部の象牙細管内に細菌が侵入していることもあり，これによって歯髄炎が進行することも考えられる．そこで，消毒剤による窩洞の消毒が必要となり，同時に歯髄の鎮痛・消炎を図る．

a．齲窩消毒剤の種類

〈石炭酸製剤〉

　石炭酸は強いタンパク凝固作用による強力な殺菌力を有し，また局所麻痺作用による鎮痛効果も期待できる．しかし，組織腐蝕性を有し，また浸透圧が低いなどの欠点があるため，いろいろな合剤として使用される．

1）キャンホフェニック（CP），カンファカルボール（CC）

組織刺激性が少なく，腐蝕性も弱いが，鎮痛作用に富む．

処方：石炭酸　　　　30g
　　　カンフル　　　60g
　　　エタノール　　10g　　全量100g

2）歯科用モディファイドチモール（MP）

チモールはフェノールに比べて殺菌力が強く，浸透性もあり，しかも鎮痛作用を有する．チモールとメントールを加えることによって，フェノールの局所腐蝕性が減弱する．

処方：フェノール　　50g
　　　チモール　　　33g
　　　メントール　　17g　　全量100g

3）モノクロロフェノールカンファ（CMCP）

優れた消毒力と鎮痛作用を有する．欧米では古くから汎用され，根管消毒剤としても広く用いられている．

処方：パラモノクロロフェノール　50g
　　　カンフル　　　　　　　　　50g　　　　　　　　全量100g

4）チモールアルコール（TA）

チモールは殺菌力は強いが腐蝕性は少なく，しかも鎮痛消炎作用に富んでいる．

処方：チモール　　　5g
　　　アルコール　　20ml

5）グアヤコール

フェノールよりも組織腐蝕性および毒性は弱いが，消毒作用に優れている．近年は，酸化亜鉛グアヤコールセメントとして使用される．

〈精油類〉

　ユージノール：鎮痛消炎作用に富み，腐蝕性が少なく，消毒力を有する．通常は酸化
　　　　　　　　亜鉛ユージノールセメントとして使用される．

〈銀製剤〉

　アンモニア硝酸銀溶液 $Ag(NH_3)_2NO_3$

タンパク凝固作用による殺菌力を有するが，硝酸銀のように強い腐蝕作用はない．歯を黒染する欠点を有する．

処方：5％硝酸銀　　　　50.0ml
　　　アンモニア水　　約5.0ml

〈パラホルム製剤〉

窩洞に貼付するとホルマリンガスが徐々に放出されて消毒作用と第二象牙質形成作用を現す．通常は，パラホルムアルデヒドを1～3％含有するセメントとして用いる．

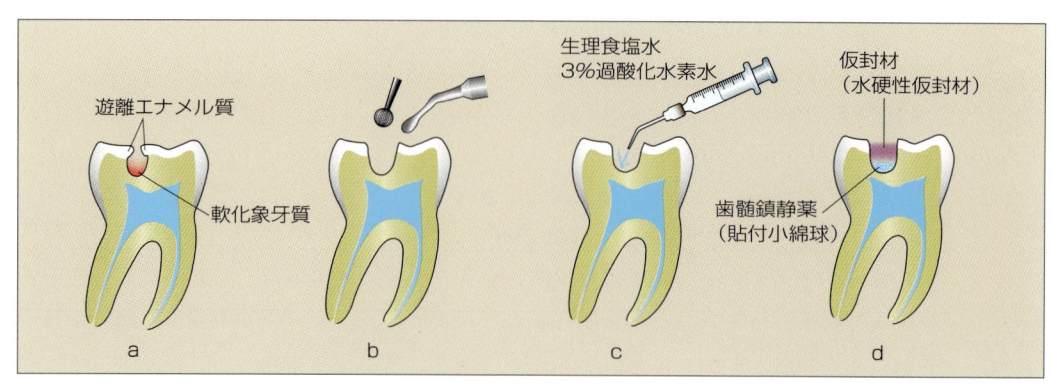

図4-1 歯髄の鎮痛消炎療法．a：齲蝕に継発した可逆性歯髄炎．b：齲窩の開拡と軟化象牙質の除去．c：窩洞の清掃と乾燥．d：鎮静薬の貼付と仮封．

b．齲窩の消毒術式

齲窩の開拡と感染象牙質の除去を行い，窩洞が清掃されたならば，齲窩の消毒を施す．

1）患歯の防湿

通常は簡易防湿が行われるが，齲窩が深いときには不顕性露髄もありうるので，ラバーダム防湿を施す．

2）齲窩の乾燥

窩洞内の清掃液を小綿球で軽く拭いとり，温風で軽く乾燥させる．窩洞の乾燥にアルコールと圧搾空気の吹きつけを行うのは歯髄に傷害を与える可能性があるので避ける．

3）消毒剤の貼付と仮封

齲窩の消毒作用と歯髄の鎮静消炎作用を合せもつ薬剤を小綿球に少量付して窩底に置き仮封する．仮封材には水硬性仮封材がよく用いられる．通常は，齲窩の消毒，歯髄の鎮静消炎および仮封を兼ねて酸化亜鉛ユージノールセメントや酸化亜鉛グアヤコールセメントが使用される（図4-1）．

2　歯髄鎮静法

歯髄鎮静法は本来，軽度の歯髄炎（可逆性歯髄炎）時に生じる疼痛，窩洞形成や歯の破折後に生じる歯髄充血・知覚過敏に対して，歯髄鎮静薬を使用して歯髄の鎮痛消炎を図って歯髄を健康状態で保存するために行う治療法である．しかし，進行した歯髄炎（非可逆性歯髄炎）に対して患者の苦痛を取り除く目的で，歯髄除去療法（抜髄処置）が行われるまでの間の疼痛の制止に適用されることがある．

前者を歯髄の保存を前提とした歯髄鎮静法（歯髄の鎮痛消炎療法），後者を歯髄の除去を前提とした歯髄鎮静法（急性歯髄炎の緊急処置）という．

第4章　急性歯髄炎の緊急処置

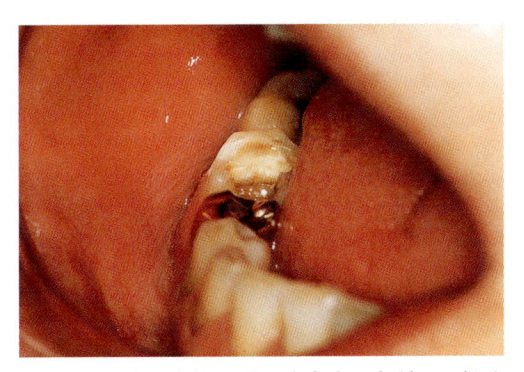

図4-2　49歳の女性．6⏌の冷水痛が主訴．1級インレー修復歯に二次齲蝕が発生．インレー，軟化象牙質を除去したところ深在性齲蝕であった．

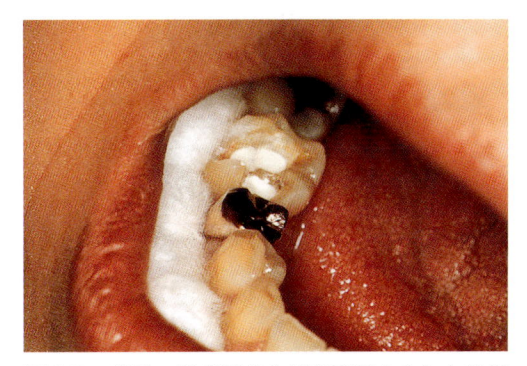

図4-3　歯髄の鎮痛消炎と間接覆髄をかねた処置を行う．

a．適応症

1）歯髄の保存を前提とした歯髄鎮静法
- 歯髄充血（窩洞形成後の知覚過敏）
- 急性一部性単純性歯髄炎

2）歯髄の除去を前提とした歯髄鎮静法（急性歯髄炎の緊急処置）
- 急性全部性単純性歯髄炎
- 急性化膿性歯髄炎（一部性，全部性を問わず）

b．術式

1）ラバーダム防湿
2）齲窩の開拡（遊離エナメル質の除去）と軟化象牙質の除去
3）窩洞の清掃と乾燥
4）歯髄鎮静薬の貼付
5）仮封

以上の術式の各項については〝齲窩の清掃・消毒〟を参照していただきたい．

c．歯髄鎮静薬

1）歯髄の保存を前提とする場合

　歯髄の保存が目的であり，このためには歯髄組織に過度の刺激や傷害を与えないように比較的刺激性の少ない歯髄鎮静薬〔ユージノール，グアヤコール，クレオソート，フェノールカンフル（CP，CC）〕を用いる．時に，酸化亜鉛ユージノールセメントや酸化亜鉛グアヤコールセメントを用い，鎮痛消炎と仮封とを同時に行うことがある（図4-2，3）．

2）歯髄の除去を前提とする場合

　進行した歯髄炎では歯髄組織が器質変化を被り，非可逆性の傷害を受けて激しい自発痛を伴う．したがって，患者からこの苦痛を取り除くためには，歯髄組織中の炎症巣を含めての歯髄の一部または全部除去を行わねばならない．さもなければ，炎症はさらに

進行し，根尖孔を越えて健康な根尖歯周組織にまで波及して急性根尖性歯周炎を惹起し，さらなる症状が加わることになる．したがって，歯髄の除去を前提とする場合の歯髄鎮静薬は，歯髄に傷害性を有するものであっても，短時間で強力な鎮痛作用を発揮する（疼痛性知覚麻痺）薬剤を使用することが肝要である．

通常，液状石炭酸（C，LP），クロロフェノールカンフル（CMCP），フェノールカンフル（CP，CC）などが使用される．

患者が疼痛を主訴に来院した場合，診査の結果急性化膿性歯髄炎との診断がつけば，局所麻酔下に歯髄の全部除去療法すなわち麻酔抜髄法が適切な処置となる．しかし，このような患者は疼痛のために睡眠不足の状態であることが多く，麻酔のための注射針の刺入にあたって気分の悪化を招来することがある．また，歯髄炎によって歯髄の電気的検査に対する痛覚閾値は上昇するが，患歯周囲組織の知覚は亢進し過敏状態となっており，軽度の刺激で患者が痛みを訴えるために注射針の必要十分な刺入ができなくなることがある．さらに，局所の炎症状態によっては麻酔液の効果が阻害されて局所麻酔が十分に奏効しないことが起こり得る．このような場合に，患者の苦痛を取り除くために行われるのが急性歯髄炎の緊急処置である．

臼歯部における急性歯髄炎の緊急処置として，麻酔下に歯冠部歯髄のみを除去しホルムクレゾールなどの薬剤を貼付して鎮痛を図る方法がある．根部歯髄を残しても急性歯髄炎の緊急処置となり得るのは，一般的に炎症は歯冠部歯髄に限局し，根部歯髄に波及していることが少ないためである．

引用および参考文献
1）長田　保：小歯内治療学，第1版．58-61, 93-95，学建書院，東京，1988.
2）福地芳則，長田　保，砂田今男 編集：歯内治療学，第1版．105-111，医歯薬出版，東京，1982.

第5章

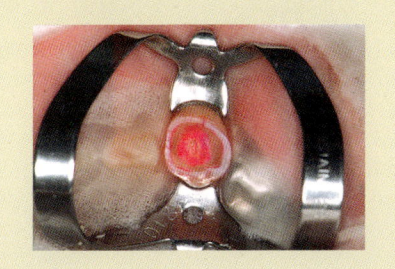

覆髄法

1 間接覆髄法

はじめに

覆髄法は歯髄鎮静法とともに歯髄の保存療法に分類される．表5-1に示すように歯髄を保存する意義は極めて大きいため，歯髄の保存には最大限の努力をはらうべきである．しかし，歯髄の保存療法は必ず功を奏するものではない．時として経過が不良となり，患者に苦痛を与えることもある．したがって，患歯の状態，歯髄保存療法の利点と必要性，予想される不良な経過とそれに対する処置を十分に説明し，同意を得てから治療を始めるべきである．

表5-1 歯髄を保存する意義

(1) 知覚（痛覚）の維持
　　1. 象牙質・歯髄への侵襲に対する警鐘
　　2. 歯科受診のきっかけ
(2) 象牙質の持続的な形成
　　1. 第二象牙質，第三象牙質の形成
　　2. 根未完成歯の歯根形成と根尖孔の狭窄
(3) 外来刺激からの防御と齲蝕の進行遅延
　　1. 象牙質の成熟・石灰化
　　2. 象牙細管の閉塞
　　3. 歯髄内圧の維持
(4) 歯の強度の保持
　　1. 象牙質の弾性保持
　　2. 歯質と天蓋の保存
(5) 根尖周囲組織の健康維持
　　1. 歯髄による防御機構
　　2. 根管治療の回避

1 間接覆髄法

A．目的

深在性の齲蝕や歯冠破折により，歯髄を覆う健康象牙質の層が極めて菲薄になることがある．このようなとき，間接覆髄剤を象牙質面に貼用することにより，外来刺激から歯髄を保護するとともに修復象牙質の形成を促し，歯髄の健康を維持することを目的とする．

B．適応症と禁忌症

a．適応症

①健康象牙質の層が菲薄ではあるが，歯髄が健康な歯
②健康象牙質の層が菲薄で歯髄充血，あるいは急性一部性単純（漿液）性歯髄炎の症状を呈していたが，歯髄鎮静法が奏効した歯

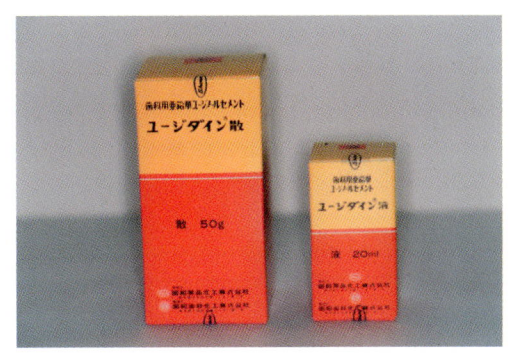

図5-1　ユージダイン®（昭和薬品工業）．

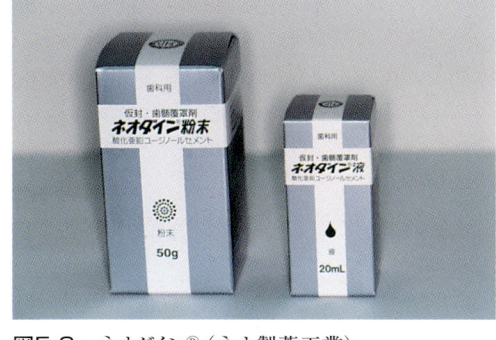

図5-2　ネオダイン®（ネオ製薬工業）．

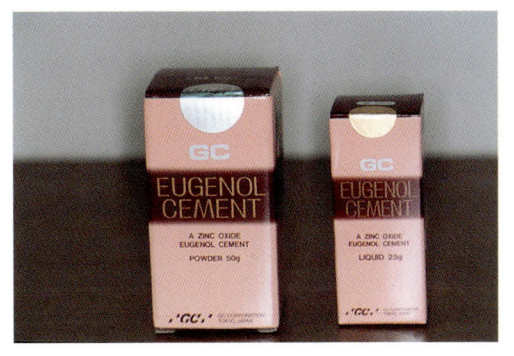

図5-3　ジーシーユージノールセメント（ジーシー）．

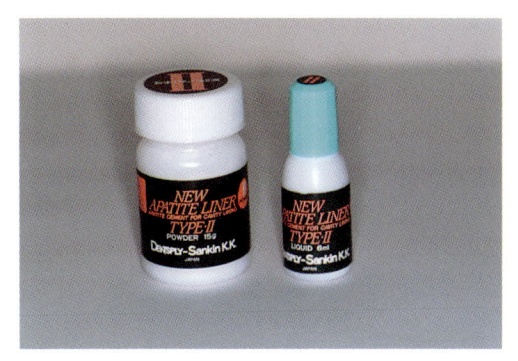

図5-4　ニューアパタイトライナータイプⅡ（デンツプライ三金）．

b．禁忌症
①露髄している歯
②急性全部性単純性歯髄炎，急性化膿性歯髄炎を発症している歯
③歯髄鎮静法が奏効しなかった歯

C．間接覆髄剤
a．酸化亜鉛ユージノールセメント
　歯髄の鎮痛・消炎と象牙質の消毒が期待できる．ユージノールには歯髄組織への為害作用が懸念されるため，歯髄と近接した窩洞への使用には注意が必要である．
　図5-1～3に代表例を示すが，他にも多くの製品がある．
b．水酸化カルシウム製剤
　象牙質の消毒と修復象牙質形成の促進が期待できる．不顕性の露髄が疑われるような深い窩洞で使用される（詳細は直接覆髄の項で記載する）．
c．アパタイト系セメント
　α リン酸三カルシウム（α-TCP）を主成分とし，組織親和性に富む（図5-4）．

d．接着性セメント

歯髄が健康であり，窩洞が清潔であれば，おもに外来刺激から歯髄を保護することだけを考えることができる．このような場合には，グラスアイオノマーセメントが多用されている．間接覆髄より裏装（層）としての意味合いが強いが，近年，両者の区別があいまいになっている．

D．術式

a．臨床検査

齲蝕歯または歯冠破折歯に対して歯科治療開始前に問診，視診，触診，打診，温度診，電気歯髄診，窩洞（齲窩）のインピーダンス測定診査およびX線検査が必要である．インピーダンスの測定診査は齲窩の深さを知るうえで重要であるが，歯肉縁下に及ぶ齲蝕では診査が不可能なときがある．歯髄充血，急性単純性（漿液性）歯髄炎の症状があれば，歯髄鎮静法を行い，臨床症状の消退を確認してから間接覆髄を実施したほうが安全である（図5-5）．

b．局所麻酔

局所麻酔を行うと臨床症状の確認ができないので，事前に必要な診査をしておく．

c．ラバーダム防湿

齲窩の開拡後に行ってもよい．

d．齲窩の開拡と軟化象牙質の除去

通常，高速エアータービンで齲窩を開拡し，スプーンエキスカベーターやラウンドバーで軟化象牙質を除去する．軟化象牙質の除去には齲蝕検知液（図5-6）の併用が有用である．

e．窩洞の清掃

3〜10％の次亜塩素酸ナトリウム製剤（図5-7）や3％過酸化水素水，あるいは滅菌生理食塩液で洗浄，清掃し，滅菌綿球で窩洞を乾燥させる．

◆臨床のヒント◆

・歯髄充血と急性単純性（漿液性）歯髄炎のおもな臨床症状を表5-2に示す．
・歯髄充血や急性単純性（漿液性）歯髄炎の症状があれば，歯髄鎮静法の応用を考える必要がある（図5-8）．
・軟化象牙質を除去し，窩洞を清掃した後，酸化亜鉛ユージノールセメントを仮封材と歯髄鎮静剤を兼用させて使用することが多い（図5-9）．
・経過が良好で臨床症状が消退したときは，仮封材および歯髄鎮静材として使用した酸化亜鉛ユージノールセメントの一部を残し，そのまま間接覆髄剤として使用してもよい．

f．間接覆髄剤の貼付

裏装（層）器などにより，歯髄に近接した象牙質面を確実に間接覆髄剤で覆う（図5-10）．

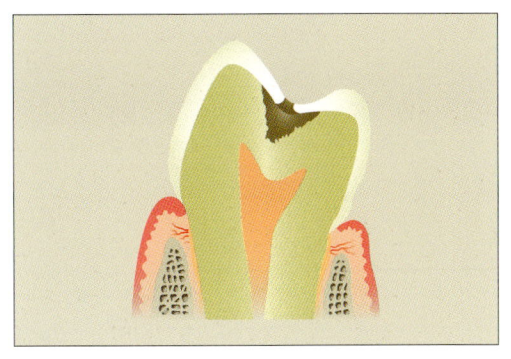

図5-5 臨床症状もなく，齲窩と歯髄の間に十分な健康象牙質があれば間接覆髄を考慮する必要性は少ない．

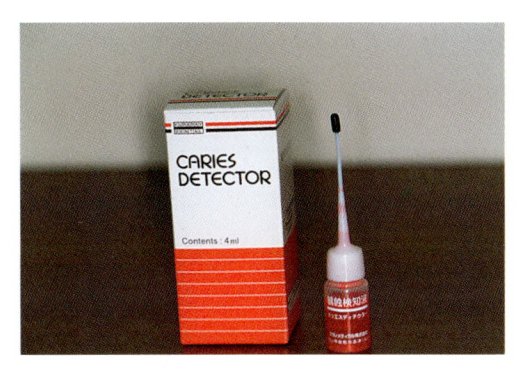

図5-6 齲蝕検知液 カリエスディテクター（クラレメディカル）．

表5-2 歯髄充血と急性単純性（漿液性）歯髄炎のおもな臨床症状

(1) 歯髄充血では自発痛はみられないが，急性単純性（漿液性）歯髄炎ではときとして自発痛を伴う．
(2) 露髄，仮性露髄を認めない．
(3) 歯髄充血では外来刺激，おもに冷刺激に対して一過性（数秒から数10秒）の痛みを訴える．急性単純性（漿液性）歯髄炎では誘発痛の持続する時間が歯髄充血より長い．
(4) 歯髄電気診断で，閾値の低下がみられることが多い．

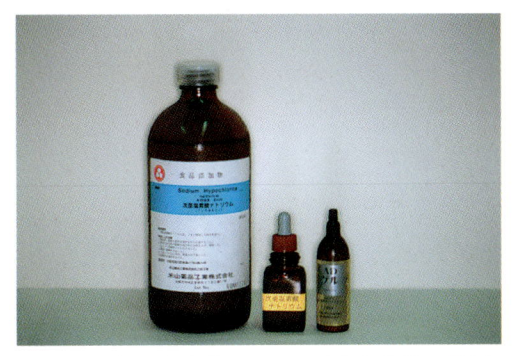

図5-7 次亜塩素酸ナトリウム（米山薬品工業）とADゲル（クラレメディカル）．

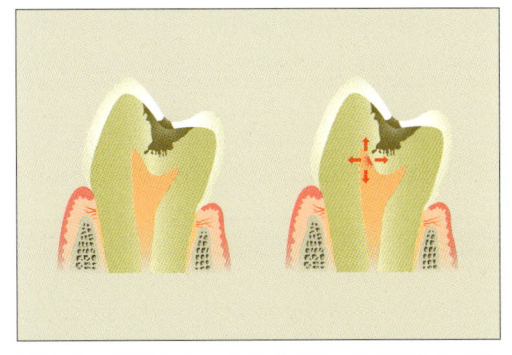

図5-8 歯髄充血や急性単純性（漿液性）歯髄炎の症状があれば，歯髄鎮静法を考慮する．

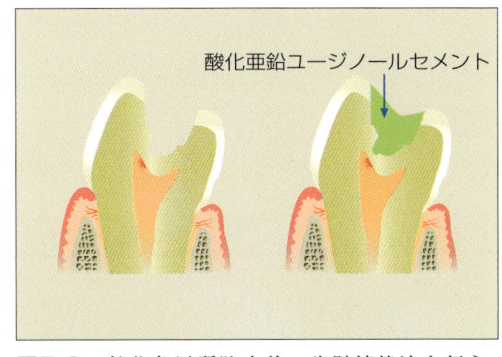

図5-9 軟化象牙質除去後，歯髄鎮静法を行う．酸化亜鉛ユージノールセメントを仮封材と歯髄鎮静剤を兼ねて使用することが多い．

図5-10 間接覆髄剤の貼付．

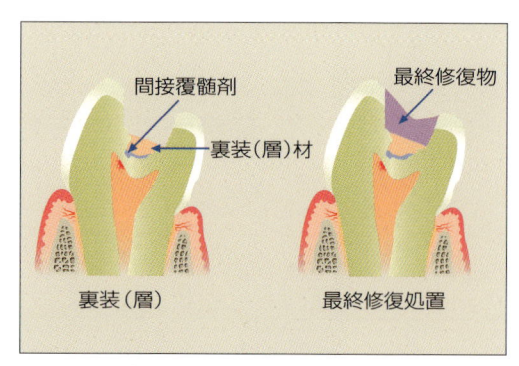

図5-11 裏装(層)と修復処置．

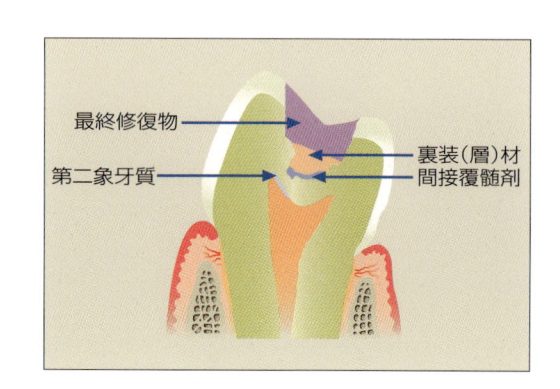

図5-12 間接覆髄後の良好な経過．

g．裏装（層）と修復処置

　グラスアイオノマーセメントなどで裏装（層）を行い，外来刺激の遮断を行うとともに間接覆髄剤の保護と窩洞形態の修正を行い，修復処置を行う（図5-11）．

　経過に不安があるときは，仮封して経過観察を行った後に修復処置に移る．

h．経過

　歯髄への刺激が遮断され安静が保たれると，歯髄の健康状態は回復する．硬組織形成促進作用を持つ覆髄剤を使用したときは，修復象牙質の形成が明らかに認められる（図5-12）．

2　直接覆髄法

A．目的

　外傷や窩洞形成により，健康歯髄が露出することがある．歯髄の露出がわずかであれば，直接覆髄剤を露出した歯髄面に貼付して歯髄の創面を保護するとともに，直接覆髄剤の薬理作用によって歯髄を被蓋する修復象牙質の新生を促し，歯髄の健康を保持することを目的とする．

B．適応症と禁忌症

a．適応症
① 露髄の直径が2mm以内の歯
② 外傷による露髄後，経過時間の短い歯
③ 健康象牙質を過度に切削して露髄した歯
④ 歯髄が健全，または歯髄充血程度の歯
⑤ 齲蝕象牙質除去中の露髄であっても，周囲の象牙質が健全で露髄面が極めて狭小な歯［原則的には禁忌症（下記の禁忌症②）であるが，臨床では行うことがある］

b．禁忌症
① 外傷による露髄後，時間の経過が長い歯
② 齲蝕象牙質除去中に露髄した歯
③ 露髄部の直径が2mm以上の歯
④ 露髄部の直径が2mm以内であっても，歯髄深部まで傷害を受けた歯
⑤ 歯髄炎症状を伴う歯

C．直接覆髄剤

a．水酸化カルシウム製剤
　露髄部および周囲象牙質の消毒とデンティンブリッジ（庇蓋硬組織）の形成を促進する．2種類のペーストを混和して硬化するセメントタイプの製品（図5-13）やヨードホルムを配合して抗菌性とX線造影性を付与してある製品がある（図5-14）．また，水酸化カルシウムと滅菌生理食塩液または滅菌蒸留水を混ぜて使用することも可能である（図5-15）．

b．アパタイト系セメント
　粉液タイプのセメントである．粉末成分は100%αリン酸三カルシウム（a-TCP）であり，液体成分は可能な限り歯髄刺激を減弱するために98%以上が精製水である（図5-16）．

c．接着性レジン
　水酸化カルシウム製剤は直接覆髄剤として頻用されているが，歯質との接着性を欠き，

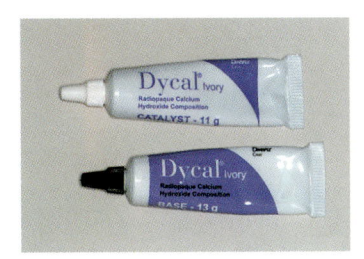

図5-13　ダイカル®（DENTSPLY caulk）．

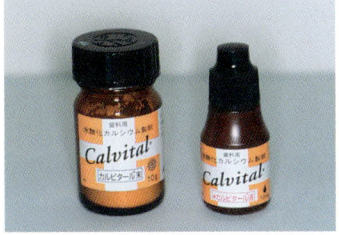

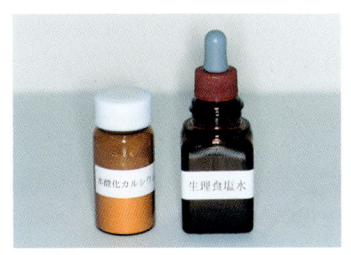

図5-14　カルビタール®（ネオ製薬工業）．

図5-15　水酸化カルシウムと生理食塩液．

2　直接覆髄法

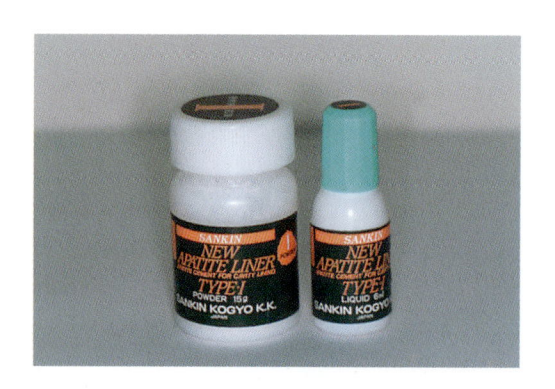

図5-16　ニューアパタイトライナータイプⅠ（デンツプライ三金）．

多孔質という欠点がある．近年，接着性レジンによって露髄部と周囲象牙質を確実に封鎖することにより，細菌感染を防ぎ，歯髄の安静を図る方法が注目されている．

d．酸化亜鉛ユージノールセメント
近年，直接覆髄剤として使用されることは少ない．

D．術式と症例

a．患者と患歯
30歳女性の上顎右側第一大臼歯．

b．臨床検査
自他覚的症状はなく，視診（図5-17a）およびX線検査（図5-17b）で齲蝕歯と診断した（P.57の臨床のヒント参照）．

c．局所麻酔とラバーダム防湿
多くの場合，局所麻酔は必要である．深在性の齲蝕を処置するときは，ラバーダム防湿下での治療を心がけるべきである．

d．齲窩の開拡
本症例では，修復物の除去が必要であったため，ラバーダム防湿の前に齲窩の開拡を行った（図5-17c）．

e．軟化象牙質の除去
軟化象牙質除去中に露髄が生じたとき，歯髄の直接汚染を可及的に少なくするため歯髄との最接近部の軟化象牙質は最後に除去する．前述の齲蝕検知液（図5-6）の使用は極めて有用である．

予想したより齲窩が深かったため（図5-17d），この時点でラバーダム防湿を行った．また，軟化象牙質を完全に除去すると露髄するおそれがあるときは，後述のIPC法を考慮すべきである．

f．露髄の確認
通常，露髄が生じると出血が認められる（図5-17e）．しかし，浸潤麻酔下での小さな露髄では，出血が確認できないこともあるためインピーダンスの測定が必要になる．

症例：直接覆髄法（図5-17a～l）

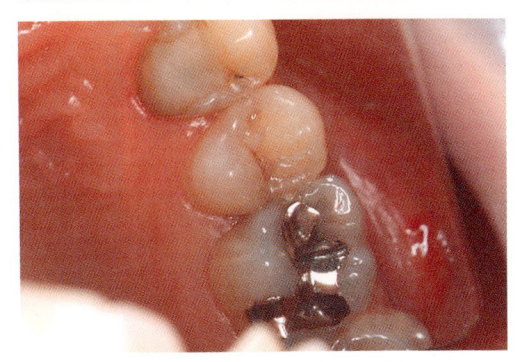

図5-17a　術前の口腔内写真（ミラー像）．

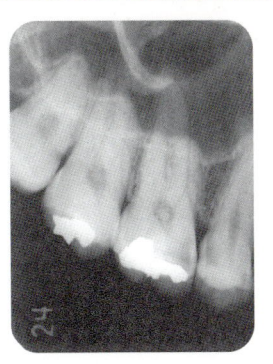

図5-17b　術前のX線写真．

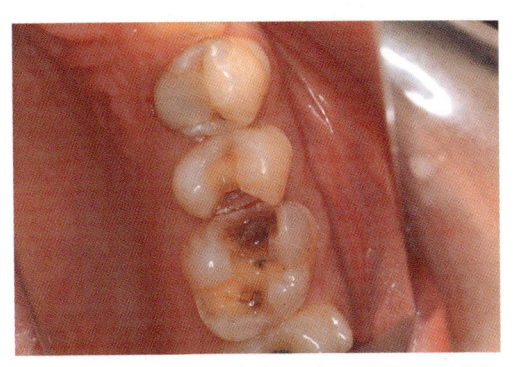

図5-17c　インレーの除去と齲窩の開拡（ミラー像）．

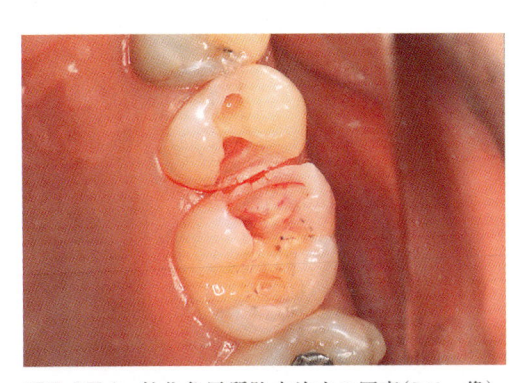

図5-17d　軟化象牙質除去途中の写真（ミラー像）．

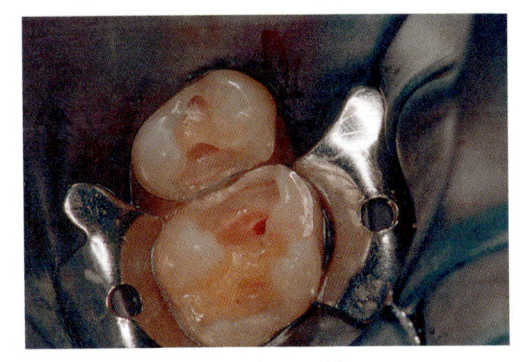

図5-17e　露髄の確認（ミラー像）．

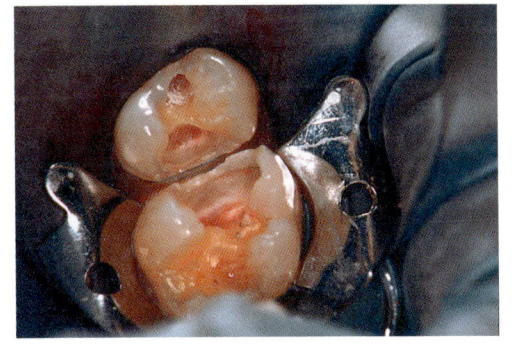

図5-17f　窩洞および露髄面の消毒と止血（ミラー像）．

g．窩洞および露髄面の消毒と止血

次亜塩素酸ナトリウムを使用して十分ケミカルサージェリーを行う．止血が困難な場合，3％過酸化水素水，滅菌生理食塩水あるいは水酸化カルシウム懸濁液などで露髄部を洗浄する．滅菌綿球で露髄部に圧をかけないように配慮しながら窩洞を乾燥させる（図5-17f）．

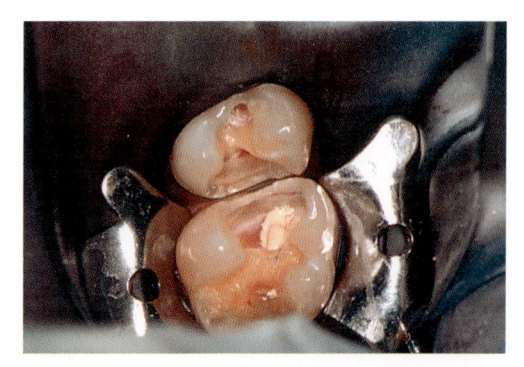

図5-17g　直接覆髄剤の貼付（ミラー像）．

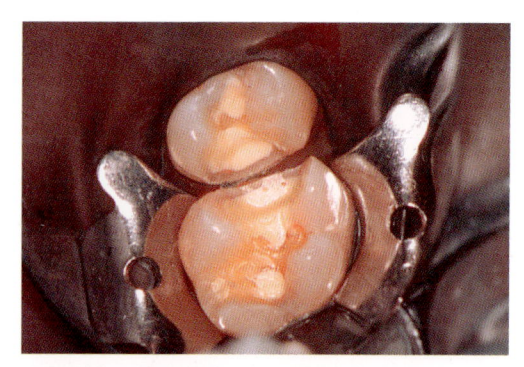

図5-17h　裏装（層）（ミラー像）．

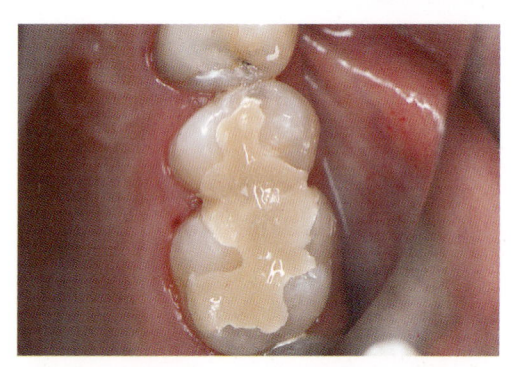

図5-17i　装着された暫間修復物（ミラー像）．

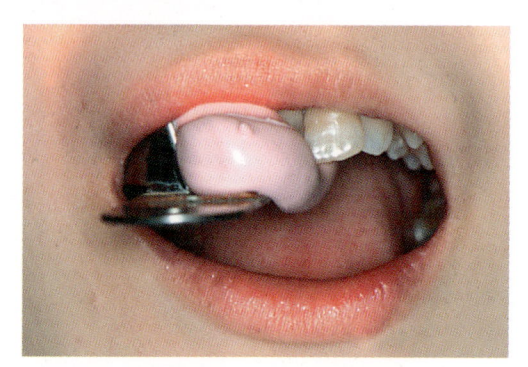

図5-17j　窩洞形成前の印象採得．

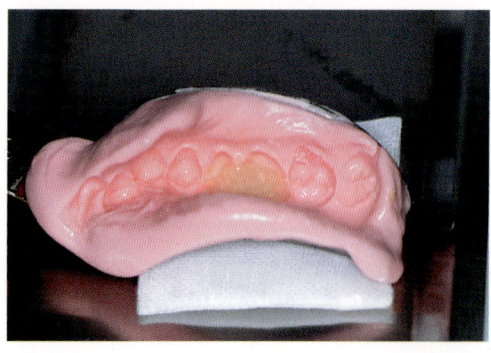

図5-17k　窩洞部分に盛った即時重合レジン．

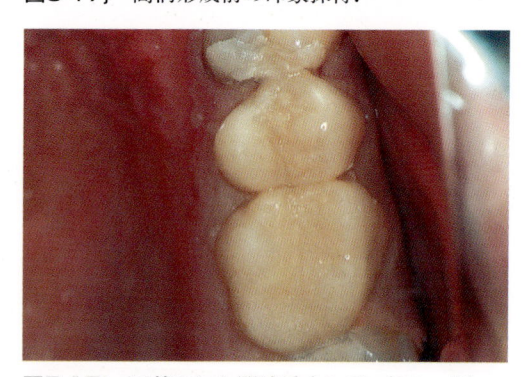

図5-17l　圧接された即時重合レジン（ミラー像）．

h．直接覆髄剤の貼付

薬剤を露髄部に圧がかからないように貼付する（図5-17g）．止血や乾燥が不十分な場合，薬剤が歯髄創面と緊密に接触できない．本症例では，図5-13に示したセメントタイプの水酸化カルシウム製剤を使用した．

i．仮封，または裏装（層）と仮封

直接覆髄後は，少なくとも1か月間の経過観察が必要である．本症例では，裏装（層）後（図5-17h）に暫間修復物を装着した（図5-17i）．

j．経過と最終処置

臨床症状の確認，電気歯髄診およびX線検査を行い，経過良好と判断した後に，最終的な修復処置，あるいは補綴処置を行う．

適応を誤らなければ80〜90％の成功率といわれているが，後日，歯髄炎や内部吸収が生じることがあるため，長期にわたる観察が必要である．

◆臨床のヒント◆

臨床検査の必要性：齲蝕歯における直接覆髄は，偶発的な露髄かそれに近い状況の場合に応用される．したがって，術前に治療方針として選択することはないが，可能性は考慮しておかなくてはいけない．いざ直接覆髄を選択するか歯髄の除去療法を選択するかを判断しなくてはいけない場合，術前の臨床検査（前述：間接覆髄の項）が極めて大切になる．また，外傷による露髄の場合は，受傷前の歯の状態，受傷してからの経過，受傷したときの状況（とくに環境の清潔さ）を問診する必要がある．

◆臨床のヒント◆

暫間修復物の作成：直接覆髄後に1か月以上の経過観察を行うのであれば，セメント仮封より暫間修復物のほうが審美性と適合性で勝る．複数の暫間修復物が必要な場合，次の方法が便利である．

- 窩洞形成を行う前に印象採得をしておく（図5-17j）．
- 窩洞形成終了後，先に採った印象材に即時重合レジンを盛る（図5-17k）．
- レジンが硬化する前に，印象を元の位置に戻しレジンを圧接する．
- トレーを撤去すると暫間修復物がおおまかに作製されている（図5-17l）．レジンが完全に硬化すると，口腔内から取り出すことが困難になるため，取り出すタイミングを計る必要がある．
- 余剰部分の除去と咬合調整を行う．

3　暫間的間接覆髄法（IPC法）

A．目的

深在性の齲蝕歯において，軟化象牙質を完全に除去すると露髄するおそれがあるとき，意識的に軟化象牙質の一部を残したまま消毒作用と硬組織形成作用を併せ持つ覆髄剤で暫間的に2〜3か月間覆髄する．軟化象牙質の再石灰化と修復象牙質の形成を確認してから残存する軟化象牙質の除去を行うことにより，歯髄を露出させて傷害することなく，すべての軟化象牙質を除去することを目的とする．

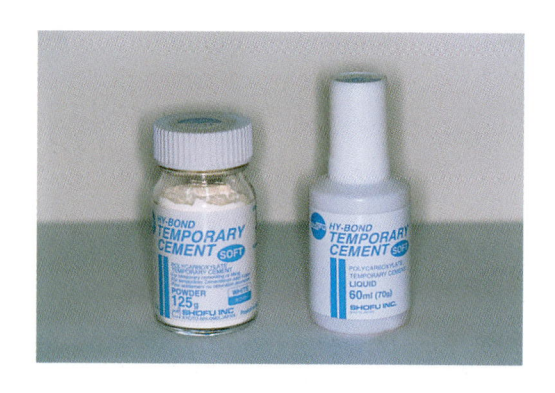

図5-18 松風ハイ-ボンド．テンポラリーセメント ソフト（松風）．

B．適応症と禁忌症

a．適応症
①可逆性歯髄炎
②確実な仮封，暫間修復が行えること
③再受診が約束できる患者

b．禁忌症
①不可逆性歯髄炎
②短期間での歯科処置を望む患者
③再受診が約束できない患者

C．暫間的間接覆髄剤

a．水酸化カルシウム製剤
前述のとおり．

b．タンニン・フッ化物（HY剤）配合セメント
齲蝕象牙質の再石灰化促進作用と抗菌作用が期待される（図5-18）．

D．術式と症例

a．患者と患歯
68歳男性の下顎右側犬歯．

b．臨床検査
自他覚的症状はないが，齲蝕のため尖頭部の歯質が欠損していた．X線検査（図5-19a）と齲窩のインピーダンス測定診査（図5-19b，c）の結果から，軟化象牙質を完全に除去しようとすれば露髄する可能性が高いと判断した．IPC法についての説明を十分に行い，患者の同意を得てから以下の処置を行った．

c．局所麻酔とラバーダム防湿
多くの場合，局所麻酔は必要である．治療方針としてIPC法を選択した以上，ラバーダム防湿は必須である．

症例：暫間的間接覆髄法（図5-19a〜p）

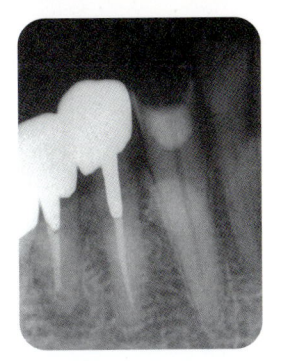

図5-19a　術前のX線写真.

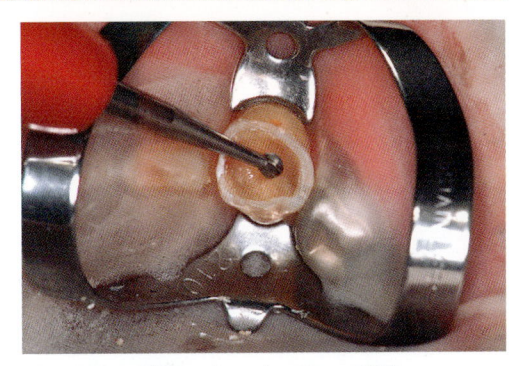

図5-19b　齲窩のインピーダンス測定.

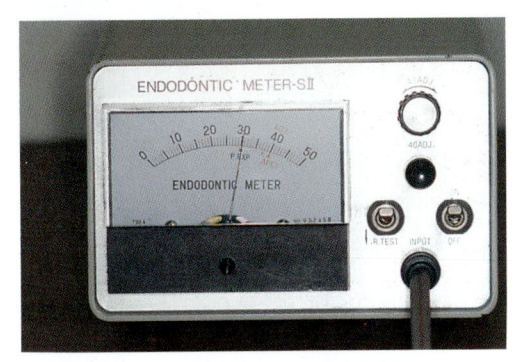

図5-19c　インピーダンスの測定結果.

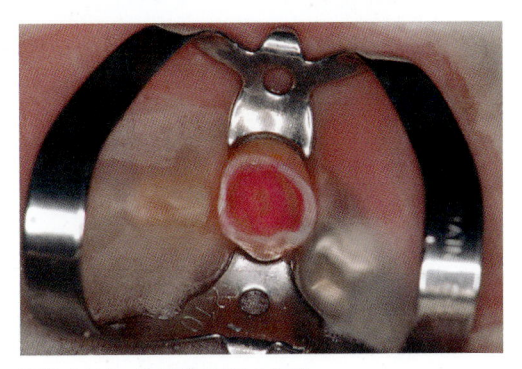

図5-19d　齲蝕検知液の使用.

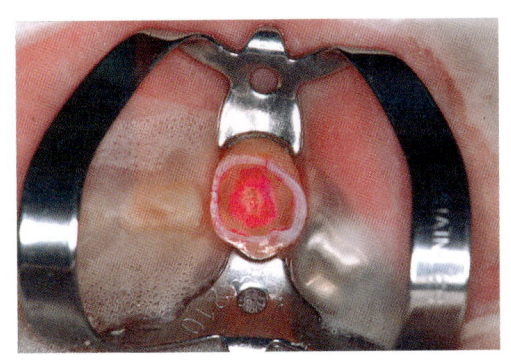

図5-19e　残存させる軟化象牙質.

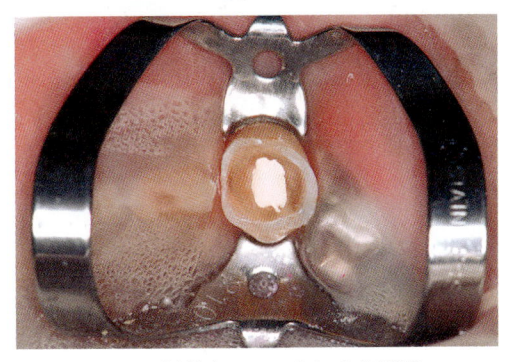

図5-19f　HY剤配合セメントによる覆髄.

d．齲窩の開拡と軟化象牙質の除去

　齲蝕検知液を十分に利用しながら慎重に軟化象牙質を除去した（図5-19d）．IPC法を行う場合，露髄させないように軟化象牙質の除去を行うことが大切である（図5-19e）．前述の図5-17eのように図5-17dからわずかに切削を行ったときに露髄が生じる．

e．窩洞の清掃

　次亜塩素酸ナトリウムを使用して窩洞の清掃を行う．直接覆髄とは異なり，止血を考

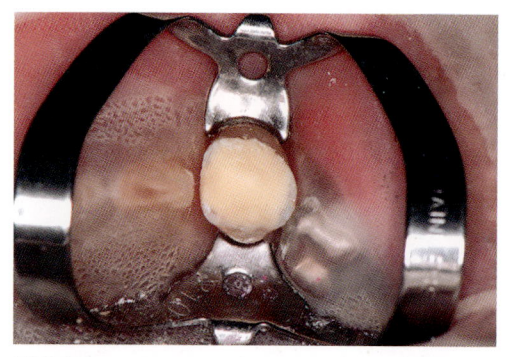

図5-19g　グラスアイオノマーセメント仮封.

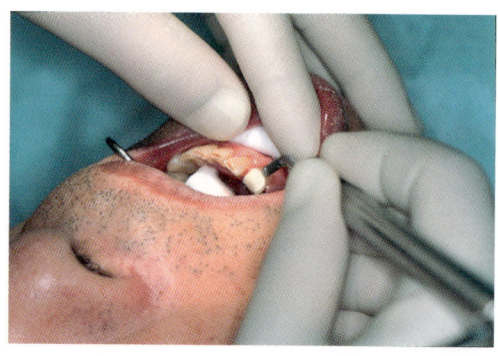

図5-19h　電気歯髄診断器で歯髄の生活状態を確認.

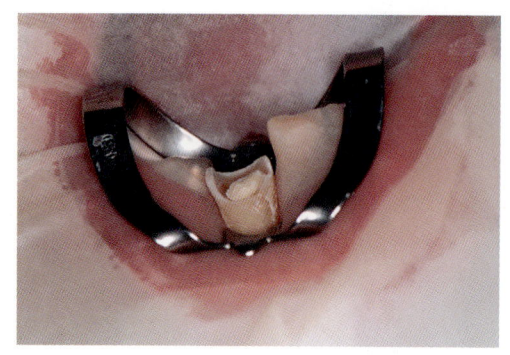

図5-19i　レジン仮封用の窩洞形成.

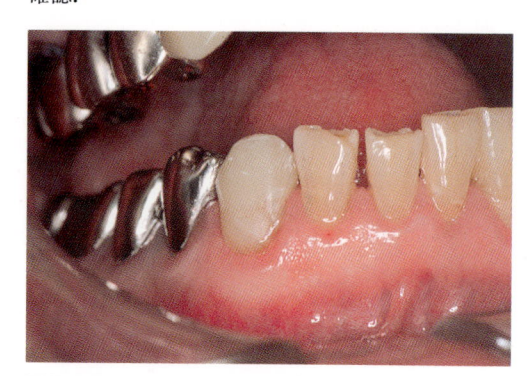

図5-19j　レジンによる仮封.

慮する必要はない.

f．覆髄剤の貼付

本症例では，図5-18に示したタンニン・フッ化物配合セメントを使用した（図5-19f）.

g．仮封，または裏装(層)と仮封

軟化象牙質の消毒と再石灰化さらには修復象牙質の形成が行われる2〜3か月の間，確実に仮封しておく必要がある．本症例では審美性と窩洞の封鎖性を考慮して以下の手順で行った．

①覆髄当日はグラスアイオノマーセメントで仮封した（図5-19g）.
②1週後，臨床検査を行って経過が良好であることを確認した（図5-19h）.
③仮封に使用したグラスアイオノマーセメントを一部残留させ（図5-19i），レジンで再度仮封を行い2か月後の再来を約束した（図5-19j）.

h．経過と最終処置

本症例の2か月後の再来時には以下の処置を行った．
①電気歯髄診，X線検査（図5-19k）などの臨床検査を行い，経過良好と判断した．
②裏装(層)材の色調を目安として仮封用のレジンを除去した（図5-19l）.

第5章　覆髄法

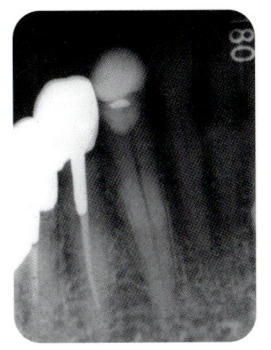

図5-19k　再来時のX線写真.

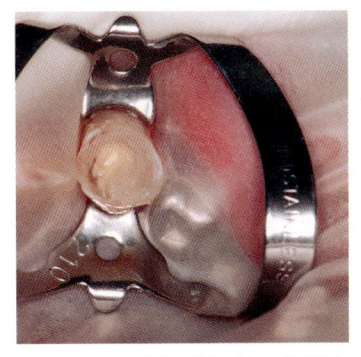

図5-19l　裏装（層）材の色調を目安にしてのレジン除去.

図5-19m　窩洞のインピーダンス測定.

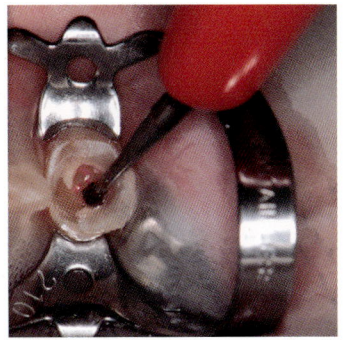

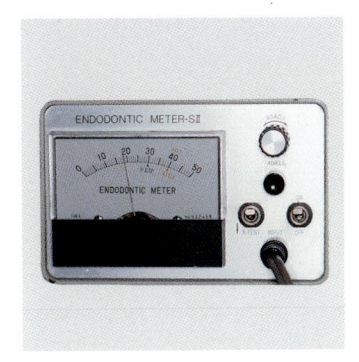

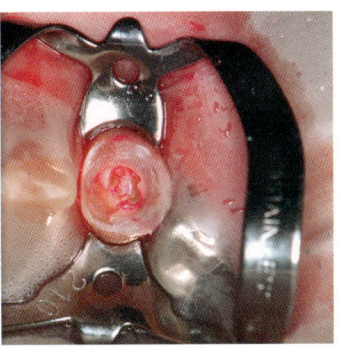

図5-19n　インピーダンスの測定結果.

図5-19o　軟化象牙質の染め出し.

図5-19p　窩底の硬化象牙質.

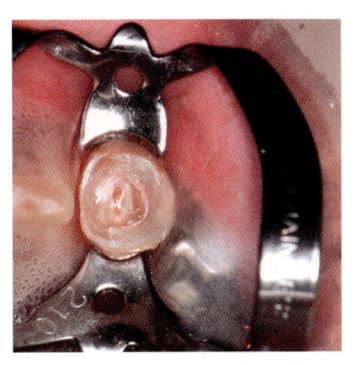

③覆髄剤を除去して窩洞のインピーダンスを測定したところ（図5-19m），明らかに抵抗値が増していた（図5-19n）．
④齲蝕検知液を使用し，残存させていた軟化象牙質を除去した（図5-19o）．
⑤窩底には硬化象牙質が観察された（図5-19p）．

　一般的に，IPC法は直接覆髄法より予後成績がよいといわれているが，直接覆髄を行った歯と同様に長期の観察が必要である．

◆臨床のヒント◆
　深在性齲蝕に対し，積極的に抗菌剤を使用することにより，齲蝕病変部の細菌数を減らすことが可能になる．その結果，齲蝕の進行停止，象牙質の再石灰化および歯髄の健康回復が期待できる．現在，メトロニダゾール，シプロフロキサシンおよびセファクロルの3種類の抗菌剤を混合した3Mixが使用されている．

61

第6章

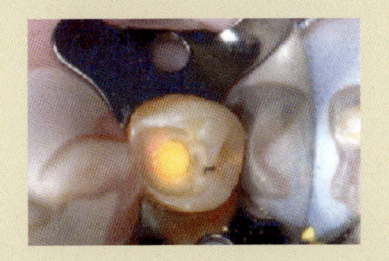

生活歯髄切断法（生活断髄法）

はじめに

　歯髄切断法の発想の起源は，複雑な根管系に対する抜髄法の技術的困難性や歯根未完成の歯に対する，より生物学的な処置に由来する．

　生活歯髄切断（断髄）法は1922年Fischer, Davisらによって詳述された．歯髄はできるだけ生活したまま残すことが望ましく，この観点からも本法は最も生物学的見地に立脚した処置法であるとされている．

　具体的には，冠部歯髄内に限局した病的組織を除去し，根部歯髄を生活したまま残留させ，その上を生活歯髄切断糊剤で被覆して残存歯髄の修復能力を生かし，治癒させるとともに，象牙質の形成機転を促進して，切断創面を被蓋硬組織（dentin bridge）で閉鎖させる方法である．

　なお，生活歯髄切断法の最大の長所は，根尖未完成歯において歯根の持続的な形成が期待できることであり，その発育が進行可能な点にある．制腐的環境下に適正な術式を採用し，しかも適応症および切断創面に応用される糊剤の選択などを誤らない限り，良好な結果を示すとされている．また，本法は若年者の歯を最適応とするが，高齢者の場合にも適用できるものであって，その治癒状態も大きく異ならない．

　歯髄切断法にはもう一種類失活歯髄切断法がある．歯髄失活剤の応用下に歯髄を壊死（乾屍）させ，冠部歯髄を除去，根部歯髄に対して失活歯髄切断糊剤を応用，以下の歯髄をいわば自然の根管充填剤とする術式である．治癒機転は歯根膜組織の修復能力を利用して根尖孔部の生物学的治癒（セメント質形成）を来させようとするものである．しかしながら，現在では失活剤の臨床応用が後退するにつれ，その応用も行われなくなりつつある．

1　適応症と禁忌症

A．適応症

1）歯冠修復上，冠部歯髄除去を必要とする健康歯髄．
2）感染の疑いがある，あるいは直接覆髄が困難な露出歯髄．
3）歯髄充血，急性一部性単純性歯髄炎の重症型のもの．
4）慢性潰瘍性歯髄炎ならびに慢性増殖性歯髄炎で，感染が冠部歯髄の一部に限局していると診断される歯髄．
5）その他，若年者の歯根未完成歯，または根管が細く，あるいは彎曲していて麻酔抜髄を完全に実施することが困難な症例．

B．禁忌症

1）炎症，感染，損傷が根部歯髄まで及んだもの．
2）根部歯髄まで波及した変性，萎縮，急性化膿性歯髄炎．

3）著しく活性の低下した歯髄.
4）中等度以上の歯周疾患罹患歯.
5）歯冠修復にともない根管保持を必要とする症例.

以上述べたものが，従来，生活歯髄切断法の適応症あるいは禁忌とされてきたものである．なお，本法の適応症の選択にあたってはあらかじめX線写真および歯髄診断器（歯髄の生死の判定）などを応用して，感染，罹患状態（齲蝕の範囲）ならびに歯根の長さ，根管や髄室の形状などを十分に診査する．

2　応用糊剤の選択

　生活歯髄切断に応用される材品として，歴史的には自家の象牙質削片あるいは水酸化カルシウム，亜鉛華ユージノールなどが採用されてきた．なかでも水酸化カルシウムは，B. W. Hermannによって歯内療法の領域にはじめて導入されて以来，とくに生活歯髄処置に対する処置剤としての有効性が確認されている．生活歯髄切断法の目的は，生活露出歯髄に対して，その冠部を切除し，根部を残し，かつその修復能力を増進させて瘢痕治癒させること，また象牙質形成機転を促進して，切断創面を被蓋硬組織（dentin bridge）によって被覆，その結果，歯髄を健康状態のまま生存，固有機能を発揮させることにある．本法の最大の長所は，根尖部の未完成歯において本法実施後も依然として歯根の形成が続行され，固有の発育が完遂される点にある．また第二の長所として，成熟歯における狭小な根管系に対しては，完全な麻酔抜髄は困難であるが，その際に本法は極めて簡便に，優れた結果をもたらしてくれる．

　本法に応用される切断糊剤は，良好な予後を確保するための決定的な要素の一つである．使用機器や術式（処置内容）が優れていても，薬剤の選択を誤れば，決して満足すべき結果を得ることは不可能である．実際に糊剤を選択する場合の参考として，具備すべき所要性質は以下のようである．

1）歯髄に対して親和性を有し，しかも修復能力を鼓舞し，さらに露出歯髄表面を被蓋硬組織（dentin bridge）によって完全に閉鎖させる作用を有すること．
2）迅速，かつ確実な治癒作用を有すること．
3）患者に対し快適性を有すること．
4）制腐性を備えていること．
5）応用操作が容易なこと．
6）薬効が不変であること．
7）歯質を損傷せず，かつ変色させないこと．
8）入手が容易で，安価であること．

2 応用糊剤の選択

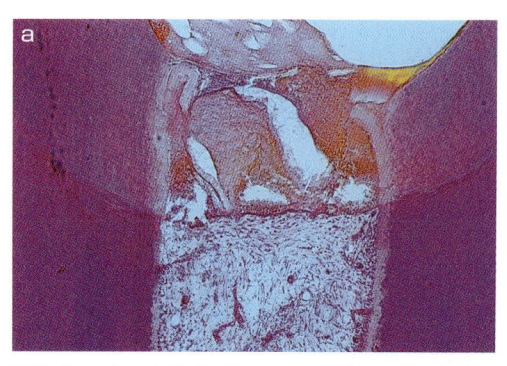

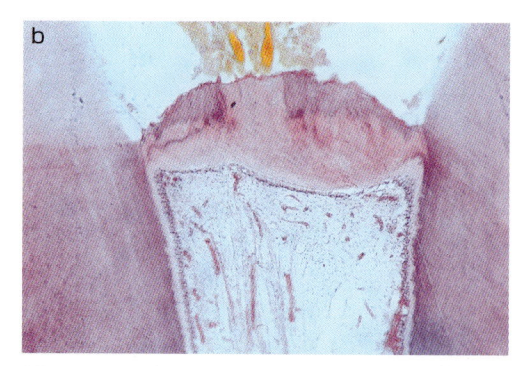

図6-1a, b　水酸化カルシウム製剤による生活歯髄切断後の病理変化（1）. a：術後2日. b：85日.

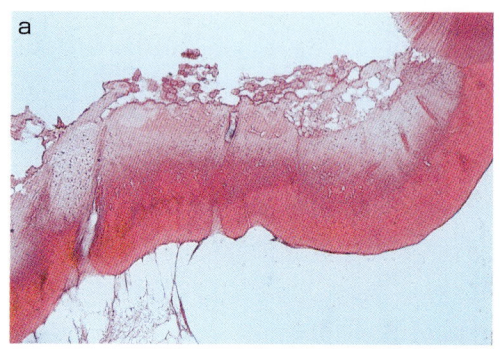

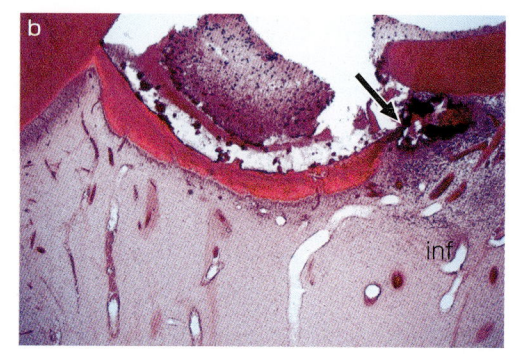

図6-2a, b　水酸化カルシウム製剤による生活歯髄切断後の病理変化（2）. a：CMCP-Ca(OH)$_2$応用（被蓋硬組織下の歯髄は強度に萎縮）. b：不完全な被蓋硬組織形成（矢印）と炎症（inf）.

　本法の成功に対しては，切断部に応用される薬剤が非常に大きな役割を演じている．すなわち他の注意事項をいかに忠実に守ったとしても，薬剤の選択が不適当であれば，成功は約束されない．そして，選択の最大の基準は，生物学的に切断し，残留せしめた歯髄の治癒を促進し，最終的には，被蓋硬組織を形成させるような性質を有することと，さらには万一の場合の感染を防止し，微生物の発育を阻止する性質を有することにある（図6-1～4）．

　現在，本法に応用される薬剤として推奨されているのは，まず第一に水酸化カルシウム製剤である．しかし単に水酸化カルシウム製剤といっても，その処方は多種多様で，欧米あるいは我が国においても極めて多数の製品が市販されている．実際，数種の水酸化カルシウム製剤の歯髄創面における治癒状態を比較した研究でも，各材品はそれぞれ異なる治癒を示すことが知られている．

　また，生活歯髄切断法の問題点として，切断面に形成される被蓋硬組織の形態とその不完全性（不連続性）が挙げられる．被蓋硬組織が不連続かつ多孔質で，これらが術後感染の経路となる可能性が指摘されている．形態的には被蓋硬組織の欠陥はそれらに封入された血管や神経束，硬組織の癒合不全によってもたらされており，さらに形態の違

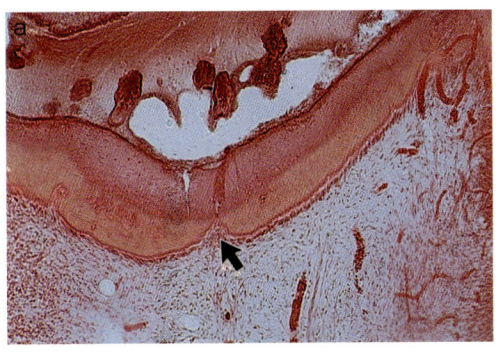

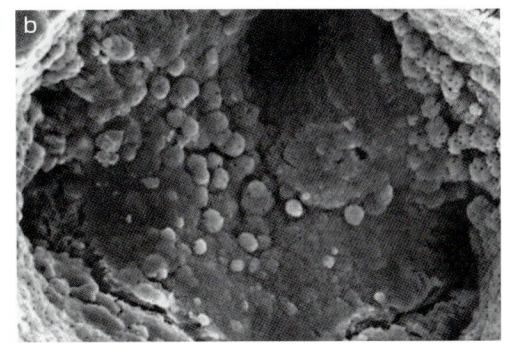

図6-3a, b　水酸化カルシウム単味によって形成された象牙質橋の形態．歯髄表面を被覆する被蓋硬組織には大小の小孔が存在する．a：病理組織所見．被蓋硬組織を貫通する小孔の存在．b：被蓋硬組織のSEM像．多くの小孔が認められる．

図6-4a, b　水酸化カルシウム製剤によって形成された被蓋硬組織の形態．SEM像による観察では，a：露髄面，b：被蓋硬組織の縦断面のいずれにおいても小孔などの構造欠陥は認められず，緻密な象牙質によって被覆されている．

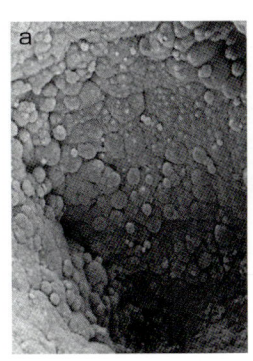

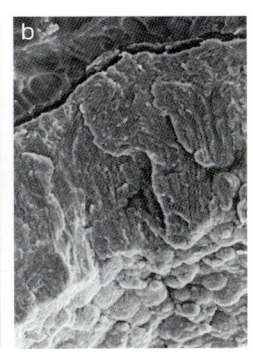

いは切断創面に応用される生活歯髄切断糊剤の違いによるものとの報告もある．水酸化カルシウムを精製水で混和したものと，数種の薬剤を配合した水酸化カルシウム製剤とではその治癒に違いが生じるとの報告もある．市販の生活歯髄切断糊剤にはプリミックスタイプのもの，粉剤と液とを要事混和するタイプのものも応用されている．

3　適応症の選択に関する注意事項

　　本法の適応症については，従来，種々な角度から論じられているとはいえ，その中で一番問題となるのは，歯髄の状態であり，臨床的には健康歯髄（露出および未露出），歯髄充血，および急性単純性歯髄炎に罹患しているものに限定される．これを臨床の実際から考えてみると，一応臨床的に齲蝕症3度と診断された歯で，齲窩を開拡し，軟化象牙質を除去していくうちに露髄するに至ったというような，日常の臨床で比較的多く遭遇する症例である．

　　また，臼歯部などの挺挙歯で，あえて抜髄法に頼らずに少しでも健康生活歯髄を残す

生活歯髄切断法を採用することが，妥当な処置法であると考えられる場合なども適応となる．

以上のような症例に対して本法を実施すれば，大多数の場合，成功を勝ち得ることは疑いない．ただし，診査にあたり術者が比較的軽い判定を下した場合には，予後は著しく不確実なものとなることを忘れてはならない．

また，非感染歯髄といっても，齲窩の処置中に，術者が誤って感染させてしまう場合も決して少なくないと思われる．しかし，そのような場合には，感染が表在するにすぎないことは明らかであることから，切断操作に注意し，切断後に残すべき根部歯髄だけは，あくまでも非感染の状態に保つことが必要である．さらに，急性単純性歯髄炎と診断された場合でも，最悪の事態を考えて，化膿性炎の初期型への移行をも考慮し，操作には十分な注意を払い，存在する可能性のある表在性の感染を深部にもち込まないように努め，非感染根部歯髄を切断後に残すよう配慮することが絶対に必要である．本法が適応となる感染歯髄としては，慢性潰瘍性歯髄炎，慢性増殖性歯髄炎などがある．ただし，これらの全部が適応症なのではなく，いまだ病変が初期の段階にあり，罹患範囲が冠部歯髄のみに限局し，根部歯髄は非感染状態にあると思われるものに限るべきである．

4　術式に関する注意事項

術式の一番大切な目標は，第一にできるだけ無菌的に手術を終始することと，歯髄に無益な機械的損傷を与えないこと，および術者自身が術中に感染を深部の非感染根部歯髄に持ち込まないことである．

したがって，手術野，使用器械などの滅菌，消毒には万全を期すとともに，これらが手術中に汚染されたならば，その都度，ただちに滅菌，消毒をやり直す配慮が必要である．とくに感染していると思われる部分から，感染していないと思われる部分への移行に際しては，できるだけ入念に，これを行うことが必要である．そして，感染部位の範囲についての推定は，できるだけ余裕をみて広く見積るほうが安全である．また，切断糊剤で創面を被覆するにあたっては，髄室内を徹底的に消毒することを忘れてはならない．それと同時に，細胞，組織を器械的に傷つけないようにするためには，齲窩および髄室開拡時，器械などをできるだけ丁寧に扱い，いわゆる機械的な圧迫による刺激，あるいは外傷性の被害などを，とくに根部歯髄に及ぼさないよう注意すべきである．さらに，髄室の清掃，乾燥，止血などに伴って，無益に歯髄を刺激，損傷しないようにするとともに，糊剤の貼付操作に際しても，歯髄を損傷しないように注意することが肝要である．

歯髄の切断には，手用切削器具あるいは回転切削器具が使用される．この場合切断創面は一種の挫滅創となり，不正な不連続面となることが多い．創傷治癒の観点からみれば，創面は平坦かつ小さいことが望ましい．歯髄切断後の創面に対してその平坦化を目

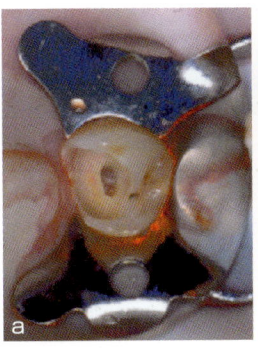

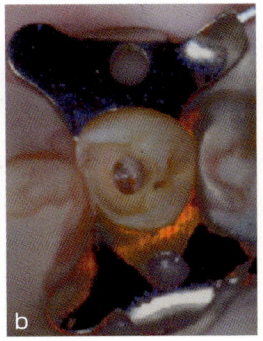

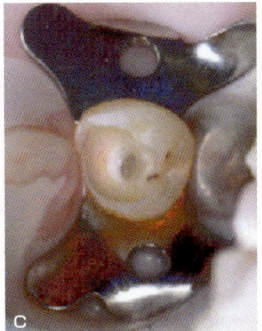

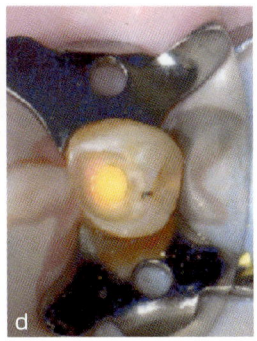

図6-5a〜d　生活歯髄切断法の臨床術式．a：齲窩の開拡．b：歯髄切断．c：ケミカルサージェリー．d：切断糊剤の貼布．

表6-1　生活歯髄切断法の術式

①麻酔除痛法	局所麻酔
②齲窩の開拡	感染歯質除去
③防湿法	ラバーダム防湿
④手術野の清掃，消毒	NaOCL，J，Al
⑤髄室開拡	天蓋除去（髄室開拡）
⑥冠部歯髄の除去	ラウンドバー
⑦髄室洗浄	NaOCl，H_2O_2
⑧歯髄の切断	ラウンドバー
⑨髄室清掃，止血，乾燥	NaOCl（ケミカルサージェリー）
⑩切断糊剤の応用	生活歯髄切断糊剤［$Ca(OH)_2$］
⑪裏装，仮封	亜鉛華ユージノールセメント グラスアイオノマーセメント

的として，有機質溶解性のある薬剤を応用することを，ケミカルサージェリーという．本目的に際しては次亜塩素酸ナトリウム溶液が応用される（図6-5a〜d，表6-1）．

5　生活歯髄切断法後の予後判定

　生活歯髄切断法実施後の経過については，歯髄の反応と臨床症状とに大別することができる．歯髄切断後の創面に被蓋硬組織（dentin bridge）が形成されるのは術後2週間以降であり，これがX線写真上で判断できるようになるのは1か月を経過した後であるとされている（図6-6，7）．とくに水酸化カルシウムが貼布された切断創面には壊死層が形成されるため，実際のX線写真上では切断部位から少し離れた部位に被蓋硬組織の形成を示すX線不透過性の構造物が確認される．しかしながら，被蓋硬組織形成のみをもって生活歯髄切断法の予後を良好と判断することはできない．病理組織切片上で硬組織形成を認めても，以下の歯髄が萎縮，壊死を来たし，崩壊状態にある場合も認められ

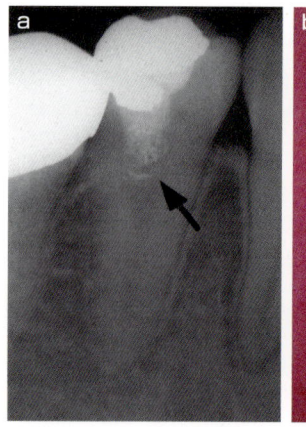

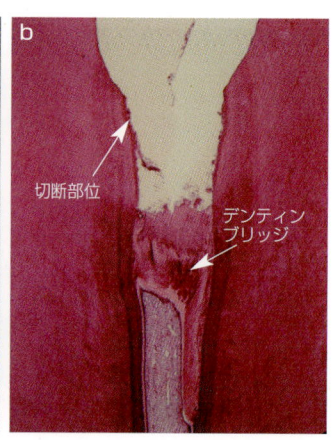

図6-6a, b 生活歯髄切断後の臨床経過. a:施術後42日経過時のX線写真（矢印:デンティンブリッジ）. b:同時期の病理組織像.

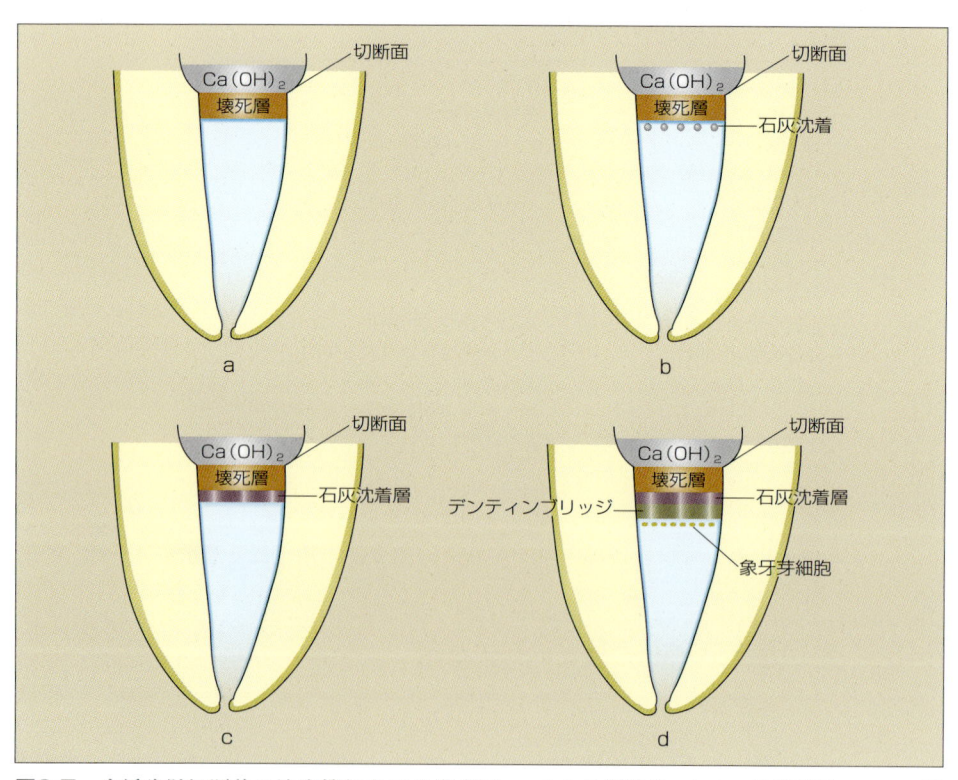

図6-7 生活歯髄切断後の治癒機転を示す模式図. a:3日経過後. b:5日経過後. c:1週間経過後. d:1か月経過後.

るからである．したがって，臨床症状の推移を注意深く観察し，両者を総合した判定が必要となる．この臨床症状に関しては，歯髄に対して与えられた切断時の外傷性損傷に伴う不快症状の消退と，新たなる歯髄炎症状が発現しないことを確認することが必要である．とくに化膿性変化や根尖部への炎症の波及を示す臨床的不快症状の発現には注意が必要である．

硬組織に包まれた髄室あるいは根管内に存在する軟組織（歯髄）および，主に根尖部付近を通じて，これと連なる歯根膜組織などは，臨床の実際において直視できないという欠点もあってか，とかく軽く扱われがちである．この点については，象牙質を介して行われる他の歯内療法処置の場合と共通した悩みであるといえる．最近，歯内療法の分野にもマイクロスコープが導入され，診査，処置に応用されている．このような高倍率で直視・使用可能な機器を使用することによって，被蓋硬組織の形成程度や形態を直視下で確認することもできるようになった．生活歯髄切断法を成功させるためには，種々の条件が存在する．しかしながら，その中で最も重要なファクターとして挙げられるものは，適応症の選択と切断後の創傷面に応用される治療剤，すなわち切断糊剤である．したがって，これがもし不適当なものであれば，本法に採用された術式その他が，たとえ適切であったとしても，不成功に終わるのは当然である．本法の成功率および成否の鍵は，第一に本法に適した糊剤の改良と処置時の薬剤の選択，応用にかかっているといえる．

参考文献

1) Hermann, B. W：Dentinobliteration der Wurzelkanale nach Behandlung mit Calcium. Z. Rundsch., 21. 888-899, 1930.
2) Schroder, U, & Granath, L, E.：Scanning electron microscopy of hard tissue barrier following experimental pulpotomy of intact human teeth and capping with calcium hydroxide. Odont. Revy, 23, 211-220, 1972.
3) 宇井洋夫：生活歯髄処置用薬剤に関する臨床病理学的研究，特にパラモノクロロフェノール・カンファー・水酸化カルシウムについて．歯科学報，85：1-41, 1985.
4) 原　泰司：生活歯髄切断後に形成される硬組織に関する実験病理学的研究．日歯保存誌，31：885-932, 1988.

第7章

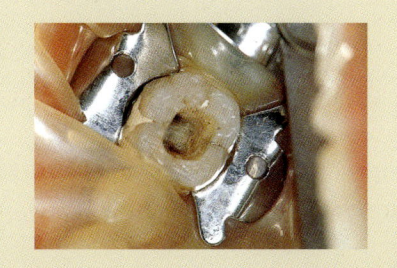

抜髄法

はじめに

抜髄法とは，歯髄全部除去療法を指し，炎症に陥った歯髄，あるいは時として補綴的目的のために健康歯髄を除去することをいう．いずれにしても，歯に除痛法を施して生活歯髄をすべて除去する．

1 麻酔抜髄法

麻酔抜髄法は，歯の除痛法に注射麻酔法を応用して歯髄の痛覚・知覚を麻痺させ，無痛的に歯冠部および根部の全歯髄組織を除去する治療法である．

A．目的・意義

麻酔抜髄法の目的は，炎症に陥り鎮静法などの歯髄保存療法を行っても炎症症状（歯髄炎では疼痛）が軽減・消退しない罹患歯髄を除去して，歯痛という患者の苦痛を取り除くことである．他方，麻酔抜髄法には，炎症歯髄（非可逆性歯髄炎）を除去することによって，歯髄と一連の歯の支持組織（歯根膜，セメント質，歯槽骨など）への炎症の波及・病変の拡延を防止することに意義がある．

B．適応症

一般的には，歯髄保存療法が功を奏さない歯髄疾患（非可逆性歯髄炎）が適応症となる（図7-1）．
・急性全部性単純性歯髄炎
・急性化膿性歯髄炎
・慢性潰瘍性歯髄炎
・慢性増殖性歯髄炎
・激烈な象牙質知覚過敏症
などの歯髄疾患と複雑歯牙破折が生じた歯や補綴的要求によるものなどが適応症となる．

C．術式

a．治療用器具

1）一般治療用器具

ミラー，ピンセット，エキスプローラー（探針），スプーンエキスカベーターなど．

2）麻酔用注射器

3）切削用器具

FG用バー類およびラウンドバーやフィッシャーバーなどのエンジン・コントラ用バー類．

4）ラバーダム防湿用器材

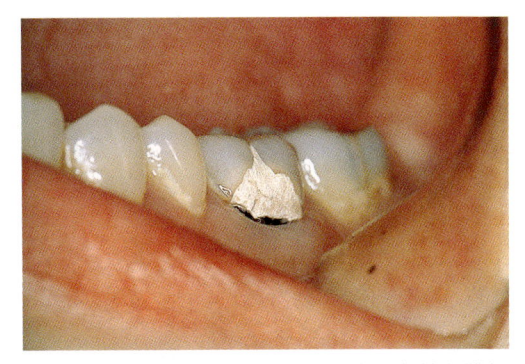

図7-1　患歯（下顎左側第一大臼歯：急性化膿性歯髄炎）の口腔内写真．

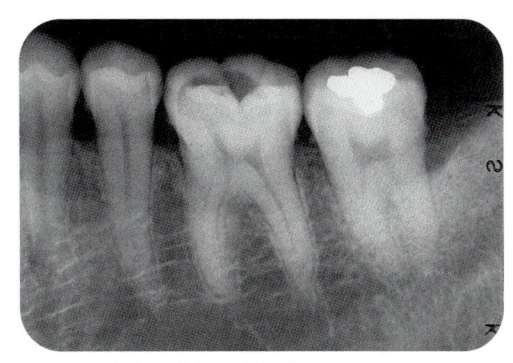

図7-2　患歯の術前X線写真．

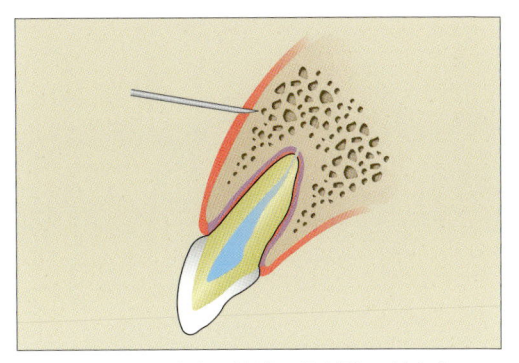

図7-3　浸潤麻酔法：骨膜下注射法の刺入点．

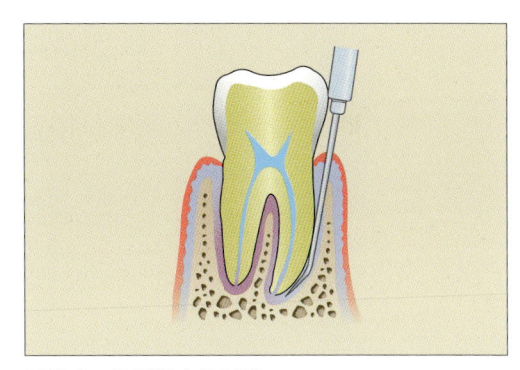

図7-4　歯根膜内注射法．

5）根管用小器具

リーマー，K-ファイル，H-ファイル，ブローチ，ゲイツグリデンドリル，ラルゴリーマーなど．

6）電気的根管長測定器，mm単位のものさし（メジャー）

7）根管洗浄用器具

根管用シリンジ

8）仮封材と練成充塡器

b．処置方法

1）患歯の術前X線写真撮影（図7-2）

2）麻酔法

通常，浸潤麻酔法（骨膜下注射法）を応用する．患歯根尖部歯肉上に刺入点を定め，骨膜下に注射針を入れて麻酔薬を注入する．また，下顎大臼歯では歯根膜内注射法が有効である．

　上・下顎前歯〜浸潤麻酔法：唇側からの骨膜下注射法（図7-3）
　上顎小臼歯〜浸潤麻酔法　：頰側および舌側かの骨膜下注射法
　下顎小臼歯〜浸潤麻酔法　：頰側からの骨膜下注射法，奏効しないときには歯根膜

75

1 麻酔抜髄法

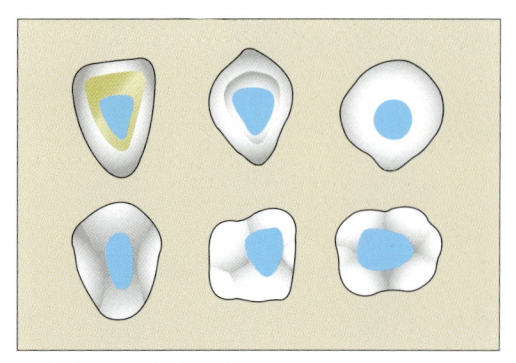

図7-5 髄室開拡の概形.

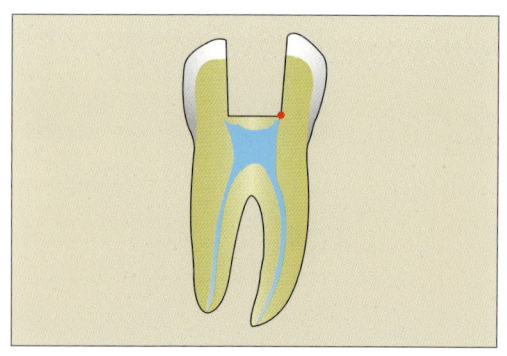

図7-6 髄室開拡の概形窩洞を深くしていくと髄角に達する→出血点が認められるようになる.

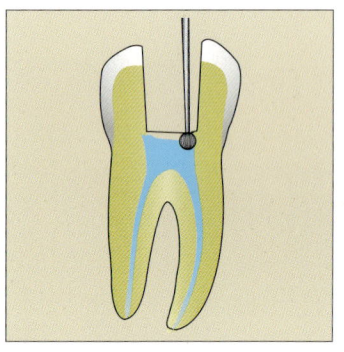

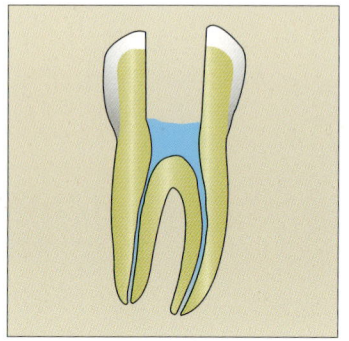

図7-7 髄室へのラウンドバーの挿入.

図7-8 髄室蓋（天蓋）の除去.

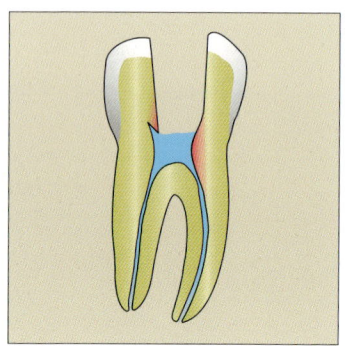

図7-9 髄角と根管口上部の髄室側壁の取り残しに注意.

内注射法（図7-4），さらに奏効しないときにはオトガイ孔伝達麻酔法を行う.

上顎大臼歯〜浸潤麻酔法：頬側および舌側から根尖部方向への骨膜下注射法を行う.

下顎大臼歯〜浸潤麻酔法：歯根膜内注射法，あるいは伝達麻酔法：下顎孔伝達麻酔法を実施する．これらによっても麻酔の奏効が不完全なときには歯髄内注射法を行うことも考慮する．

3）ラバーダム装着

4）髄室開拡

髄室開拡は，前歯では舌面から，臼歯では咬合面から行う．髄室開拡の概形は，前歯では舌面，臼歯では咬合面の概形に類似した形態とする．これは，当該面から見た髄室の概形に相当する（図7-5）．

①設定した概形に合わせて窩洞を形成し，窩洞を深くしていくと出血点が認められるようになる（図7-6）．

②このとき，窩底の一部が髄室に到達したことになるので，この出血点の箇所からエンジン用ラウンドバーを髄室内に削り入れる（図7-7）．

③このラウンドバーを挿入した個所を起点として周囲の髄室蓋（天蓋）を削り取っていき，天蓋除去を完成する（図7-8）．このとき，髄角部などが残存しないように窩

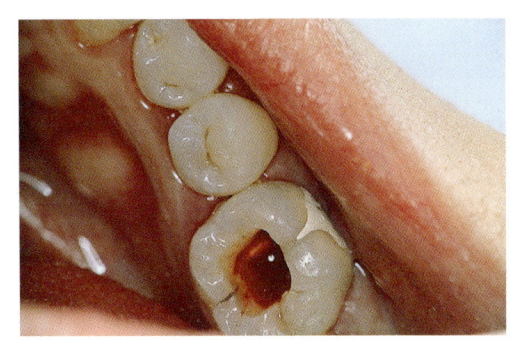

図7-10　歯冠部歯髄の除去．

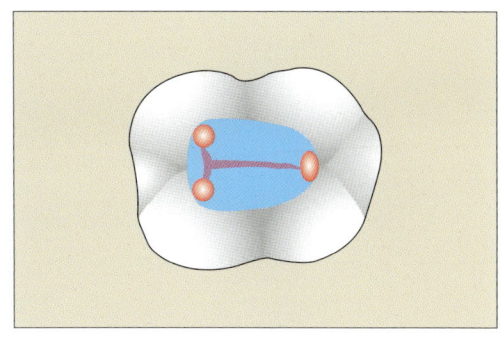

図7-11　根管口の明示：下顎大臼歯では，通常，近心2根管，遠心1根管．

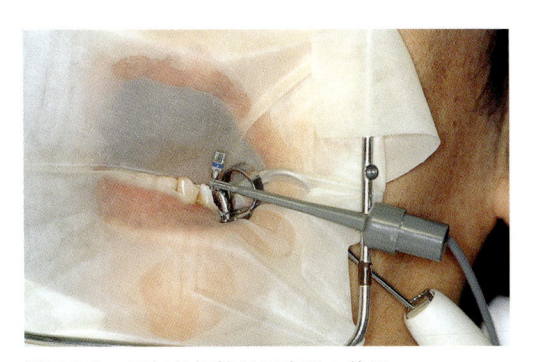

図7-12　電気的根管長測定器の使用．

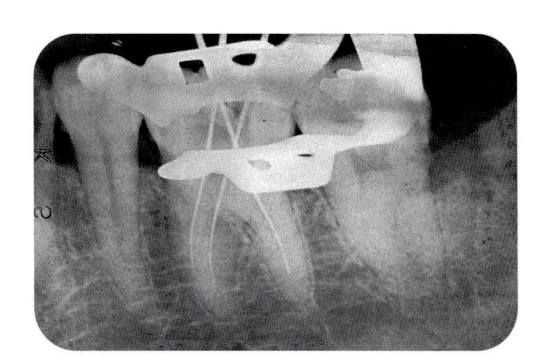

図7-13　X線写真による根管長の確認→作業長の決定．

洞を修正・調整する（図7-9）：髄室開拡・access cavity preparationの完成．

5）歯冠部歯髄の除去

　髄室開拡が完了すると，歯冠部歯髄の表面が露出してくる（通常，出血状態にある）（図7-10）．ここで，スプーンエキスカベーターあるいはラウンドバーによって根管口と髄室底（髄床底）部で歯髄を切断，除去し，根管口を確認する（図7-11）．ただし，単根歯においては後述の根部歯髄の除去と同時に歯冠部歯髄の除去を実施する．

6）根管長の測定と作業長の決定

　根管長の正確な測定と作業長の的確な決定は，抜髄処置術式における成否のキーポイントとなる．

　①電気的根管長測定器を利用して，前歯では切縁，臼歯では咬頭頂などの基準面から根尖孔までの長さを測定する（図7-12）．

　②前述の根管長から1.0mm短くした長さを暫定的作業長として，K-ファイルにラバーストッパーを装着して根管内に挿入，固定して二等分影法にてX線写真撮影を行い，その写真像におけるK-ファイルの根尖到達状態を参考にして，最終的な作業長を決定する．作業長における根尖到達は，D-C境（根尖から約1.0mm歯冠部寄り）に設定する（図7-13）．

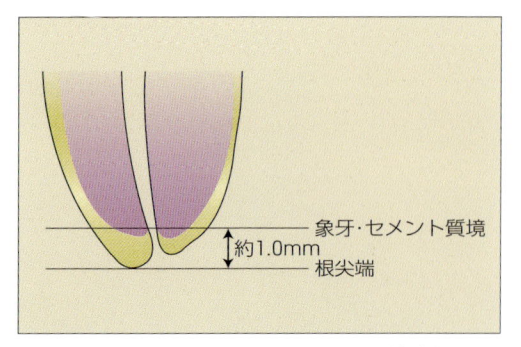

図7-14 アピカルエンドの確認：根管内作業最深部の基準点は，D-C境である．

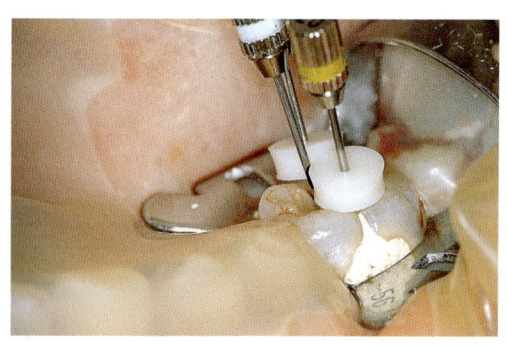

図7-15 根部歯髄の除去：K-ファイルを使用して，D-C境で歯髄切断．

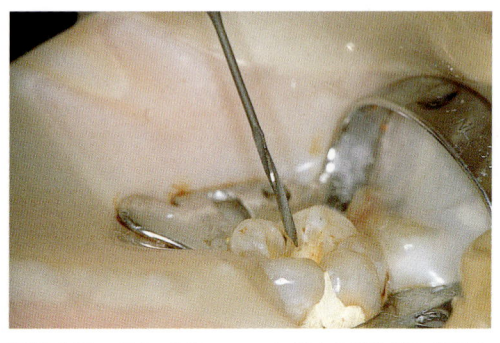

図7-16 ラルゴリーマーやゲイツグリデンドリルによる根管口の形成→根管長の1/3以内．

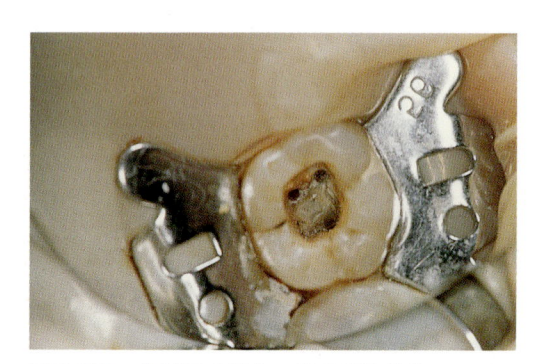

図7-17 根管口の拡大・形成実施直後．

7）根部歯髄の除去

決定した作業長にラバーストッパーを装着したK-ファイル（#15〜#30）を根管内の所定の位置（アピカルエンド）まで挿入し，リーミング操作にて歯髄を根尖部（D-C境）で捻断，除去する（図7-14，15）．

8）根管の拡大・形成

根部歯髄が除去されると，次に根管の機械的清掃（根管拡大）を実施する．

この操作は，根部歯髄除去後も根管壁に残存する象牙芽細胞および幼若象牙質層を除去することによって根管内から有機物質を排除するものである．

また，根管拡大が完了すると，以後の根管処置操作（根管洗浄，根管貼薬，根管充填など）が円滑に実施できるように，根管形態を上開きのテーパーを有するような形態に形成（根管形成）する．

①根管拡大・形成用小器具の根管内挿入が容易になるように，ゲイツグリデンドリルやラルゴリーマーで根管口の漏斗状形成を行う（図7-16，17）．

②単根歯：根管の彎曲が小さく，比較的大きい根管では，作業長を終始遵守した標準的根管拡大・形成法にて，K-ファイルのサイズを順次大きくして根管拡大・形成を行う．最終的に，K-ファイルの先端3mmの部分に白色の健全牙質（粉）が付着

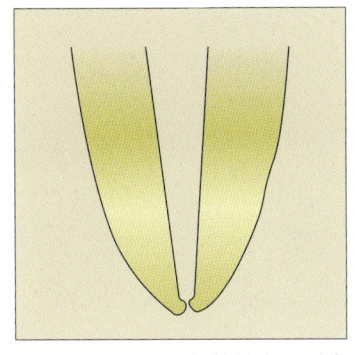

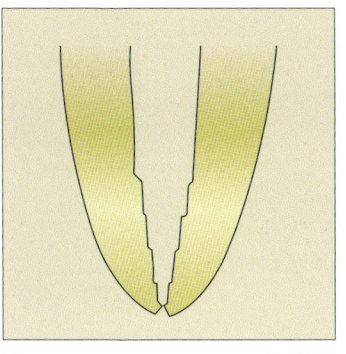

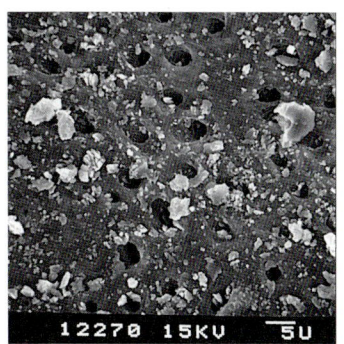

図7-18　標準的根管拡大・形成法．

図7-19　ステップバック根管拡大・形成法．

図7-20　根管拡大・形成後の根管壁面の状態：スミヤー層が観察される（SEM像）．

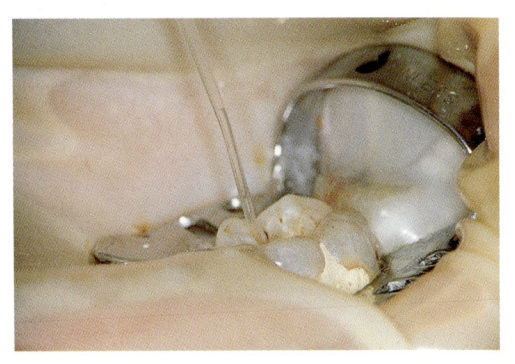

図7-21　根管の化学的清掃：次亜塩素酸ナトリウム溶液とEDTA溶液による交互洗浄．

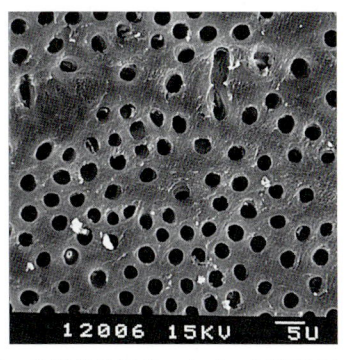

図7-22　根管の化学的清掃後における根管壁面の状態：スミヤー層が除去されている（SEM像）．

してから2サイズ大きなK-ファイルまで使用して，拡大・形成を行う（図7-18）．

③複根歯：根管が狭小で彎曲している場合には，ステップバック法を応用する（図7-19）．すなわち，作業長による根管拡大・形成は，＃25，＃30のK-ファイルで行い，次の＃35のK-ファイルでは作業長を1.0mm短くし，その次の＃40のK-ファイルでは作業長をさらに1.0mm短く（元の作業長より2.0mm短く）して根管拡大・形成を進める．このように順次K-ファイルのサイズを大きくするごとに作業長を1.0mmずつ短くして根管拡大・形成を完了する．

なお，K-ファイルの操作時には，作業液として根管内に次亜塩素酸ナトリウム溶液を常に充満させて作業を行う（根管拡大・形成法の詳細については，第9章1，Bを参照）．

9）根管の清掃と乾燥

根管拡大・形成後の根管内に残存するK-ファイルなどによる根管壁切削片など（スミヤー層）（図7-20）を除去するために，根管の化学的清掃を実施する．

通常，3〜5％の次亜塩素酸ナトリウム溶液と10〜15％EDTA溶液による交互洗浄を行う（図7-21）．従来の3〜5％次亜塩素酸ナトリウム溶液と3％過酸化水素水（オキシドール）との交互洗浄［$NaClO+H_2O→NaCl+H_2O+2(O)$］よりも　根管壁スミヤー層

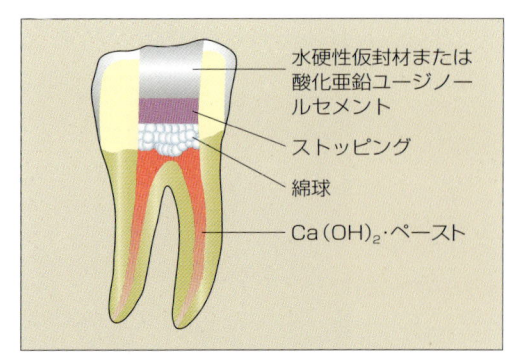

図7-23 根管貼薬（水酸化カルシウムペースト）と二重仮封．

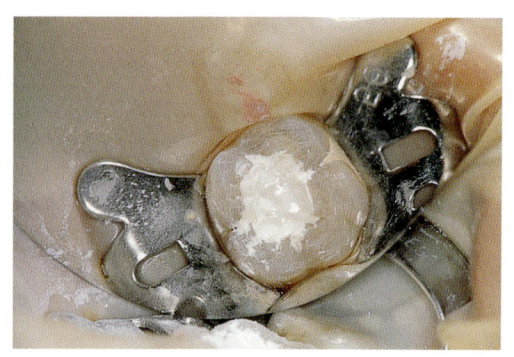

図7-24 根管貼薬と二重仮封完了．

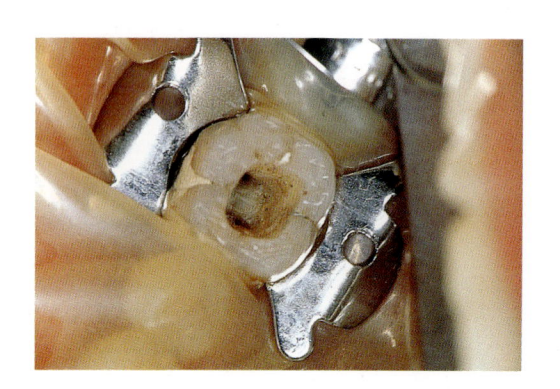

図7-25 次回来院時における仮封材と根管内薬剤の除去．

が良好に除去できる（図7-22）．

次に，根管内をブローチ綿花あるいはペーパーポイントで十分に清拭し，最後に緩やかなエアーブローにて根管を乾燥する．

10）根管貼薬と仮封

根管清掃と乾燥が終了すると，次の項で述べる即時根管充填を行う場合を除いて，根管貼薬を行う．この根管貼薬の目的は，根尖部歯髄の切断による組織反応（術後炎症）が鎮静化するまで根管内の制腐性を保持することと，抜髄処置術式中に混入した細菌を殺滅することである．

使用薬剤としては，従来，フェノールカンファ（CC）やホルモクレゾール（FC）が用いられてきたが，現在では水酸化カルシウムを主として応用している．すなわち，水酸化カルシウム粉末を滅菌蒸留水あるいはプロピレングリコールで練和して水酸化カルシウムペーストとしたものをレンツロ，手用リーマー（逆回転操作）あるいはシリンジにて根管内に塗布，注入する．この上に綿球を置いて仮封する．仮封には，ストッピング（下層）と水硬性仮封材（上層）あるいはストッピング（下層）と酸化亜鉛ユージノールセメント（上層）による二重仮封法を応用する．また，対合歯との接触関係の緩和を図る（図7-23，24）．

なお，根管内に貼布した水酸化カルシウムペーストの除去には，バーブドブローチ

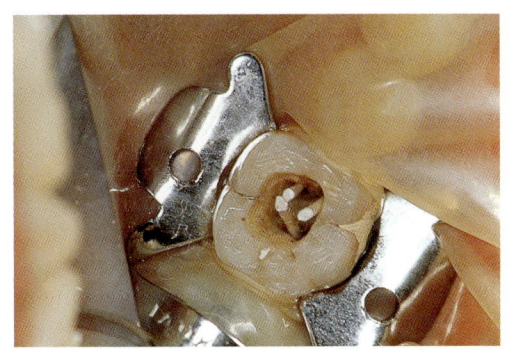

図7-26 ガッタパーチャポイントの根管内試適.

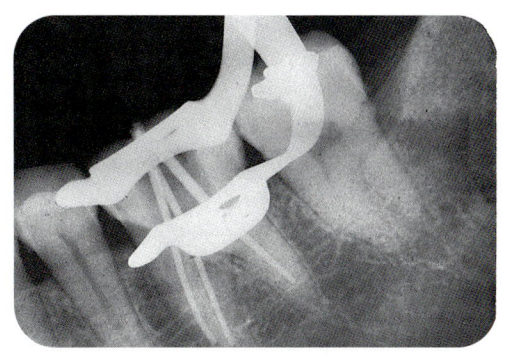

図7-27 ガッタパーチャポイント試適の状態をX線写真で確認.

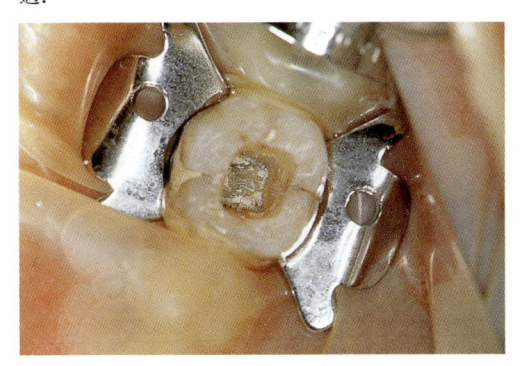

図7-28 側方加圧充填法にて根管充填を実施：根管口にてガッタパーチャポイントを切断し，垂直加圧を行う.

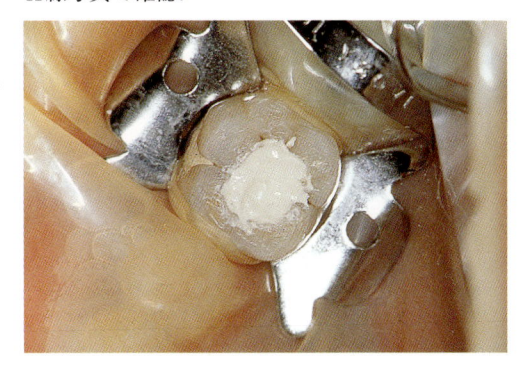

図7-29 根管充填完了後，髄室内に綿球を おいて仮封処置を行う.

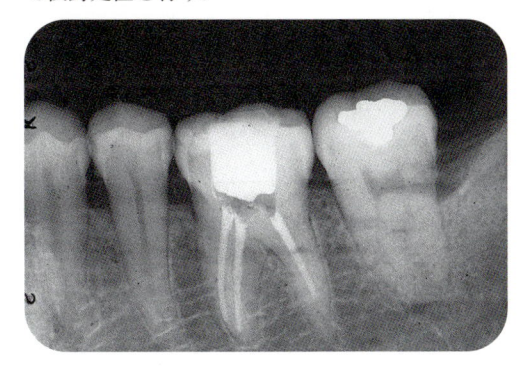

図7-30 X線写真にて，根管充填の状態を最終的に確認する.

（抜髄針）やH-ファイルによる機械的除去に加えて，3～5％次亜塩素酸ナトリウム溶液と3％過酸化水素水（オキシドール）による交互洗浄が効果的である（図7-25）.

11）次回来院時の診査

麻酔抜髄法を実施した次回に来院したときには，自発痛のほか，温度診，打診や根管内滲出液などの診査を行い，異常がなければ根管充填処置を実施する.

12）根管充填

ガッタパーチャポイントと根管用シーラーを併用して，側方加圧根管充填法による根

管充塡を実施する(図7-26〜30)(側方加圧根管充塡法の詳細については,第10章を参照).

D．麻酔抜髄即時根管充塡法(直抜即充)

麻酔抜髄処置後,ただちに(同時に)根管充塡を実施することを,麻酔抜髄即時根管充塡法(直接抜髄即時根管充塡法)という.

　利点：①治療回数が1回で完了すること
　　　　②根管内を無菌状態で封鎖できること
　欠点：①止血の確認ができないこと
　　　　②抜髄創面の炎症鎮静に24時間以上必要なこと
　　　　③根管内の細菌の有無を確認できないこと

以上の点を考慮すると,無菌的操作が実施できることに加えて,歯髄切断創面が比較的小さな症例(根管が細い症例)で根管の彎曲が小さく,なおかつ,細菌感染(化膿性炎症)の弱い症例のみが,即時根管充塡の適応症となる.

第8章

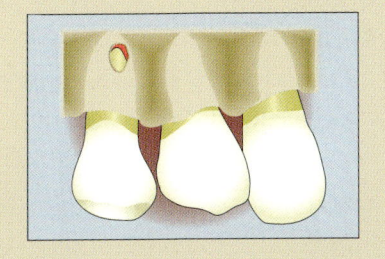

急性根尖性歯周炎の緊急処置

はじめに

　歯の痛みを訴えて歯科医を受診する患者の約90％は歯内療法処置（歯髄処置または感染根管処置）を必要とするといわれている[1]．

　痛みを訴えて患者が来院したときには，その場で緊急処置をすべきか，投薬のみで済ませることができるのかを診断すべきである．しかし，急激な痛みがなくても，せっかく来院したのであるから，何らかの処置を施すべきであろう．本当に激しい痛みを訴えて患者が来院したときには，何をおいてもその痛みを取ってやることが重要であり，歯科医の使命である．痛みを取ってあげたときには歯科医師の信頼は絶大なものになるが，それができなかったときには大変悲惨なものになる．

　ところで，このような緊急処置を必要とする患者が来院したときには，まず痛みを取るような緊急処置をすべきである．すなわち，根本的な処置は必要なく，痛みを取る方策を考え，次回来院時に根本処置をすればよい．しかし，緊急患者が突然来院したときには，他の患者の予約もあり，困惑することが多いので，短時間で効率的な緊急処置ができる方法を考えなければならない．また，症例によってもその対処法が異なる．

　そこで，本章では根尖性歯周炎で痛みを主訴として来院した患者の緊急処置法について述べることとする[2]．

1　急性根尖性歯周炎を起こす症例

　患者が痛みを訴えて来院したときにみられる根尖性歯周炎の症例は大別すると5つに分けることができる．

　1）歯髄炎が進行し，歯髄壊疽に陥り，急性根尖性歯周炎が起きた症例（図8-1）．
　2）歯周ポケットから根尖孔を介して，歯髄壊疽に陥り，根尖性歯周炎が起きた症例（図8-2）．
　3）かなり前に根管充填を行ったが，それが根尖性歯周炎を起こした症例（図8-3）．

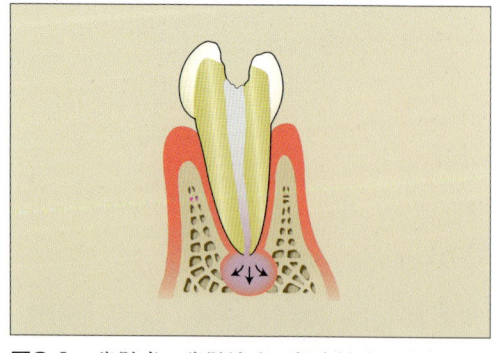

図8-1　歯髄炎→歯髄壊疽→根尖性歯周炎に移行した症例．

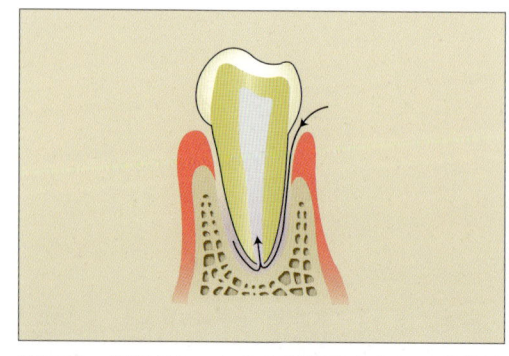

図8-2　歯周ポケットから根尖孔を介して歯髄壊疽→根尖性歯周炎に移行した症例．

第8章　急性根尖性歯周炎の緊急処置

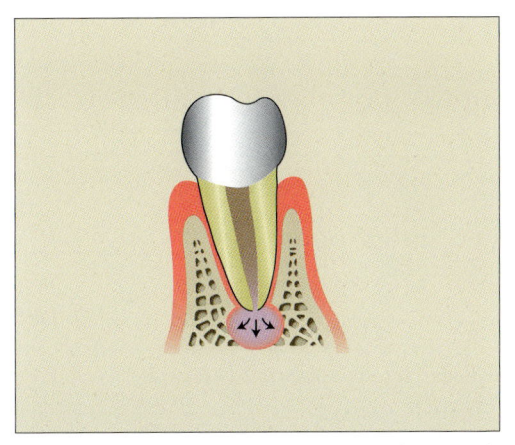

図8-3　根管充塡後，長期経過後に根尖性歯周炎を起こした症例．

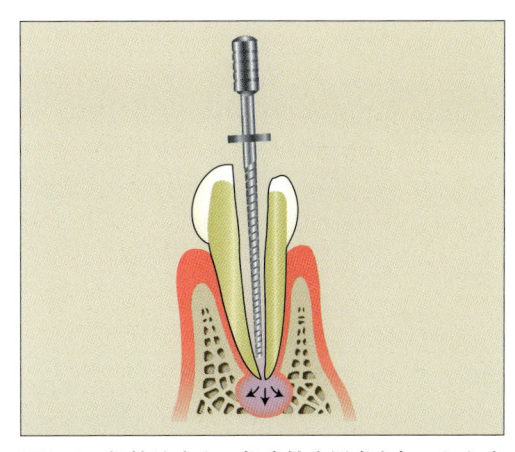

図8-4　根管治療中に根尖性歯周炎を起こした症例．

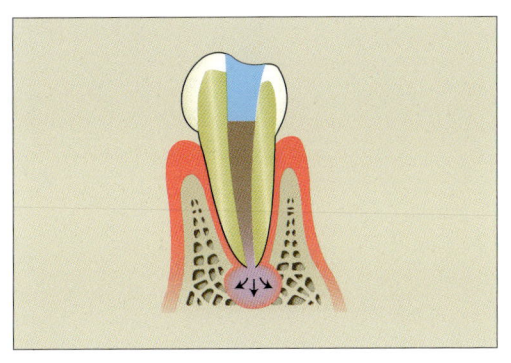

図8-5　根管充塡後に根尖性歯周炎を起こした症例．

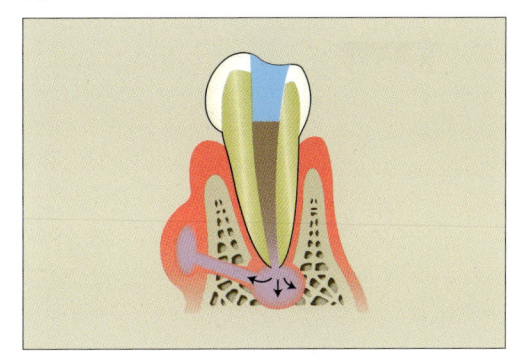

図8-6　根尖性歯周炎に歯肉腫脹を伴った症例．

4）根管処置中に根尖性歯周炎を起こした症例（図8-4）．
5）根管充塡直後に根尖性歯周炎を起こした症例（図8-5）．
6）上記症例に歯肉腫脹を起こした症例（図8-6）．

2　根尖性歯周炎を起こした症例の緊急処置

A．歯髄炎が進行し歯髄壊疽に陥り，急性根尖性歯周炎を起こした症例

　この症例においては患者の痛みを取り除くことは比較的容易である．歯髄腔を穿通してやることによりかなり痛みは緩和すると思われる．次のような治療方針に従う．

a．原因除去

　歯髄が感染し，壊疽に陥り，根管内の内圧が高くなり，根尖部を強烈に圧迫しているために起きる痛みである．したがって，激しい痛みを取り除くためには，髄腔をできるだけ早く，開放してやることが必要である（図8-7）．

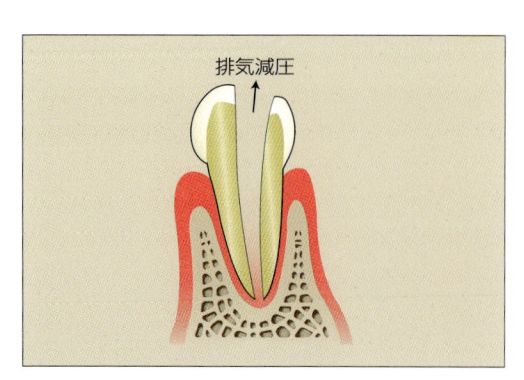

図8-7 根管の開放.

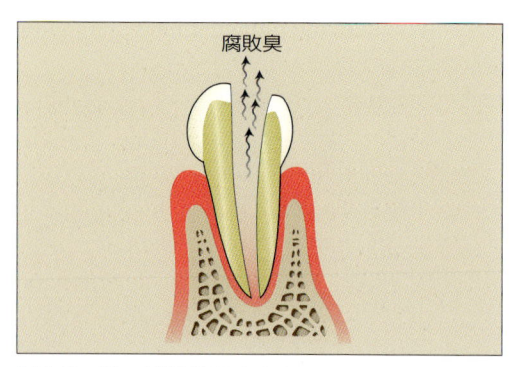

図8-8 強い腐敗臭がみられる.

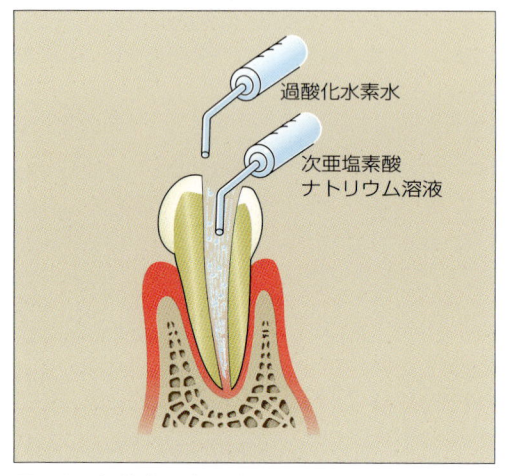

図8-9 根管内の交互洗浄.

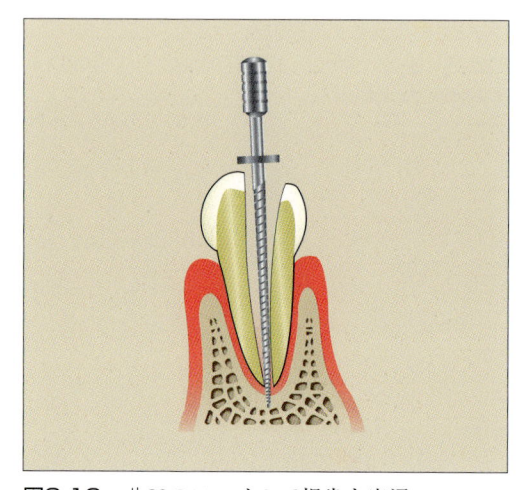

図8-10 ＃20のファイルで根尖を穿通.

b．根管処置

1) 歯髄腔を開放後，注意深く，髄腔を開拡する．このとき，強い腐敗臭がみられることがある（図8-8）．
2) 歯髄腔には壊疽物質が多量に存在するので，次亜塩素酸ナトリウム溶液と過酸化水素水で十分に洗浄を行う（図8-9）．
3) 根管の見落としがないように髄腔内を精査し，根管拡大をする．
4) 根管拡大は根尖部まで行うが，根管内に次亜塩素酸ナトリウム溶液などの消毒作用のある洗浄剤を満たして根管拡大を行う．
5) 根尖孔は＃20ぐらいのリーマー，ファイルなどで穿通すると，根尖孔外に貯留した滲出液を排出することができる（図8-10）．
6) ＃20〜＃25まで根管拡大した後に，腐敗臭，滲出液がなければ，消毒剤を貼用して仮封する．腐敗臭，滲出液がみられるときには開放療法をするが，その頻度はそれほど多くはない（図8-11）．

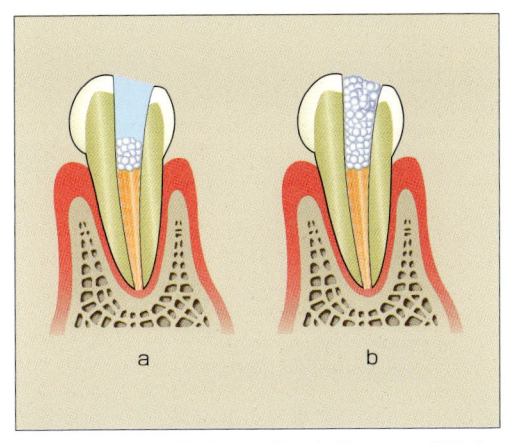

図8-11　a：根管内の貼薬，仮封．b：腐敗臭，滲出液がみられるときは開放療法．

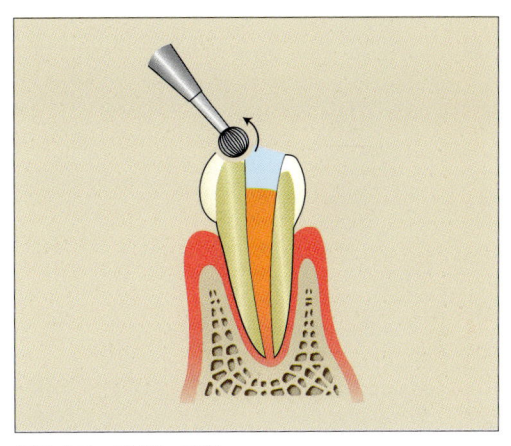

図8-12　咬頭の削除．

c．対症療法
1）咬頭を削除して，咬合圧がかからないようにする（図8-12）．
2）鎮痛剤を服用させる．ほとんどの場合，抗生剤の服用は必要ない．

これらの処置で痛みは早期に緩和される．

B．歯周ポケットから根尖孔を介して，歯髄壊疽に陥り，根尖性歯周炎を起こした症例

この症例は経過が長く，緊急患者として来院するまでにかなりの時間が経っていることが多い．

a．原因除去
原則的には歯髄炎から歯髄壊疽を経過してから根尖性歯周炎を起こした症例と同様に髄腔を穿通してやるとかなり痛みは緩和される．

b．根管処置
歯髄炎，歯髄壊疽を経て根尖性歯周炎を起こした症例と同じような処置をすればほぼ痛みは緩和される．ただし，この症例は歯の動揺が大きいことが多い．

c．対症療法
1）咬頭を削除して，咬合圧のかからないようにする．
2）鎮痛剤を服用させる．症状に応じて抗生剤を服用させる．

C．以前根管処置を受けたが，ある期間後に根尖性歯周炎を起こした症例

痛みを訴えて来院する患者の中では，頻度の高い症例である．根管充填後の予後成績は約80〜95％といわれているので約5〜20％の症例は再根管処置が必要である．したがって，再根管処置が必要な症例のいくらかの症例は緊急処置を必要とする急性根尖性歯周炎が起こる可能性があることは容易に想像できる．

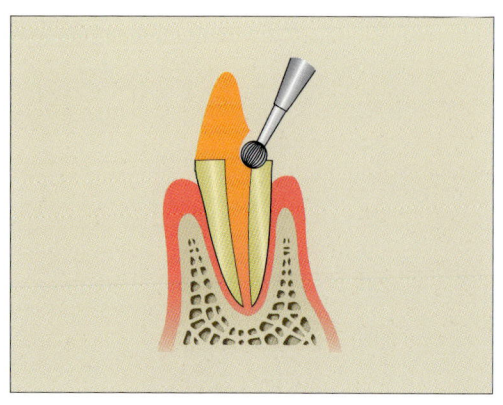

図8-13 前歯部のポストを除去時には歯が破折しやすいので注意深く除去する.

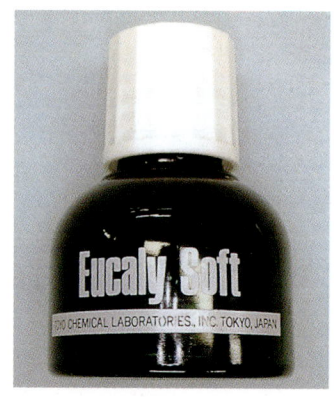

図8-14 根管充填材の溶解剤（ユーカリソフト：東洋化学）.

a．原因除去

この症例においてはすべての症例に歯冠修復がなされているので，修復物の除去をしてから根管処置をすることになる．とくに，前歯部でポストが装着されているときには，ポストの除去時に歯が破折するかもしれないということを患者に告げるなど，インフォームド・コンセントを十分に行う（図8-13）.

修復物を除去した後も，根管充填材を除去しなくてはならない．患者が痛みを訴えるので，非常に困難な処置になる．麻酔をしてから処置を行うこともある．

b．根管処置

修復物を除去してから根管充填材の除去をする．根管充填材の除去には根管充填材の溶解剤（図8-14）を使用する．根管拡大の手順は次のようにする．

1）修復物を除去後，根管充填材が明示できるところまで，セメントなどを除去する．
2）根管充填材を溶解剤で溶解する．
3）細いK-ファイルなどで根管充填材を除去しながら根管拡大を行う．
4）根管拡大を行ったスペースにふたたび溶解剤を添加して，根管拡大を進める．このようにすると根管拡大は容易である．
5）＃20〜＃25まで根管拡大する．
6）＃20または＃25で根尖部を穿通する．穿通するとほとんどの場合，根尖部から滲出液が排出される．
7）次亜塩素酸ナトリウム溶液などでよく洗浄を行う．
8）滲出液の排出が止まったところで，開放療法にするか，仮封をするかを選択する．
9）滲出液が完全に止まらないときは開放療法を選択し，止まっていれば根管消毒剤を貼付して仮封をする．

c．対症療法

1）咬頭を削除し，患歯に咬合圧が加わらないようにする．
2）鎮痛剤を処方する．症状に応じて抗生剤を服用させる．

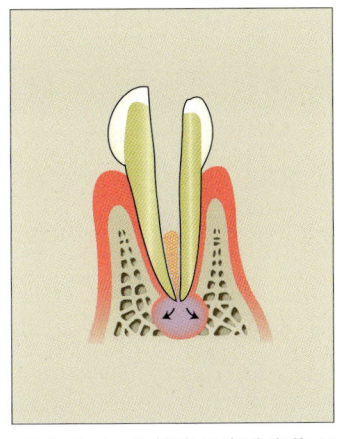

図8-15 根管内に腐敗産物が残っている． 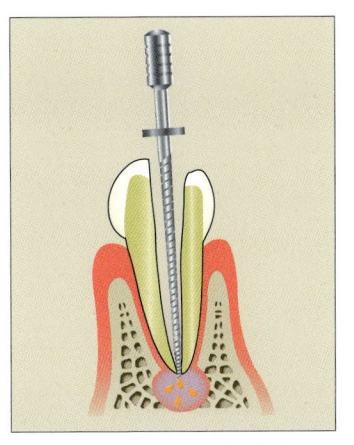　　図8-16 腐敗産物を根尖孔外に押し出す． 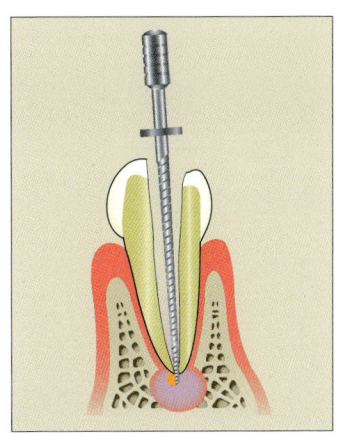　　図8-17 根尖部で穿孔させた．

D．根管拡大形成途中または直後に起こる急性根尖性歯周炎の症例

慢性根尖性歯周炎の診断のもとに，根管拡大形成の直後に急性根尖性歯周炎が起こることがたびたびある．また，抜髄後にも急性根尖性歯周炎をひき起こすことがある．

とくに，治療前には臨床症状がなかったのに根管処置をすることにより急性症状が発現したときには，患者は先生が何か失敗したのではないかと，疑念を持つことがある．したがって，根管拡大形成時には急性症状が起きる可能性があるということをインフォームド・コンセントしておくことが重要である．

しかし，いったん，急性根尖性歯周炎が起きてしまったならば，その対応を確実にしなければならない．まず，急性根尖性歯周炎が起きた原因を診査してから，治療方針を決定する．根管拡大形成途中または直後に起きる急性根尖性歯周炎の原因を挙げる．

a．原因

1) 根管治療後に根管内に腐敗産物が残存していた（図8-15）．
2) 腐敗産物を根尖孔外に押し出した（図8-16）．
3) ファイルなどの器具で根尖部を刺激した．
4) 根管拡大形成時に歯根破折または亀裂が起きた．または穿孔をさせた（図8-17）．
5) 仮封が高かった．
6) 刺激性のある根管消毒剤を根尖孔外に押し出した．

これらの原因を踏まえて，原因除去と対応法を考える．

b．原因除去と対応法

1) 根管内に腐敗産物が存在するときには次亜塩素酸ナトリウム溶液などを満たして，注意深く除去する．
2) 腐敗産物を根尖孔外に押し出さないためには，ファイルの号数をあげるごとに根管内を十分に洗浄する．

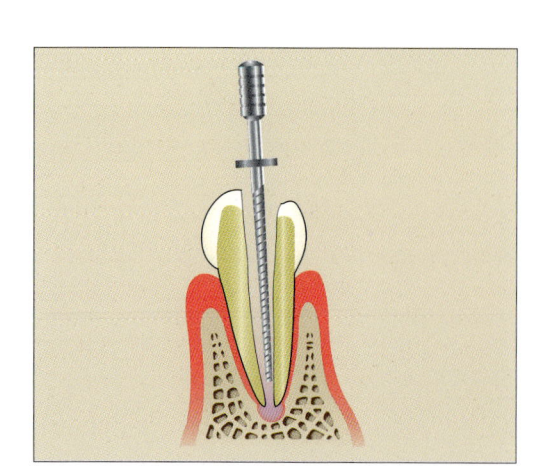

図8-18 根尖孔の広い根管を根管拡大形成するときは根尖部を刺激しやすいので注意深く根管拡大形成をする.

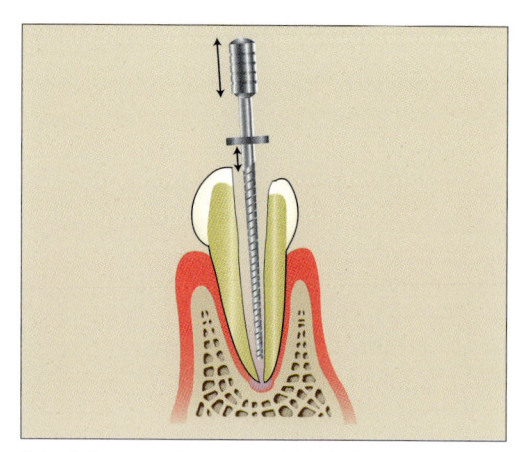

図8-19 ファイルは上下運動主体で使用する.

　　3）根管拡大形成器具で根尖孔を刺激しないためには，根管長の長さを確実に守る．さらに，根尖孔の広い根管を根管拡大形成するときには根尖部を刺激しやすいのでとくに注意を払う(図8-18)．
　　4）根管拡大形成時に歯の破折，亀裂，穿孔させないためにはファイルなどを使用するとき，根尖部で強圧を加えたり，回転運動させない．上下運動を主体に行う(図8-19)．
　　5）仮封を行った後には必ず咬合のチェックをする．
　　6）刺激性のある消毒剤を根尖孔外に出さない．
　c．対症療法
　　1）咬頭を削除する．
　　2）鎮痛剤を処方する．

E．根管充填後に起こる急性根尖性歯周炎の症例

　根管充填後に起きる根尖性歯周炎は激しい症状を呈するものは少ない．しかし，歯科医から歯内療法の最終的処置であるといわれながら，痛みが発現するので，患者は歯科医に不信の念を抱くのも当然である．根管充填後には痛みが発現することがあるということを患者に告げ同意を得るという，インフォームド・コンセントがこのときも必要である．

　a．原因
　　1）仮封材が高い．
　　2）根管充填材が根尖孔外に漏洩する(図8-20)．
　　3）治療前から歯に破折，亀裂があったものが，根管充填時に圧を加えて広がった．
　　4）根管充填後に根尖部の圧痛を訴える．

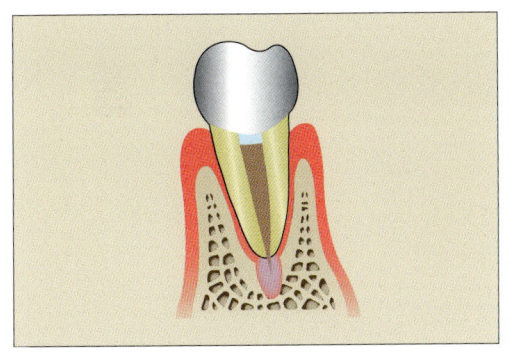

図8-20　根管充塡材を根尖孔外に押し出した．

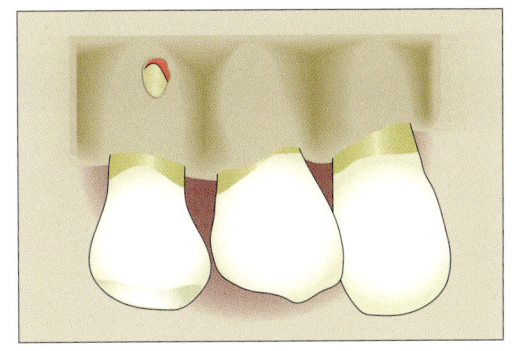

図8-21　fenestration（フェネストレーション）．

b．原因除去と対策法

1）根管充塡後の痛みの原因で最も多いのは仮封材が高いことである．咬頭を削除すれば痛みは消退する．
2）根管充塡材が根尖孔外に溢出したときには，咬合調整をして歯の負担軽減を行い予後観察をする．根尖孔外に溢出した根管充塡材は，ほとんどの症例で除去できない．
3）根管拡大形成が不十分なときに痛みが起きたときには，そのまま予後観察しても痛みはおさまらない．このときには痛みは急激に増すので根管充塡材を除去をして再根管処置をする．
4）根管充塡後に破折，亀裂が判明したときには，咬合調整後に予後観察をする．垂直破折，亀裂があるときには抜歯の可能性が高くなる．
5）根尖部の圧痛の原因はfenestrationによることもある（図8-21）．fenestrationが原因のときには予後観察のみでは痛みは消失しない．根尖部を搔爬するする必要がある．

c．対症療法

1）咬頭の削除を行う．
2）鎮痛剤を処方する．

F．歯肉の腫脹を伴う急性根尖性歯周炎の症例

前述のA，B，C，D，Eのそれぞれの症例に歯肉腫脹を伴うことがある．このときの対応策としては，歯肉腫脹に波動を触れれば切開を行い，抗生剤と鎮痛剤を処方する．それと同時にそれぞれの症例の処置を行う．

【急性根尖性歯周炎のワンポイントアドバイス】
1．痛みを早期に取る．
2．処置中は痛みを最小限にする．
3．根管の開放か仮封かを選択する．
4．膿瘍形成-波動を触れたら切開をする．
5．咬頭の削除をする．
6．鎮痛剤の投与をする．
7．抗生剤の投与を考える．

参考文献
1）Weine FS. : Endodontic Therapy. 203, Mosby, St. Louis, 1996.
2）Stock CJR, Gulabivala K, Walker RT, Goodman JR. : Coloar Atlas and Text of Endodontic. 195-200, Mosby-Wolfe, London, 1995.

第9章

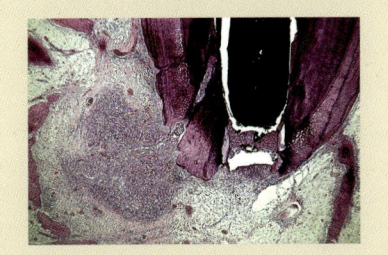

感染根管治療

1 根管の機械的清掃

はじめに

1）感染根管治療とは

「感染根管」とは，種々の原因から根管内および象牙細管内に細菌が侵入した根管の状況の総称である．臨床で遭遇する感染成因は主に，①齲蝕に継発したもの，②根管処置の不良経過のもの，③外傷などによる歯髄死に継発したもの，④歯周炎に起因し逆行性に成立したもの，などが挙げられる．

根管内の細菌感染は根尖部周囲組織（図9-1）に影響を及ぼし，さまざまな根尖性歯周炎（図9-2, 3）を引き起こす．この感染根管に対する治療は，根管内の感染を排除し，無菌的環境の獲得と無菌的環境の維持によって，生体領域である根尖部周囲組織の治癒を図ることを目的としている．

2）根管処置の各操作が担う役割

根管処置の三大操作では「根管の機械的・化学的清掃」が感染排除の主体的役割を担い，「根管消毒」が無菌的環境の獲得を，そして「根管充塡」が永続的な無菌的環境維持を担う（図9-4）．

これら根管処置操作の効果を側面から支えているのが，「仮封処置」やラバーダム防湿や器材消毒などの「無菌的処置法」であり，そして最終的には「歯冠補綴修復処置」が永続的感染経路遮断の要となる．

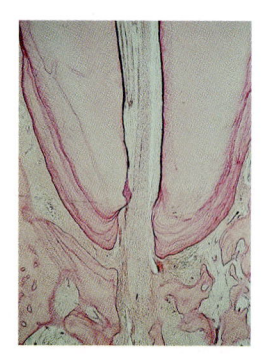

図9-1 健康な根尖孔部周囲の組織像（ヒト）．生理学的根尖孔が明瞭である．

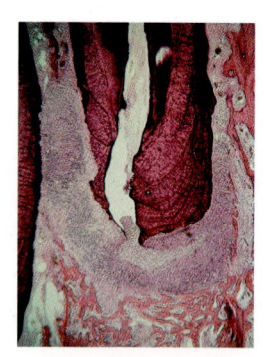

図9-2 根尖性歯周炎の病理組織像（サル）．慢性歯槽膿瘍を呈し根面吸収も認められる．

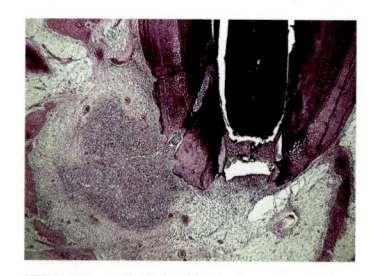

図9-3 感染根管治療を行うも，根管充塡予後不良の根尖性歯周炎の病理組織像（イヌ）．側枝の感染残留が原因となり膿瘍を形成している．

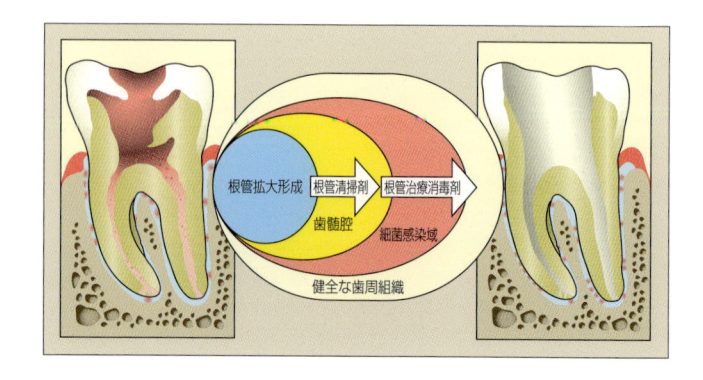

図9-4 感染排除と処置操作の役割．

1　根管の機械的清掃

　根管の機械的清掃は，感染歯質および軟組織の「機械的切除」が主体で，根管処置操作の中でも精緻で慎重な操作が求められる．

　根管の機械的清掃における切削操作の意図は，①根管形成：根管充填に適した形態付与を主目的とした切削，②根管拡大：根管形態に応じて機械的清掃を主目的とした切削，の2つに区分できる．

　各種の根管拡大・形成法で示されている術式は，主に根管充填に適した形態付与のための切削手順となっている．感染根管治療では，「根管形成」とともにそれぞれの根管形態に応じた拡大切削を明確な意図のもとに実施する．

A．根管長測定

a．意義

　根管長測定の目的は，根管拡大・形成時の作業長を決定することである．根管形成の終末点は根表面の開口部，すなわち解剖学的根尖孔ではなく，内方へ0.5～1.0mmの生理（学）的根尖孔の位置とする．

　処置操作を根管内に限定させ，根尖部歯周組織に不要な機械的・化学的刺激を加えないために，根管長測定から作業長設定は根管治療において極めて重要なステップである．

b．根管長測定法の種類

　1）X線写真による方法

　①等長撮影法（平行法，二等分法）の応用
　②測定針と比例計算式による方法
　③X線ゲージを利用する方法など

　ファイル類を根管内に挿入しX線撮影を行い，比例式で算出する方法は，像が歪んだときの補正用に利用できる．

◆臨床のヒント◆
・信頼性ある情報源とするには等長撮影法が必須である．ただし臼歯部の二等分法では，計測基準となる頰・舌側の咬頭頂のズレ，歪みに注意する（図9-5）．
・X線フィルムにグリッドスケールを重ねて撮影すると，グリッドラインは長さの目安にはなるものの，彎曲根管での利用価値・精度は低いうえ，かえってラインが画像情報をマスクすることがある（図9-6）．

1 根管の機械的清掃

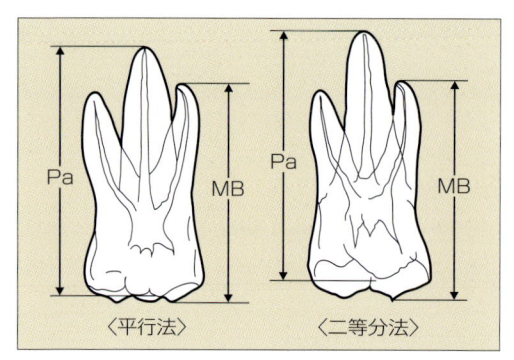

図9-5 上顎臼歯部の等長撮影法．平行法撮影（左）に比べ二等分法（右）では舌側咬頭部の基準点設定が異なる．

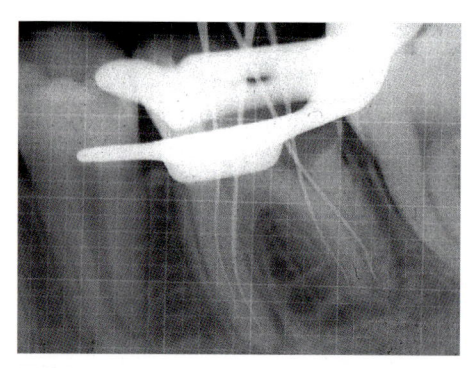

図9-6 グリッドスケールを併用した根管長測定時のX線写真．グリッドに沿った計測は困難である．

2）電気的根管長測定器による方法

現代の機種は，2つの異なる周波数の電流によってインピーダンスの相対値を利用し，根尖孔部への到達を計測判定するものである（図9-7，8）．

従来器では根尖部から口腔粘膜間のインピーダンスがほぼ一定であるという原理を利用していた．そのため，血液や根管清掃剤の存在など，通電環境によって大きな測定誤差が生じたが，現在の機種ではそれらの影響は極めて少なくなり，信頼性が高まった．

しかし，高濃度の次亜塩素酸ナトリウムの残留や多量の根尖部出血は，機種によっては計測が不安定になることがある．いずれの歯でも可及的に近似した計測環境になるように，根管内の湿潤状態が一定の状況になるよう留意する．

3）その他の根管長測定で参考となる情報

X線写真，電気的根管長測定器以外には，①解剖学的平均値，②術者の手指の感覚，③患者の疼痛感覚，といったものも有益な参考情報である．術前のX線写真の歪みや，

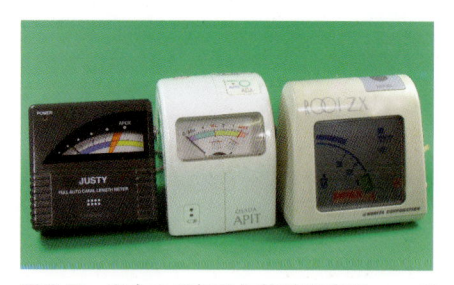

図9-7 現在の電気的根管長測定器．いずれも2つの異なる周波数の電流によるインピーダンスの相対値を利用し，根尖孔部への到達を計測判定するものである．機種によりその演算方式が異なる．左：JUSTY，対数圧縮方式．中：APIT，引き算方式，右：ROOT ZX，割り算方式．

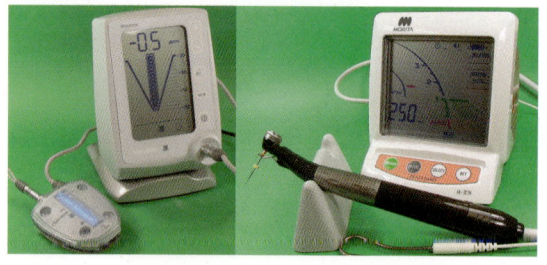

図9-8 付加機能を持つ電気的根管長測定器．左：DIAGUNOTIC．本体とは別に，胸上におけるような連動インジケータが付属している．右：DENTAPORT．減速コントラが電気的根管長測定器に連動し根管切削範囲や，NiTi器具の回転方向などを自動制御される．背面モジュール交換で電気的測定器として単独応用も可能．

電気的計測時のエラーを認知するためにも，歯の全長の解剖学的平均値の理解は必須である．ただし，根尖孔を穿通した際の術者手指の感覚や，根尖孔を超えた場合の患者の疼痛も参考情報ではあるが，作業長を決定できる情報とはいえない．

◆臨床のヒント◆

抜髄根管，感染根管を問わず，極端なオーバーインスツルメンテーションを行ってもほとんど疼痛を訴えない場合も多い．患者が疼痛を訴えない状況は，必ずしも根管内に限定した操作を示す情報ではないことに注意する．

c．根管長測定，作業長決定の術式

基本原則は，上記のような複数情報を重ね合わせることで，最終的に設定する作業長を精度高く適正なものにすることである．そのためには，的確かつ定型的に情報を記録することが重要である．

◆臨床のヒント◆

表9-1に根管処置時の各種数値の記録項目を列挙した．以下に臨床的手順とポイントを挙げる．

（1）術前X線写真での根管長予測：
- 予測根管長は日本人の歯種平均値と比較する（表9-2）．
- 値がかけ離れていたらX線像の歪みや患歯の特殊性に念頭におく．

（2）電気的根管長測定器を併用した根管のパスファインディング：
- 根尖孔までの経路探索，パスファインディングに先立ち，根管歯冠側1/2の拡大を行う．根中央部までの経路が便宜的に直線化されることで，その後に「作業長の短縮」による作業長の修正を行う必要性がなくなる（図9-9）．
- 根管経路探索ファイルに予測根管長をラバーストッパーで印記する．

（3）根管長の測定，作業長の決定：
- 電気的根管長測定器を用いて根尖孔部を検出し，基準点から距離（根管長）よりも0.5〜1mm短く作業長を設定．

表9-1 根管長測定，拡大形成時に記録する項目

名　称	略　号	
基 準 点	R P	(Reference Point)
X線時挿入長	I L	(Insertion Length)
根 管 長	RCL	(Root Canal Length)
作 業 長	W L	(Working Length)
根尖初期適合号数	IAF	(Initial Apical File)
（根尖穿通号数）	P F	(Penetration File)
根尖形成号数	MAF	(Master Apical File)

表9-2 日本人永久歯の解剖学的平均長

上顎(mm)	歯種	下顎(mm)
22.8	中切歯	19.9
21.9	側切歯	21.0
26.0	犬　歯	24.7
20.8	第一小臼歯	21.7
20.5	第二小臼歯	20.9
18.4	第一大臼歯	19.3
18.7	第二大臼歯	19.0

（上條：日本人永久歯解剖学より）

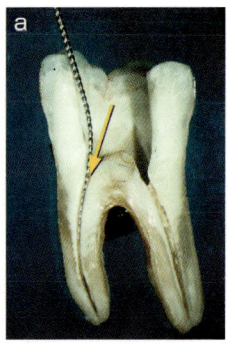

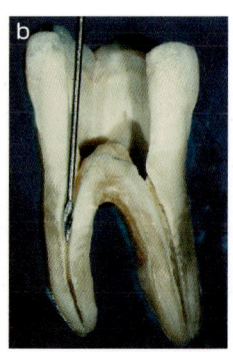

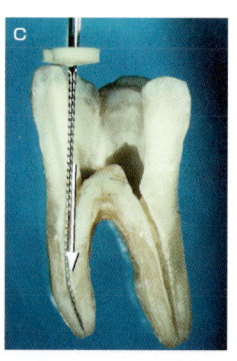

図9-9a〜c　ファイルの根尖部直達性の違い．根管歯冠側1/2切削前の根管経路（a）に比べ，ゲイツグリデンドリルで切削後（b）にパスファインディング（c）する場合は，便宜的直線化が根尖側への器具直達の効果を上げていることがわかる（加藤広之：根管の解剖学的特徴；黒崎紀正ほか編：イラストレイテッド・クリニカルデンティストリー，2．歯・歯髄・歯周組織の疾患．124-127，医歯薬出版，東京，2001より引用）．

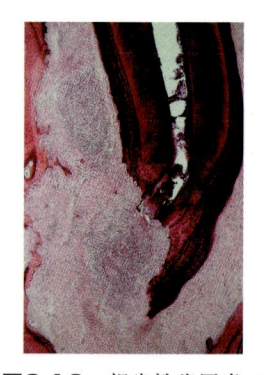

図9-10　根尖性歯周炎の病理像（サル）．根尖孔付近の歯根吸収が顕著．感染根管治療では根尖狭窄部が吸収により破壊されていることも多い．

- 根管長測定のための計測「基準点」（操作の起始点）を明確に規定する．
- 大臼歯部では基準点が不明確になりやすいので，髄室開拡終了の段階で咬頭を削去して平坦化すると，窩洞辺縁各所が基準点として明確になる．

（4）設定した作業長のX線的確認：
- 電気的根管長測定器で作業長を設定後，X線撮影でファイルの到達位置を必ず確認する．このファイル先端の位置が，以降の画像診断上の根尖部基準点となる．
- 撮影には根管内挿入時に抵抗感を生じつつ設定作業長まで達するサイズのファイル，すなわち根尖部初期適合ファイル（Initial Apical File：IAF）を入れた状態で撮影を行う．撮影時ファイルのズレによる誤差を生じにくい．
- 撮影が終わったら，即時に挿入ファイルの作業長を再確認する．
- IAFを記録し，最低3サイズ大きくするのがMAFのミニマムサイズ設定となる（例：IAF=#20なら，#25→#30→#35=MAFが最低限の目安）．

（5）設定した作業長の適否判定：
- ファイルの到達位置が歯根内側で，X線的根尖から0.5mm以上離れているならば適正な到達位置と判定する．作業長で挿入し，ファイルの先端がX線的根尖と一致する場合は根尖孔を越え，歯根膜領域に突出と判定する．
- ファイルの先端がX線的根尖から2mm以上離れても適正な場合がある．根尖孔が歯根尖端に開口していない状況も想定されるので，電気的に再計測する．感染根管治療では根尖孔付近の歯質吸収例も多い（図9-10）．

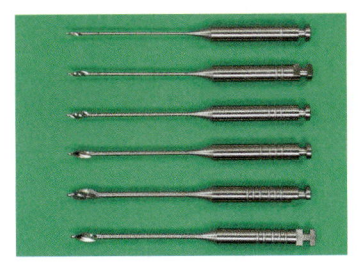

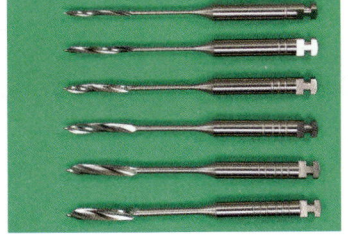

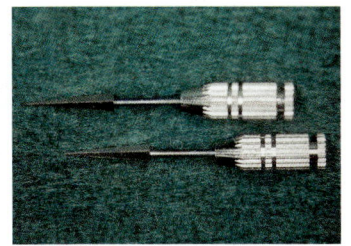

図9-11　ゲイツグリデンドリル．　　図9-12　ピーソーリーマー．　　図9-13　根管口拡大用器具オリフィスワイドナー．

B．根管拡大・形成

a．根管拡大用切削機器

1）根管口部拡大用器具

①ゲイツグリデンドリル（図9-11）

②ピーソーリーマー（図9-12）

③オリフィスワイドナー（図9-13）

①と②は電気エンジン回転切削具．③は手用器具である．根管拡大形成では主にゲイツグリデンドリルを使用．ピーソーリーマーは根管中央付近までの便宜的フレアー形成には不向きである．

◆**臨床のヒント**◆

・刃の長さの差は根管内での切削挙動に影響する（図9-14）．大臼歯近心根でのピーソーリーマーの使用は根中央付近分岐側に穿孔するリスクが高い（図9-15）．
・刃部先端部直径はゲイツグリデンドリルとピーソーリーマーで異なる．後者のサイズのほうが1段階大きい（表9-3）．

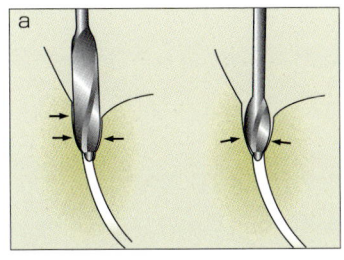

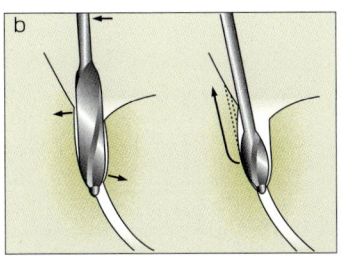

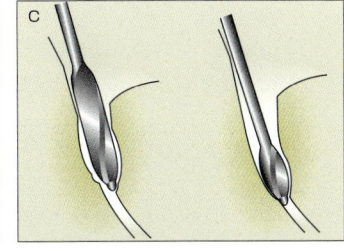

図9-14a〜c　ゲイツグリデンドリル（GG）とピーソーリーマー（PR）の根管口部切削挙動の違い．彎曲根管において，便宜的直線化を図ろうと歯冠側外彎側を掻き上げ動作で選択的に削去しようとすると，PRでは刃部が長いために，「てこ」の挙動をして，先端付近ではかえって内彎側の過剰切削を引き起こしかねない．

1 根管の機械的清掃

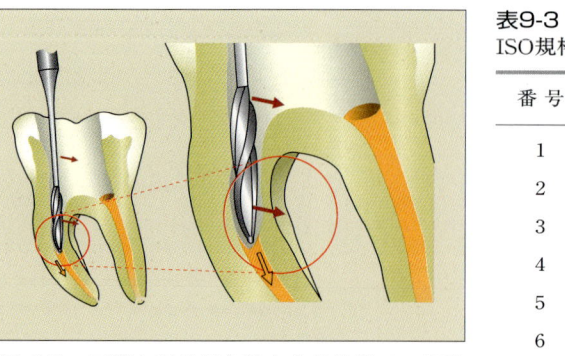

図9-15 下顎大臼歯近心根中央分岐側での穿孔のリスク．ピーソーリーマーは根面溝の深い分岐側に穿孔を引き起こしやすい．

表9-3 根管口拡大用器具（type G, type P）のISO規格

番号	マーク	Gates刃部直径（φmm）	Peeso刃部直径（φmm）
1	I	0.50	0.70
2	II	0.70	0.90
3	III	0.90	1.10
4	IIII	1.10	1.30
5	IIIII	1.30	1.50
6	III III	1.50	1.70

表9-4 手用根管拡大形成用器具の形態に関するISO規格概要

規格項目	規格内容
刃部の直径	刃部のD1：先端直径，D2：終端直径を規定（D1：φ0.08mm〜1.40mm）
刃部の長さ	16mm
刃部のテーパー	0.02で一定（先端から1mmごとに0.02mmずつ直径増加）
刃部の先端角度	60〜90°
作業部（刃部＋基部）長さ	21mm，25mm，28mm以上
器具のサイズ表記	刃部のD1直径を100倍した数値で表記
サイズのラインナップ	先端サイズが10〜60号は0.05mm刻み，60〜140号は0.10mm刻みで設定．例外は8号：0.08mm
ハンドル・カラーコード	15号から順に白，黄，赤，青，緑，黒を反復し，サイズに応じて規定．例外は8号：灰色，10号：紫
器具のシンボルマーク	▲：リーマー，■：K-ファイル，●：H-ファイル

2）根管拡大形成用器具

①手用根管拡大形成用器具

多くの種類があるが，形態・サイズ（ISO規格か否か），材質（ステンレススチール製かニッケルチタン製か），によって大別できる．

（ⅰ）ISO規格（国際標準規格）に則って作られた器具：
リーマー，K-ファイル，H-ファイル，ラットテールファイル（ラスプ）．

（ⅱ）ISO規格（国際標準規格）に準じるが，特異な刃部横断面形態を持つ器具：
ダイアモンドファイル（K-フレックス），トリプルファイル，RTファイル，Sファイルなど．

（ⅲ）ISO規格（国際標準規格）に準じていない形態やニッケルチタン製器具：
アピカルリーマー，プロファイルシリーズ29，ニチフレックスファイルなど．

第9章　感染根管治療

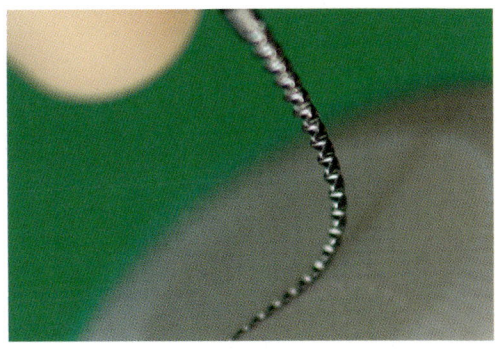

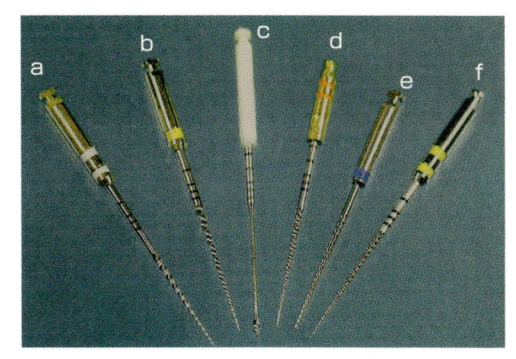

図9-16　ニッケルチタン（NiTi）製根管拡大器具．左：NiTiの超弾性によってファイルはしなやかで柔軟性に富む．右：各種のNiTi製ファイル．ａ；GT rotary file，ｂ；Protaper™，ｃ；LightSpeed™，ｄ；Quantec™，ｅ；TacEndo file，ｆ；Profile®.

◆臨床のヒント◆
・手用根管拡大形成用器具形態に関するISO規格を**表9-4**にまとめた．
・現時点ではニッケルチタン（NiTi）製根管切削用器具に関するISO規格は未定．

②機械的根管拡大用機器

（ⅰ）電気エンジンの回転動作利用した切削機器

反転動作（1／3〜1／4回転）や上下動作（0.4〜1.0mm程度）によるもの：ほとんどの装置ではK‐ファイル型やラスプ型の切削用具を用いる．

　　・両動作併用：ジロマチックコントラ，エンドドンティックコントラなど
　　・上下動のみのもの：キャナル・ファインダー，SEC1-0ハンドピースなど

減速コントラハンドピース（1／16〜1／128減速）を用い全回転動作によるもの：全回転動作で用いる最近の器具はほとんどが，ニッケルチタン（NiTi）製の器具である．NiTiの特性である超弾性を利用し，ステンレススチールにはない柔軟性を発揮し，彎曲根管の追従性に優れている（**図9-16**）．

　　・NiTi製切削器具：GT rotary file，Profile®，Protaper™，Quantec™，
　　　　　　　　　　　TacEndo file，K3Endo，LightSpeed™，など

◆臨床のヒント◆
・NiTi製器具は柔軟性に優れるが，耐回転強度はステンレススチール製器具に比べ概ね半分以下と著しく劣り，使用法によっては根管内で容易に破断する．
・全回転で用いるNiTi器具は，テーパーや横断面形態，駆動装置の工夫，使用回数規定によって破断リスクを回避しているので，必ず各器具所定のシステムに則って使用すること．
・主なNiTi製器具について，刃の形態，根管切削条件について**表9-5**と**図9-17**にまとめた．

101

1 根管の機械的清掃

表9-5 NiTi製根管拡大用器具の比較

NiTi製器具	形成術式	回転数(rpm)	刃部テーパー
GT rotary file	Crown Down	150〜350	0.04〜0.12
ProTaper™	Crown Down	300〜350	0.02〜0.15
LightSpeed™	Step Back	750〜2000	—
Quantec™	Step Back	300	0.02〜0.06
TacEndo file	Crown Down	300〜600	0.02〜0.06
Profile®	Crown Down	300〜350	0.04〜0.06

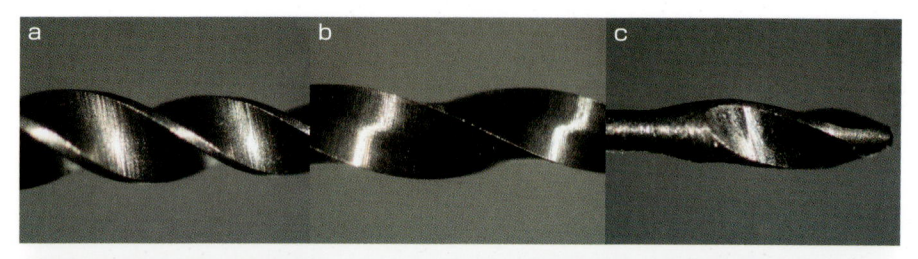

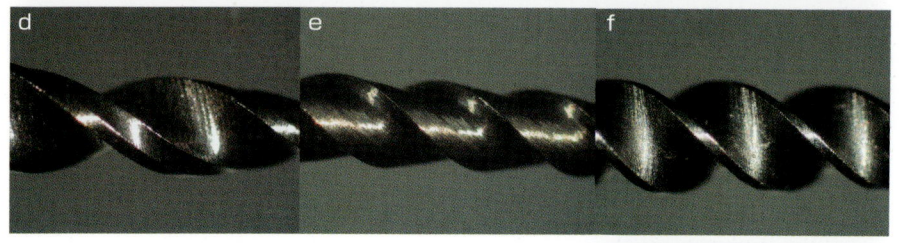

図9-17a〜g NiTi製根管拡大用器具の刃部形態．a；GT rotary file，b；Protaper™，c；LightSpeed™，d；Quantec™，e；TacEndo file，f；Profile®（ISO），g；K3 Endo．刃部のエッジの有無やピッチ，溝形状がそれぞれ異なっている．

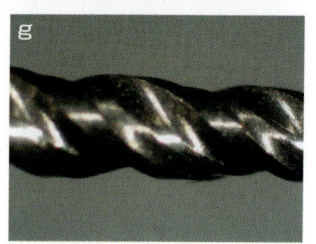

（ⅱ）振動を利用した切削機器（図9-18，19）

超音波振動（ultra sonic）装置によるもの：エナック，ソルフィー，スプラッソンなど

可聴域振動（sonic）ハンドピース：メカソニック，ジロソニック，ルーティーなど

◆臨床のヒント◆

・超音波振動装置は，振動とキャビテーションで洗浄効果に優れ，チップのどの部分でも切削効率が高いが，根尖部で過剰切削を来しやすい．

・可聴域振動ハンドピースの切削効率は基部に近い方が強く，先端部はやや切削効率が低いため，根尖側1/3での安全性が高く使用しやすい．

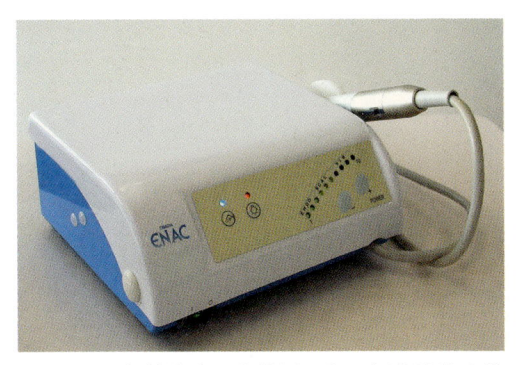

図9-18 根管治療にも使用できる超音波発生装置(エナック).

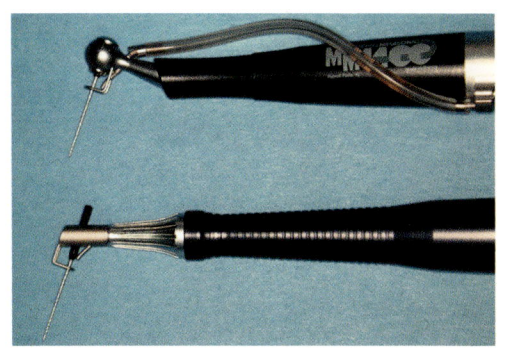

図9-19 可聴域振動による根管治療用ハンドピース. 上：メカソニック, 下：ジロソニック.

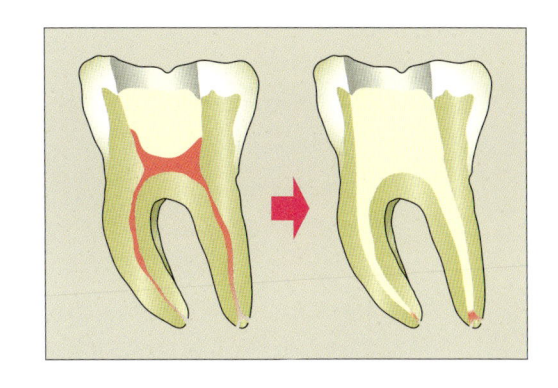

図9-20 根管形成で目指す形態. アピカルストップを付与し段差のない全体がなめらかに移行するフレアー状形態を付与する.

b．根管形成法

1）根管切削でめざす基本形態

　確実な根管充填のためには，①根尖部に抵抗形態（apical stop）を付与すること，②根尖孔部から根管口部にかけ連続的で段差のない滑らかな「フレアー状形態」を付与すること，の2つが要件である（図9-20）．

　感染根管治療では根尖孔の穿通により，根尖部膿瘍からの排膿路の確保を行うことが多い．根尖孔を穿通したファイルのサイズを記録しておくことが重要である．

◆臨床のヒント◆
- 根尖孔の穿通は，膿瘍切開に相当するが，局所内圧は亢進しているのであまり大きくする必要はない．根尖孔が小さい場合，25号を目安に穿通する．
- 根尖孔穿通操作は不必要に反復しないこと．根尖孔部の外彎側が選択的に切削され，ジップ形成となり根尖孔が涙滴型になる．
- 再穿通の必要が生じたら，当初の穿通サイズより細いK-ファイルにプレカーブを付与して行う．

1 根管の機械的清掃

表9-6 根管形成法の分類

① 根尖部から処置を始める方法
・ステップバック法
・アンチカーバチャー法（USC法）
・バランスドフォース法
② 根管口部から根尖方向へ進める方法
・クラウンダウン法
・クラウンダウンプレシャレス法
・ダブルフレア法
③ 両者の手順を併用・交互に行う方法
・ステップダウン法
・オハイオ州立大法

表9-7 根管形成の標準的コンセプト

◆形成形態概形：
段差のない滑らかなフレアー状形態

◆根管歯冠側1/2：
機械的切削具で効率的に外彎側の便宜的直線化を図る．

◆根管根尖側1/2：
元々の根管経路を損なわず，ステップバック法に準じて切削しフレアー状形態を付与する．

２）各種の根管形成術式の種類

根管形成法には
①根尖部から処置を始める方法
②根管口部から根尖方向へ進める方法
③両者の手順を併用または交互に行う方法，の３つに分けられる（表9-6）．
各形成法の共通項からまとめられる標準的コンセプトを表9-7に示す．

３）根管形成の基本手順

基本術式として標準的な切削器具である手用K‐ファイルと，エンジン用ゲイツグリデンドリル（以下GG）を用いる方法を表9-8と図9-21に示した．
これは，ステップダウン法に準じた方法で，大きく４ステップに分かれている．髄室開拡後の器具操作を図9-22，23に示した．

４）根管拡大形成と主根管分岐・根管彎曲

感染排除の第一歩はまず主根管の数，分岐を見落とさないことである．また，根管彎

表9-8 根管形成の基本術式

1．髄室開拡　Coronal access：
   天蓋除去
   髄室側壁の整理（GG#5 使用）
2．根管歯冠側1/2形成　Radicular access：
   根管口部の根管経路探索（#15Kfile）
   根管歯冠側1/2ガイド形成（#15～25Kfile）
   GGによる歯冠側1/2形成（GG#4，3，2）
3．作業長の設定　Determination of working length：
   根管経路の探索pathfinding（#10Kfile）
   根管長測定，作業長決定
4．根尖側1/2部の形成　Apical instrumentation：
   ステップバック形成（Kfile）
   再帰ファイリング recapitulation

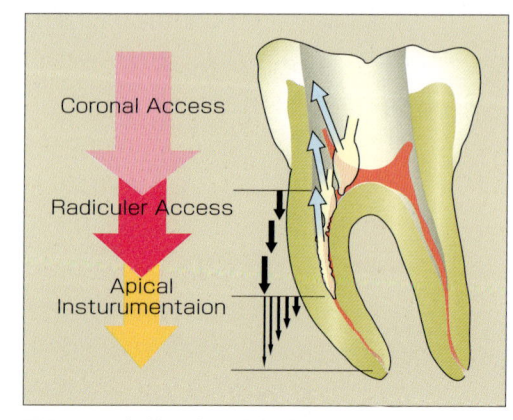

図9-21 根管形成の進行手順．

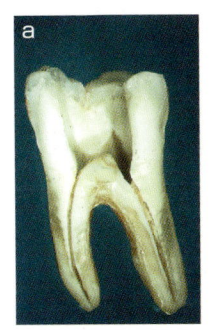

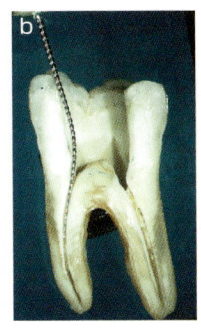

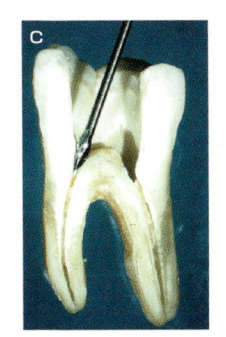

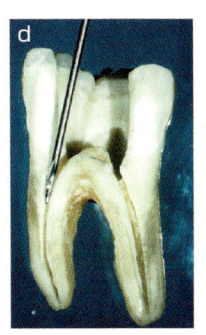

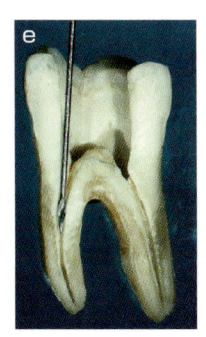

図9-22a〜e　ゲイツグリデンドリル(GG)による根管歯冠側1/2の形成：a．髄室開拡，根管口明示，b．歯冠側1/2のパスファインディングとGGのためのガイド形成，c．GG#4を根管開口方向に向け刃部長の深さまで外彎側を切削，d．GG#3も同様に刃部長程度根尖側に切削，e．GG#2では刃部長の1.5倍程度切削．GGの軸方向は次第に歯軸方向に立ち，根管は直線化する．

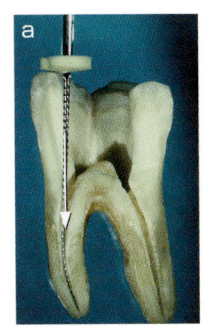

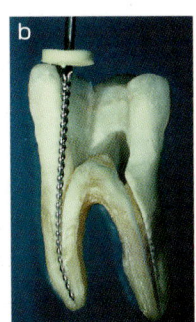

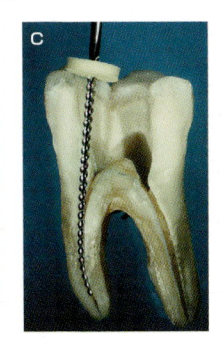

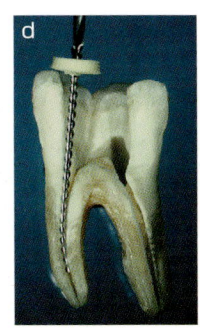

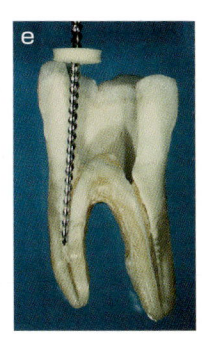

図9-23a〜e　K-ファイルによる根管根尖側1/2のステップバック形成：a．パスファインディングと作業長(WL)の設定，IAFの計測，b．根尖部形成(MAF記録)，c〜e．ステップバック形成4〜5段階でGG#2（φ0.7mm）の切削域に連結．再帰ファイリングを兼ねた仕上げ切削で滑らかなフレアー状の形態付与が完了．

図9-24　根管形態の臨床分類：（加藤の分類）；主根管の分岐状況による分類．根管拡大形成の処置手順に沿って，歯根単位に①「根管口」，②「根管中央部」，③「根尖孔部」の3カ所の位置で根管数をチェックする．歯冠側から順に3部位の根管数を連ねタイプ名とする．

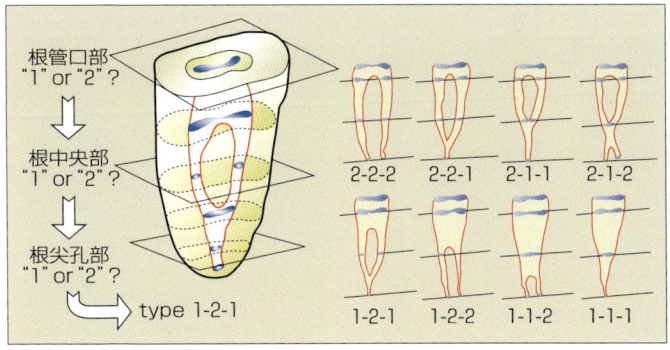

図22〜24　（加藤広之：根管の解剖学的特徴；黒崎紀正ほか編：イラストレイテッド・クリニカルデンティストリー，2．歯・歯髄・歯周組織の疾患．124-127，医歯薬出版，東京，2001より引用）．

　曲部も彎曲点の前後で感染性内容物を残しやすいことから，その状況を判定する意義は大きい．根管の分岐・癒合，そして彎曲の有無・程度を，根管口部，根中央部，根尖孔部の3カ所でチェックすると見落としが少なくなる．
　根管分岐からの根管形態の臨床分類を図9-24に示した．

2　根管の化学的清掃

　根管の形態は複雑で，多くのバリエーションに富む．そのため機械的清掃だけで根管内に存在する感染物質を排除することは極めて困難で，化学的清掃を併用することは必須である（図9-25, 26）．

　根管清掃剤には幾つかのものがあるが，化学的清掃の対象に応じて使い分ける．さらにそれらを組み合わせることで，「感染物質の排除」と「無菌環境の獲得」を達成することができる．

A．根管清掃剤

　根管清掃剤は，アルカリ剤，キレート剤，酸剤，酵素剤，その他のものに分類できる．以下に主な薬剤と特徴を示す．

a．次亜塩素酸ナトリウム製剤

　次亜塩素酸ナトリウムNaClO溶液（図9-27）は，根管の化学的清掃剤の主役である．その強力な有機質溶解作用と消毒作用は，抜髄法においても感染根管治療においても，複雑な根管系への対応上，必須薬剤である．

　根管清掃剤としては0.5%から10%までさまざまな濃度のものが用いられているが，その効力は濃度，量，時間，液温に比例する．効率的な化学的清掃（図9-28, 29）のためには，新鮮な溶液と交換しつつ，一定時間作用させる．

b．EDTA製剤

　EDTA（ethylenediamine tetraacetic asid：エチレンジアミン四酢酸あるいはエデト

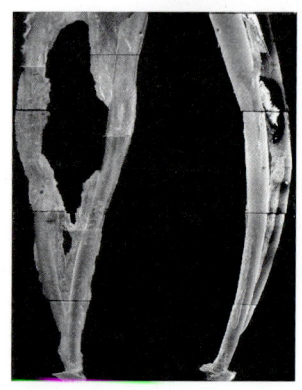

図9-25　複雑な根管形態（根管内のシリコンレプリカ像）：NiTi製拡大器具で根管切削後のレプリカ像．機械的清掃が及ばない領域がフィン（ヒレ状部）やイスムス（根管狭部）として認められる．

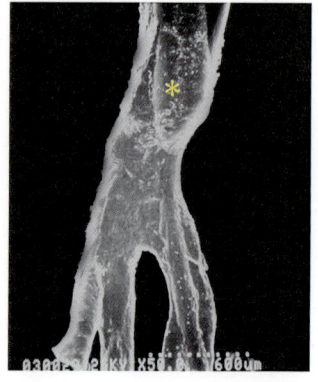

図9-26　複雑な根管形態（根管内のシリコンレプリカ像）：形成したapical stop（＊）両端には未切削領域が，以下の根尖孔部には多数の根尖分岐が認められる．これらの部位には化学的清掃が必須である．

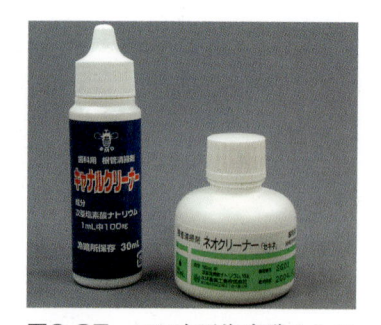

図9-27　10%次亜塩素酸ナトリウム製剤．左：停留性を持たせたペースト状製剤（キャナルクリーナー）．右：最も標準的な液状の製剤（ネオクリーナー®）．

第9章 感染根管治療

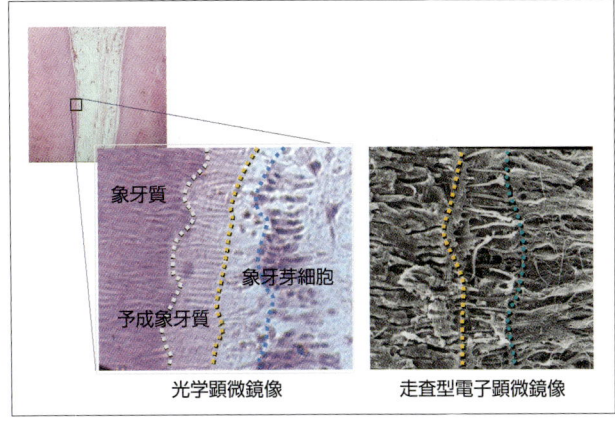

図9-28 根管壁面の象牙質歯髄複合体．抜髄時には未石灰化領域の界面で断裂して歯髄が摘出される．

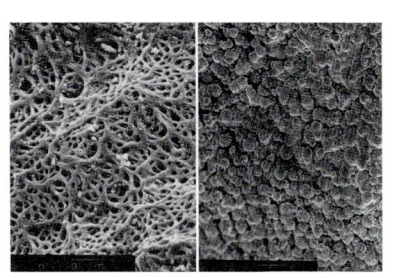

図9-29 根管清掃剤応用前後の根管壁面のSEM像．左：抜髄操作のみ根管清掃剤未使用．象牙前質のコラーゲンがネット状構造として認められる．右：10％次亜塩素酸ナトリウム製剤応用後．象牙前質の有機成分が溶解除去され，石灰化球が明瞭．

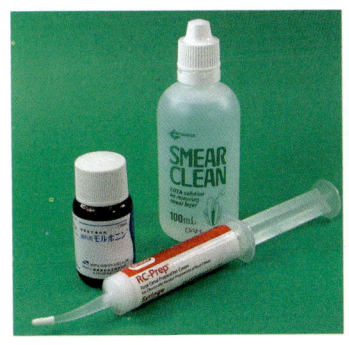

図9-30 EDTA製剤．左の「歯科用モルホニン」，右の「スメアクリーン」は液状製剤，手前の「RC-prep®」はペースト状製剤．

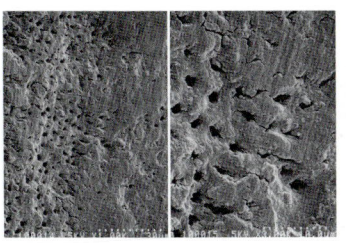

図9-31 次亜塩素酸ナトリウム浴下で拡大後の根管壁SEM像（左：1,000倍，右：3,000倍）．根管壁面はスミヤー層で覆われている．

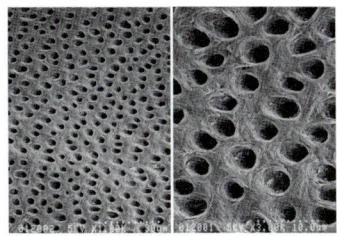

図9-32 EDTA製剤（モルホニン）を併用して拡大した根管壁SEM像（左：1,000倍，右：3,000倍）．スミヤー層はなく象牙細管は開口しているが，左では過度の脱灰傾向も認められる．

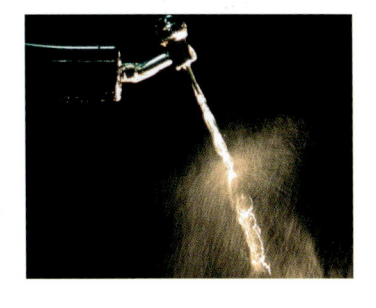

図9-33 超音波装置も根管洗浄に有効であるが，ファイル先端でも基部と同等の切削能力があり，洗浄目的で使用時にも根尖部でレッジ形成しやすいので注意を要する．

酸と呼ばれる）は，象牙質のCaと水溶性カルシウムキレートを作ることから，無機質脱灰効果を期待とする根管清掃剤として用いられている．

多くの製剤は，EDTAのナトリウム塩（EDTA-2Na）を15％含有し，ほぼ中性（pH7．3程度）に調整されたものとなっている（図9-30）．EDTA製剤はその無機質脱灰効果による根管壁切削片の溶解，狭窄した根管の開拡補助，根管壁スミヤー層の除去などの目的で臨床応用されている（図9-31，32）．

処置後は残留しないように十分な洗浄が必要である．不活性化剤として次亜塩素酸ナトリウム溶液で洗浄するのが標準的処置である．EDTA製剤の多くは液状であるが，潤滑効果を増すためにカーボワックスを添加したペースト状製剤（RC-prep）も広く使用されている．これは過酸化尿素も含有しているため，次亜塩素酸ナトリウム溶液での洗浄により発泡する．

◆臨床のヒント◆
・スミヤー層を除去後，根管消毒剤を貼薬すると根管無菌化に有効．
・EDTAをスミヤー層除去の目的に使用するならば，切削操作を終え，根管貼薬前の2分間の応用で目的は達せられる．
・超音波振動を併用（非注水）するときにはEDTAの応用は1分間でよい（図9-18，33）．
・EDTAを長時間あるいは反復応用すると根管壁面に過度の脱灰を来す（図9-32）．

c．フェノールスルフォン酸製剤（歯科用PSS）

有機質溶解と無機質脱灰の両方の効果をも持つ有機酸剤であるが，ほとんど使用されない．応用後は重炭酸水素ナトリウムで中和しなければならない．

他の有機酸では50％クエン酸ナトリウムなどの応用も検討されている．

d．オキシドール

オキシドール（局方：2.5〜3.5％過酸化水素水）は，次亜塩素酸ナトリウム溶液の中和剤として用いられる．臨床の実際では次亜塩素酸ナトリウム浴下に根管拡大形成を行ったのちに，オキシドールによる中和洗浄が一般的用法である．

応用によって

$$NaClO + H_2O_2 \rightarrow NaCl + H_2O + O_2\uparrow$$

という反応によって発泡を生じ，これにより切削片や内容物が流し出される．次亜塩素酸ナトリウム溶液とオキシドールを繰り返し交互に用いて発泡洗浄することを交互洗浄と称する．しかし根管内で急激に発泡させると，液剤と酸素が根尖孔外に圧出されるおそれがあるので，交互洗浄では液剤表層から反応させるように応用する．基本的に本剤は中和目的の補助的洗浄剤なので，発泡性をやや低下させる目的で倍希釈して1.5％過酸化水素水で用いることもある．

e．その他の洗浄剤

洗浄を目的として滅菌精製水，生理食塩液，アクリノール液なども用いられる．機能水として強電解酸性水（酸化電位水・超酸化水）の応用も検討されている．

f．ガッタパーチャ溶解剤

予後不良の根管処置歯に再治療を行う際，根管充填材の除去に用いられているガッタパーチャ溶解剤も，使用目的を限定した根管の化学的清掃剤であるともいえよう．かつてはクロロホルムがこの目的に使われていたが，発ガン性の問題から使用できなくなり，代替剤（図9-34）が開発された．一般的な根管シーラーは溶解することが可能である．

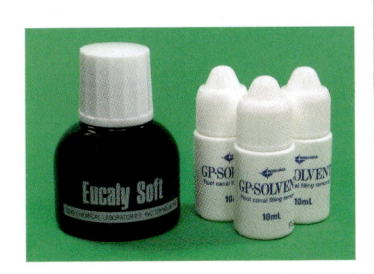

第9章　感染根管治療

図9-34　ガッタパーチャ溶解剤．左：ユーカリソフト，右：GPソルベント．主な根管シーラーも溶解できるため，再根管治療の化学的清掃には必須の薬剤である．

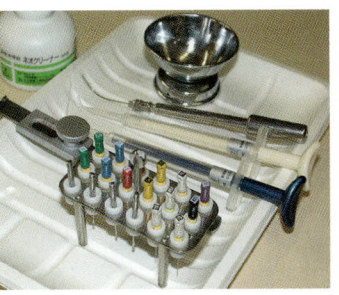

図9-35　根管治療器材の基本セット例：トレー内の手前から，ゲイツドリルおよびK-ファイルのスタンド，メジャー，根管シリンジ，根管内吸引乾燥チップ，洗浄液（オキシドール）用薬杯，トレー外は10%次亜塩素酸ナトリウム製剤．

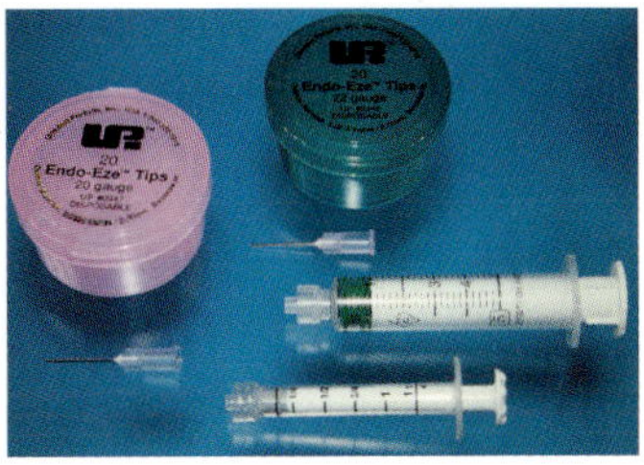

図9-36　さまざまなサイズ，形状のニードルとシリンジがセットになった製品：Endo-Eze™．洗浄や水酸化カルシウム貼薬などに用いる．

B．根管洗浄と根管乾燥

a．根管清掃剤の応用と洗浄

　根管清掃剤としては10%次亜塩素酸ナトリウム溶液と，オキシドールの組み合わせが最も基本的なものである．ポリプロピレン製根管シリンジ（図9-35, 36）やピペット，ディスポシリンジ，ガラスシリンジなどの根管洗浄用シリンジで応用するが，ガラスシリンジは傾斜させただけで内筒が移動し液垂れする危険性があり，偶発症を避ける意味から次亜塩素酸ナトリウムに用いるのは避けたほうがよい．

　根管拡大形成時は漏出しない範囲で次亜塩素酸ナトリウム溶液を根管と髄室に応用する．随時追加や洗浄を行うが，切削操作は確実に次亜塩素酸ナトリウム浴下で行い，根管内での次亜塩素酸ナトリウムの作用時間を十分に確保する．

b．交互洗浄

　根管拡大形成が終了後には次亜塩素酸ナトリウムとオキシドール（局方原液あるいは倍希釈液）による交互洗浄を行う．それに先立ちEDTAの2分間応用するのも根管消毒の観点から有効である．

c．根管乾燥

　根管洗浄後，根管貼薬あるいは根管充填を行う前には確実に洗浄液を吸湿し，根管乾燥を図らねばならない．一般的な交互洗浄で用いる次亜塩素酸ナトリウム溶液にせよオキシドールにせよ，根管洗浄剤の根尖部残留は，根尖部周囲組織に影響を及ぼしかねない．次亜塩素酸ナトリウムは根管消毒剤と反応し，薬効を減弱させる可能性があり，一方，オキシドールは組織界面で発泡し内圧亢進させ，疼痛を引き起こす可能性もある．

　根管乾燥には，スムースブローチやK-ファイルに捲いた綿栓，ペーパーポイント，根管内吸引乾燥チップなどを組み合わせて用いる（図9-37〜41）．ブローチ綿栓などは必ず乾熱滅菌器などで滅菌してから根管に応用することが必要である．

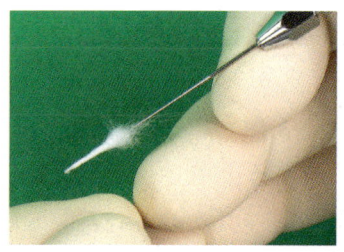

図9-37 根管拭掃用の綿栓(1). スムースブローチに綿栓を巻いたもの. 拡大したサイズに合わせて太さを調整して捲く.

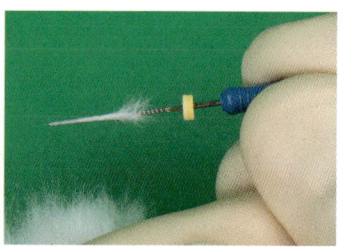

図9-38 根管拭掃用の綿栓(2). K-ファイルに捲付けた綿栓. 根管の拡大サイズより2段階ほど細いファイルを使用するとよい.

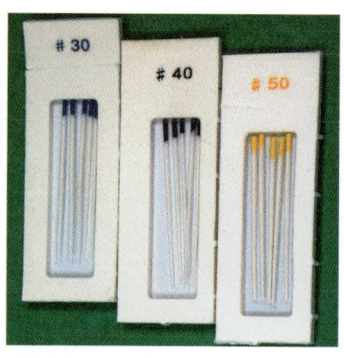

図9-39 ペーパーポイント. ISOタイプ, 全長28mm.

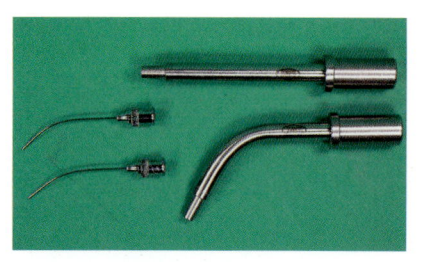

図9-40 根管吸引乾燥用チップ(バキューム用). 交互洗浄時にはニードルなしで洗浄液を吸引し, その後ニードル(先端ϕ:0.6mm)をつけ根管内を吸引乾燥する.

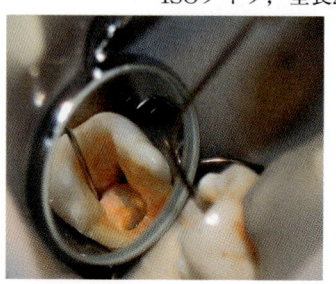

図9-41 根管サクションによる根管の吸引乾燥. 洗浄液を吸引するとともに, 空気の環流によって根管内の大部分が乾燥する. この後ペーパーポイントで根尖付近の水分を吸湿する.

◆**臨床のヒント**◆

根管乾燥にはニードル付きバキュームチップを用いて吸引乾燥すると効率的である. 図9-40はバキューム用吸引管だが, 排唾管用タイプの製品もある. これらを使用すると根尖部のみ滅菌ペーパーポイント1〜2本の使用で乾燥が完了する.

3 根管消毒

「根管消毒」は根管内への薬剤応用で達成されるが, 機械的・化学的清掃の段階を含め, それぞれの場で薬剤を併用することで効率的な治療結果が得られる(図9-42). 根管消毒は, 「根管貼薬剤」(根管治療剤)だけが担うのではなく, また一方, 根管貼薬剤の応用目的も「消毒」だけではない. 根管貼薬剤は以下の応用目的で使い分ける.
①殺菌・消毒(感染対応), ②鎮痛・鎮静(疼痛対応), ③消炎・治癒促進(組織反応対応), ④再感染防止(リスク回避)

a. 根管治療剤の種類と選択の目安

図9-43〜47に主な根管貼薬剤を示す. 感染根管治療では, 症状や治療の推移に合わせ薬剤選択する. 選択の目安として表9-9に各薬剤の特徴・効果を示した.

図9-42 根管拡大と清掃剤，貼薬剤の併用の効果（有泉 実ほか：日歯内療会誌，17（1）：17-25, 1996 より改変）．拡大：生理食塩液浴下に根管の拡大形成．FG：根管貼薬剤 FGを応用．NaClO：拡大時の清掃剤に10%NaClOを併用．嫌気的好気的培養で陰性獲得までの平均回数を示す．薬剤の併用が効率的治癒につながる．

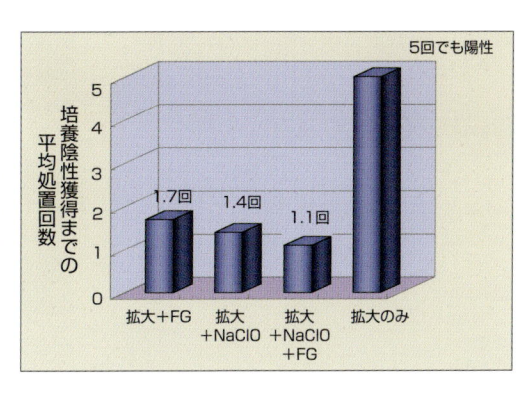

b．根管貼薬剤の応用

応用根管への応用法としては，液状のものであればMAF相当サイズの滅菌ペーパーポイントの使用がベスト（図9-48）．ブローチ綿栓は根尖孔から突き出す可能性がある．ホルマリン系では髄室や根管口包摂を選択してもよい．水酸化カルシウムの貼薬にはレンツロ（図9-49）やシリンジ（図9-47）などを使用するが，根尖孔部に到達するようにコントロールすることが重要である．応用手順を図9-50にフローチャートで示した．

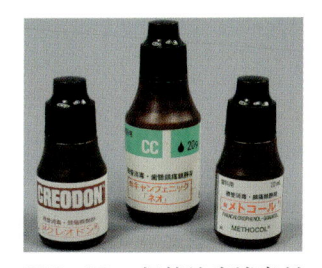

図9-43 根管治療消毒剤（1）フェノール系製剤．左からグアヤコール製剤，フェノールカンファー製剤，パラモノクロロフェノール・グアヤコール製．

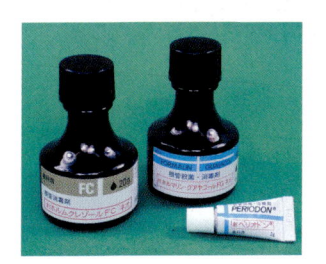

図9-44 根管治療消毒剤（2）ホルムアルデヒド系製剤．左：ホルマリン・トリクレゾール系，中：ホルマリン・グアヤコール系，右：パラホルム製剤．

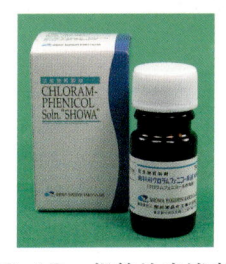

図9-45 根管治療消毒剤（3）：歯科用クロラムフェニコール液．根管貼薬用として唯一市販されている抗生物質．

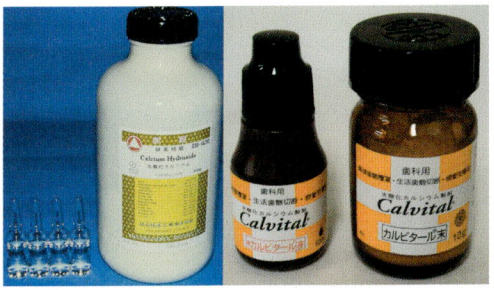

図9-46 根管治療消毒剤（4）水酸化カルシウム．左：水酸化カルシウム（特級試薬）と滅菌精製水，右：水酸化カルシウム・ヨードホルム製剤Calvital®．粉剤に抗菌薬，液剤に局所麻酔薬が配合され，標準練和時中の水酸化カルシウムの含有量は約50%である．

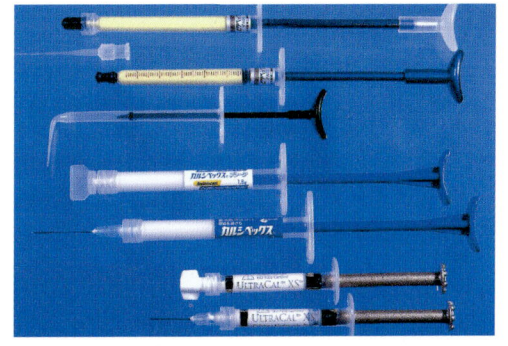

図9-47 根管治療消毒剤（5）プレミックスタイプ水酸化カルシウム製剤．おおむね25〜35%を含有．シリコンオイル練和のVitapex®（上）は，根管充填材なので薬効成分が徐放しにくい処方である．

3 根管消毒

表9-9 根管治療消毒薬の特徴・効果

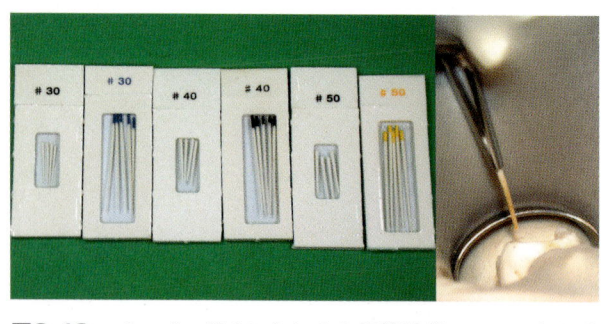

	ホルマリン系	パラホルム系	パラクロロフェノール系	グアヤコール	水酸化カルシウム
消毒効果の強さ	◎	◎	○	△	○
消毒効果の持続性	△	◎	△	△	◎
鎮静鎮痛効果	△	—	○	○	△
組織壊死作用	◎	◎	○	—	△
組織治癒促進効果	—	—	—	—	◎

図9-48 ペーパーポイントによる根管貼薬.ショートタイプ・ペーパーポイント(JM製)は形成後の根管に貼薬応用しやすい規格,全長12mm(日本人平均歯根長に近似),テーパー0.04になっている.ISO型(28mm)のように余剰部分を鋏でカットする必要がなく,滅菌包装なので利便性が高い.

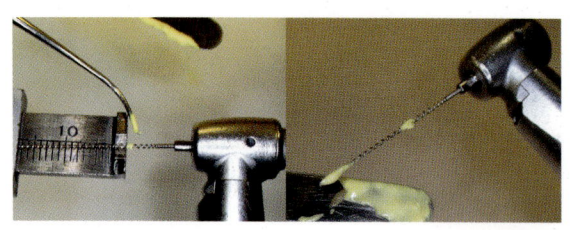

図9-49 レンツロによる水酸化カルシウムの根管貼薬の工夫.左:貼薬用Ca(OH)$_2$糊剤でレンツロに作業長を印記.回転時にラバーストッパーのようなズレがなく,根管口部の視野を妨げない.右:貼薬用ペーストをレンツロの先端3〜4mmに少量を塗布.最初に多量に塗布して根管に挿入すると,填入時に根尖部の空気の逃げ場がなく,根尖側にペーストが届かず死腔ができやすい.

◆ **臨床のヒント** ◆

・グアヤコールとクロラムフェニコールを除き,他の根管治療剤の組織腐蝕作用は強いものが多い.
・抗生物質の根管内局所応用(3 Mix剤を含め)は,従来薬での治療が非奏功の場合に,細菌培養感受性試験で原因が細菌の存在であることを明確にし,奏功する抗生物質を選択する方法がベストである.

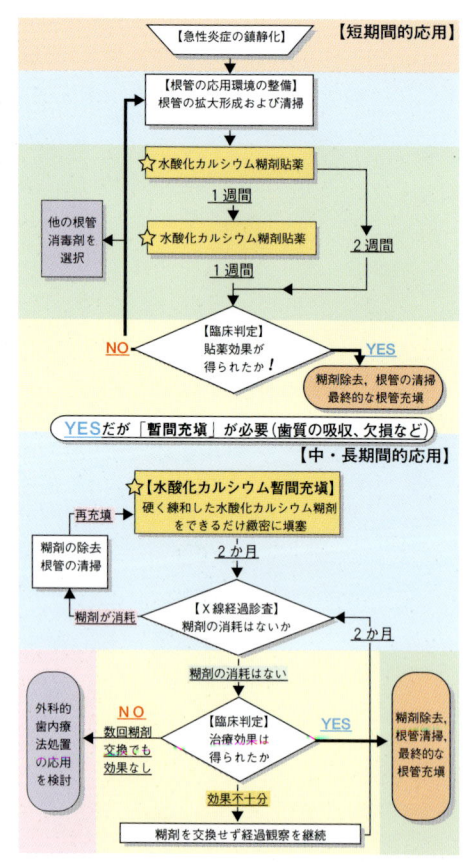

図9-50 水酸化カルシウムの根管治療剤として応用のフローチャート(加藤広之ほか:日歯医師会誌,50:31-36, 51:37-44, 1998より引用).

4　細菌検査

はじめに

　歯内－歯周組織感染症の原因が細菌であることは周知の事実であろう．感染根管治療は，根尖部や時には根尖歯周組織に存在する細菌に対し施される臨床細菌学的処置[1,2,3]でもある．

　感染根管治療のゴールとなる根管充填時期の臨床基準は，①根管の完全な拡大清掃，②自発痛の消失，③根尖部歯肉の発赤，腫脹，圧痛の消失，④打診反応の消失，⑤瘻孔の閉鎖，⑥根管からの排膿，出血の消失，⑦前回挿入した綿栓が乾燥状態で血液や膿汁がなく，腐敗臭や着色もみられず，多量の滲出液がないとき，⑧根管の無菌化が確認されたとき[4]とされている．比較的有用とされる②〜⑦などは，根管の無菌化がなされていなくとも，細菌量が減少すれば起こりうる現象と推察されるし，これらの症状が術前よりみられない症例も多々存在している．したがって，最も客観的な評価基準は細菌学的無菌検査であり，術中の根管の診査には不可欠である[5,6,7]ことが理解される．

A．細菌検査法の種類

　表9-10に根管内および根尖周囲の客観的検査法を示す．

　塗抹試験法は滲出液中の細菌および白血球などを検査することを目的とする．細菌を染色するときはグラム染色を，また血球を観察するときはギムザ染色，ライト染色（図9-51a，b）やライト・ギムザ染色などが行われる．塗抹試験法は，一般臨床では大きな根尖部病変を有する症例に応用され，後者の血球観察のため塗抹細胞診[8]が行われる．塗抹細胞診は，根尖周囲の炎症の状態を写す好中球とリンパ球および大食細胞に注目し，根尖外部炎症の消長を把握する検査法である．

　細菌培養試験法には筆者らの研究によれば臨床用無菌判定試験プラディア®よりも嫌気性細菌培養検査法が信頼性が高い[5]．これは表9-11に示すとおり，根管より分離される細菌は嫌気性菌がほとんど[9]であることからも理解できる．嫌気性細菌培養後には好気条件下でも培養することで，他の微少の好気性細菌やCandidaなどの真菌などが検出[5]されるので応用されたい．

　嫌気性細菌培養法には，診療室内で行われるチェアーサイド嫌気培養装置（図9-52），

表9-10　根管内および根尖周囲の検査法

塗抹試験法………塗抹細胞診（ギムザ染色ほか）
細菌培養試験法…臨床用無菌判定試験
　　　　　　　　　（プラディア®）
　　　　　　　　　嫌気性細菌培養検査法
　　　　　　　　　（チェアーサイド嫌気培養システムほか）

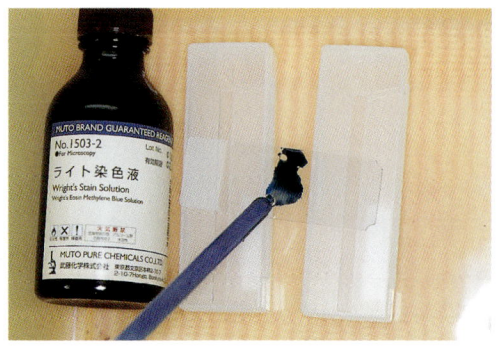

4 細菌検査

図9-51a ライト染色に必要な器材．スライドグラスに採取した試料を薄くのばし，乾燥させる．ライト染色は，染色用の湿潤室下で，ライト液10～15滴を2～3分，1/15mol/lリン酸緩衝液10～15滴を4～7分，流水15～30秒，乾燥し顕微鏡観察を行う．

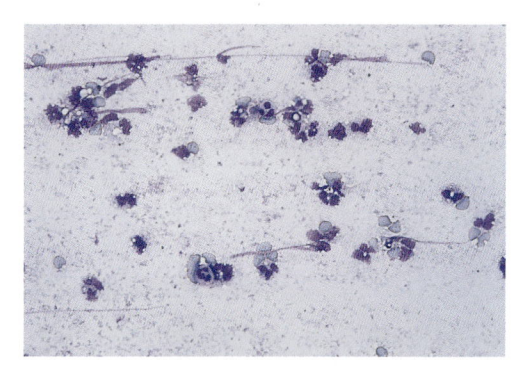

図9-51b 細胞減少漿液期．適切な感染根管治療が行われた結果，変性好中球が減少し，背景には滲出液中のタンパク質凝固成分がみられる．

表9-11 感染根管より分離される細菌種

偏性嫌気性菌	グラム陰性桿菌	*Porphyromonas*
		Prevotella
		Mitsuokella
		Fusobacterium
		Selenomonas
		Campylobacter
		Wolinella
		Treponema
	グラム陽性桿菌	*Eubacterium*
		Propionibacterium
		Lactobacillus
		Actinomyces
	グラム陽性球菌	*Peptostreptococcus*
	グラム陰性球菌	*Veillonella*
通性嫌気性菌	グラム陽性球菌	*Streptococcus*
		Enterococcus
	グラム陰性桿菌	*Eikenella*
		Capnocytophaga
	グラム陰性球菌	*Neisseria*
	グラム陽性桿菌	*Corynebacterium*
		Lactobacillus

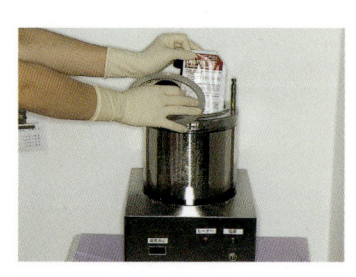

図9-52 チェアーサイド嫌気培養装置．本装置は，嫌気ジャーと恒温装置が一体となった酸素吸着方式の嫌気培養装置で，治療室内で簡便に嫌気性細菌の培養が行える．

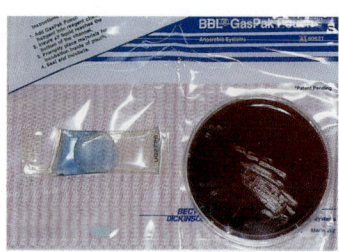

図9-53 GasPak Pouch®．青色の試薬を試薬チャンネルから入れ，嫌気培養用血液寒天培地とともにシールし，孵卵器などで48時間以上培養する．

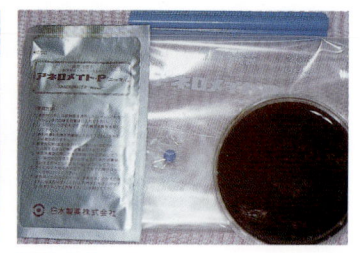

図9-54 アネロメイト-P®．嫌気培養剤を袋から出し，嫌気培養用血液寒天培地とともにシールし，孵卵器などで48時間以上培養する．

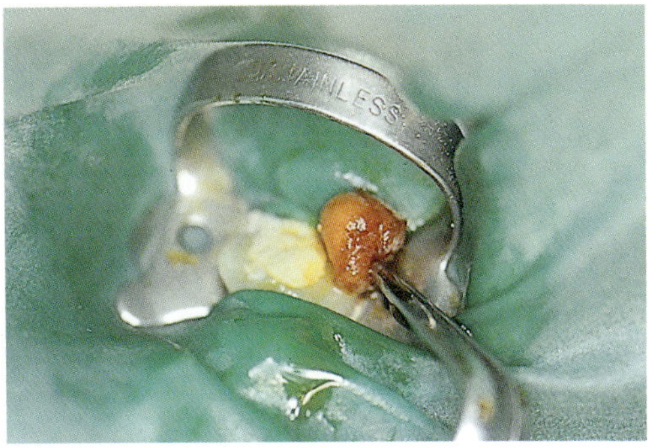

第9章　感染根管治療

図9-55　ラバーダム防湿と術野の消毒．細菌培養に関わらず，根管治療においてラバーダム防湿は重要な術前処置である．仮封材の亀裂や一部破折があるときには，亀裂部などの除去後再度消毒を行う．

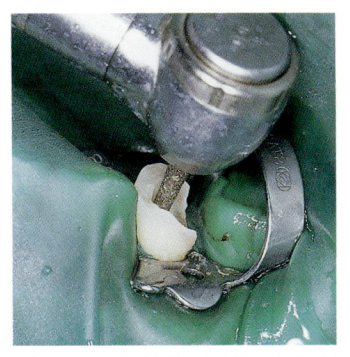

図9-56　仮封材の除去．仮封材の除去はできるならば加熱エキスカなどで行う．場合によりタービンで切削除去するが，タービンのみの除去は不適切である．

Becton Dickinson社製GasPak Pouch®（図9-53）およびニッスイ社製アネロメイト-P®（図9-54）と，クリニカルサプライ社製ケンキポーターⅡ®などに試料を移し，臨床検査センターに送る方法がある．

嫌気性細菌培養法と塗抹細胞診の単独もしくは両方を用い，感染根管歯に対する治療法の選択と治療の効果判定を行い，無菌化を目指すのである．次にチェアーサイド嫌気培養装置による嫌気性細菌培養法の術式を詳解する．

B．細菌検査法の術式

a．ラバーダム装着と患歯術野の消毒

感染根管処置を施す際には，唾液などの接触による汚染を避ける目的でラバーダム防湿を行う．ラバーダム防湿後はただちに，ヨードチンキと70％エタノールにて患歯と術野の消毒を行う（図9-55）．根管より試料を採取する際もラバーダム防湿下で行う．

b．仮封材の除去

仮封材の除去時に注意しなければならない項目は，根管内への仮封材の押し込みとタービンなどの使用による術野の汚染である．仮封材はバキュームで吸引しながら除去し，タービンの使用は最小限とする（図9-56）．

c．試料の採取

根尖部細菌の有無や診査のための試料採取法は，貼薬綿栓によるもの，滅菌ペーパーポイントによるもの，シリンジにより根尖部もしくは根尖外部より吸引するもの，ファイルなどで根尖部を一層切削して行う方法がある．貼薬綿栓によるものは貼薬剤の影響などにより必ずしも根尖部の状態を反映しているとはいえない．根尖部のわずかな滲出液や排膿があるときは滅菌ペーパーポイントが，多量の滲出液や排膿があるときはシリンジによる吸引が有効である．根管内が乾燥しているときやペースト状の根管貼薬剤を使用しているときには，ファイルなどで根尖部を一層切削し試料採取を行う方法が最も

図9-57 ファイルなどで行う試料採集の位置．ファイルなどで試料を採取する場合は，感染根管に限らず，抜髄処置においてもできる限り根管内根尖組織より採取するほうがよい．A：根尖狭窄部，B：根管内根尖組織．C：根尖部根尖組織．D：歯槽骨内根尖組織．

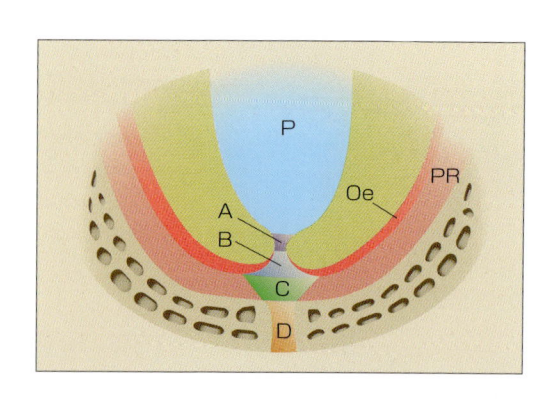

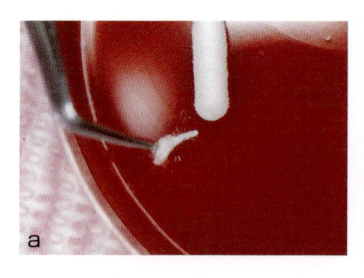

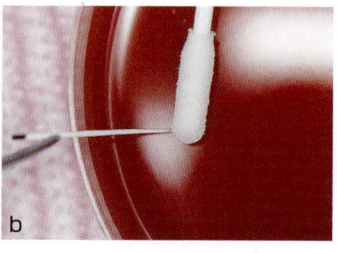

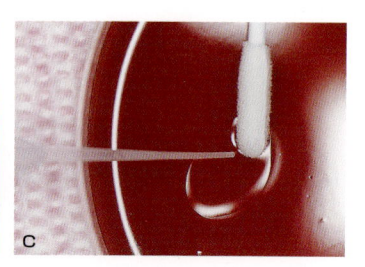

図9-58a〜d 採取した試料の培地への植え付け．a：綿栓，b：滅菌ペーパーポイント，c：滅菌ディスポーザブルシリンジ，d：ファイルによる根尖部象牙質の切削片のカルチュレットへの塗布．滲出液が多い症例は滅菌ディスポーザブルシリンジによる滲出液の吸引，根管内が乾燥しているときやペースト状の根管貼薬剤を使用しているときには，ファイルなどで根尖部を一層切削し試料採取を行う方法が最も良い．

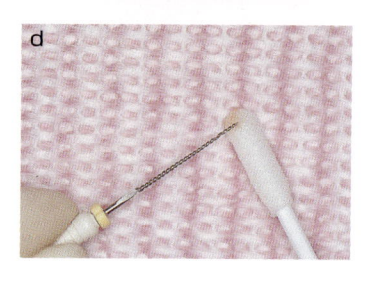

良い（図9-57）．ただし，ファイルなどで根尖部象牙質を切削するので，試料採取後は無機質溶解剤（EDTA）と有機質溶解剤（NaClO）を使用しスメアー層の再処理が必要になる．

d．血液寒天培地への分離塗抹

培地は嫌気培養用血液寒天培地を使用する．この培地には嫌気性菌の発育に必要なヘミン，メナディオン（ビタミンK）や酸化還元電位を下げるL-システインを含んでいる．

貼薬綿栓と滅菌ペーパーポイントは，先端部だけを嫌気培養用血液寒天培地に接触させ，カルチュレットで数回擦るようにする．シリンジにて吸引した滲出液や膿汁は，嫌気培養用血液寒天培地に滴下する．ファイルなどで採取した象牙質削片は，先端部だけを嫌気培養用血液寒天培地に接触させ，カルチュレットで数回擦るようにしてもよいが，カルチュレットにそのまま塗りつけるようにしてもよい（図9-58a〜d）．以後はどの方法においても図9-59のようにカルチュレットを用い段階的に塗抹することで順次希釈され，コロニー数よりおおよその菌量が，またコロニーの形態などでおおよその菌種が推定できる分離塗抹を行う．

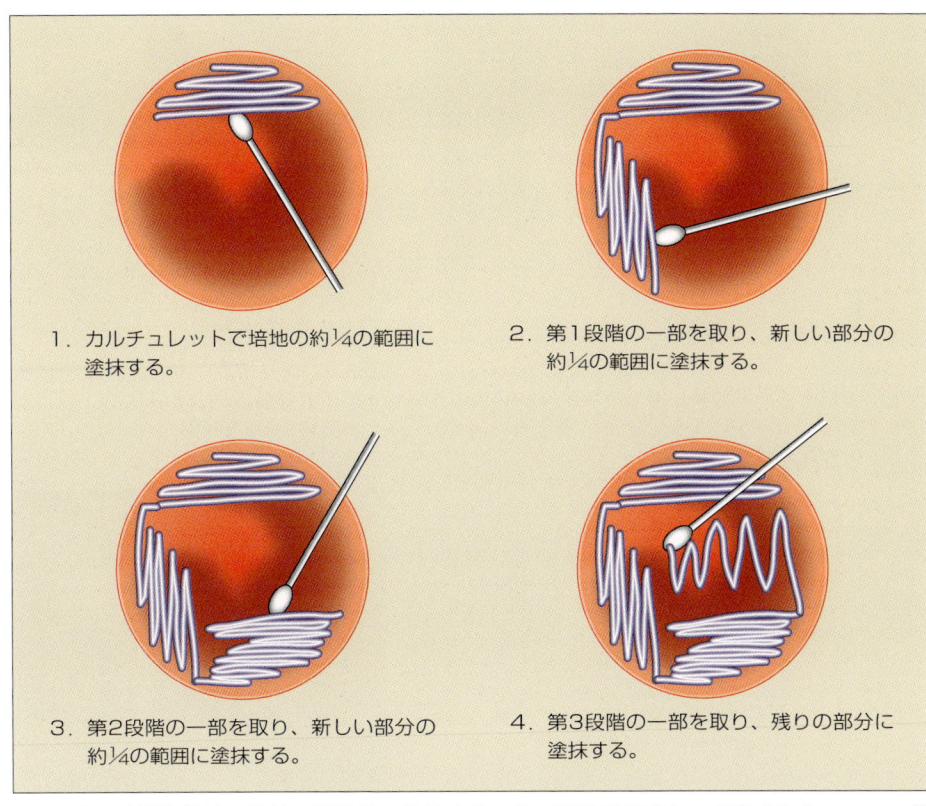

図9-59 分離塗抹法．培地に段階的に塗抹することで順次希釈され，分離されたコロニー数よりおおよその菌量が，またコロニーの形態などでおおよその菌種が推定できる．

1. カルチュレットで培地の約¼の範囲に塗抹する．
2. 第1段階の一部を取り，新しい部分の約¼の範囲に塗抹する．
3. 第2段階の一部を取り，新しい部分の約¼の範囲に塗抹する．
4. 第3段階の一部を取り，残りの部分に塗抹する．

e．嫌気培養法

チェアーサイド嫌気培養装置に，塗抹した培地面を上にした嫌気培養用血液寒天培地，嫌気ガス発生袋，カタリストとインディケーターを入れ少なくとも48時間，できれば1週間嫌気培養を行う．嫌気ガス発生袋（Bectom Dickinson社製Gas Pak®）は開封後10mlの水を入れると二酸化炭素ガスと水素ガスを発生する．二酸化炭素ガスは嫌気性菌の発育に必要で，水素ガスは酸素と反応し水となり器内を嫌気状態にする．カタリストは水素と酸素の反応促進剤で，反応時に発熱をするためプラスチックシャーレに触れないような注意が必要である（図9-60a，b）．インディケーターは器内に入れておくと2時間程度で青から白に変わり，嫌気状態が確認できるので便利である．

GasPak Pouch®やアネロメイト-P®はパック内が嫌気状態になるよう設計されており，孵卵器などで培養する．臨床的にはこれら3方法にほとんど差はないようだが，若干菌の発育はチェアーサイド嫌気培養法がよいようである．

f．判定

培養後の血液寒天培地にはコロニーがみられることがある．コロニーの数や種類により現在行っている治療が科学的で有効であるか否か，また無菌が獲得され根管充填時期かを判断する（図9-61a，b）．

4 　細菌検査

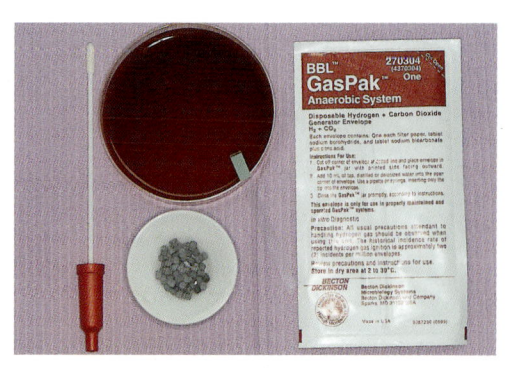

図9-60a　チェアーサイド嫌気培養装置の材料．嫌気培養用血液寒天培地，嫌気ガス発生袋，カタリストとインディケーターを嫌気培養装置に入れ少なくとも48時間培養する．

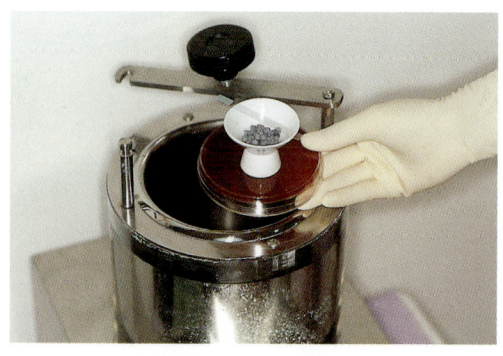

図9-60b　カタリストは反応時に熱を帯びるので熱が直接培地に伝わらないような注意（陶器などの使用）が必要である．

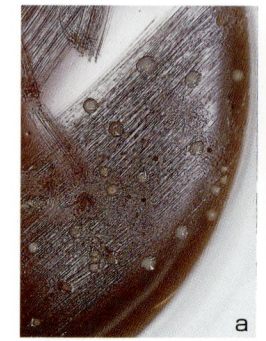

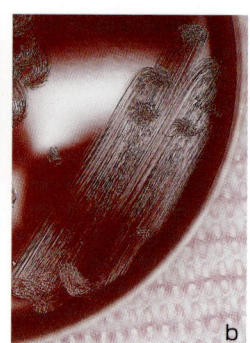

図9-61a，b　培養後の判定．a：いくつかのコロニーがみられ，根尖部に細菌が存在していることが示唆された．b：感染根管処置終了（根管充填時期）を示している．

参考文献

1) 福島久典：細菌学から見たエンドの常識．日歯医師会誌，51：17-26，1998．
2) 小林千尋：歯外療法のすすめ．日歯内療法，18：6-11，1997．
3) 戸村二郎，中野裕美，小林千尋：難治性の根尖病巣の診断と治療－臨床病理・細菌学的検査法について－．日歯内療誌，20：22-31，1999．
4) 歯科医師国家試験問題研究会編：実践2001歯科医師国家試験問題集4．学研書院，312-313，2001．
5) 紅林尚樹，前田伸子：チェアーサイドで行える根管内細菌検査装置の臨床応用．日歯保存誌，43：1030-1039，2000．
6) 池永英彰，吉田匡宏，浜口隆貢，密田　亨，戸田忠夫，福島久典，尾上孝利，金下桂三，佐川寛典：歯髄炎の根管より分離される細菌について－臨床症状との相関．日歯保存誌，35：1501-1506，1992．
7) 紅林尚樹，前田伸子：抜髄後の細菌残存率と細菌残存症例における初診時症状－チェアーサイド嫌気培養システムを利用して－．歯界展望，833-840，1999．
8) 小林幸男：所謂アムモニア銀療法における歯髄腔内浸出液に関する研究．口病誌，18：51-79，1944．
9) Hoshino E, Ando N, Kota K : Bacterial invasion of non-exposed dental pulp. Int Endodont J. 25: 2-5, 1992.
10) 井上　孝，紅林尚樹，福島久典，前田伸子，宮下裕志：科学に裏付けられた根管治療の第一歩．歯界展望，961-972，2002．

第10章

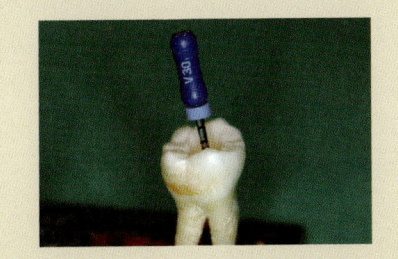

根管充塡

1 根管充塡とは

　根管内に存在する細菌およびその産生物の根尖部領域への漏洩を排除するための根管系の封鎖は，歯内治療の成功への決定的な要素の一つになると信じられている．それゆえ，根管の機械的・化学的清掃が終了し，根管内の無菌化が確認できれば，歯内治療の終末処置として根管口から根尖部の象牙－セメント質境の根尖孔まで根管を適当な材料によって充塞しなければならない．このように根管口から根尖部までの根管空隙を3次元的に緊密に適当な材料によって充塞することを根管充塡という．

A．根管充塡の目的

　抜髄症例，感染根管症例を問わず，根管の化学・機械的清掃および根管形成が終了した後の根管空隙を緊密に充塡することによって，根管と根尖部歯周組織間の交通路を遮断し，根尖部歯周組織を種々な化学的および細菌学的刺激から保護することで，歯根を歯周組織に対して無害なものとし，歯としての機能を長く保つことにある．

B．根管充塡の時期

　抜髄症例では，根管が機械的にも化学的にも十分に清掃され，抜髄後の反応性炎症が消退し，根管空隙が根管充塡のために成形された後は可及的に早く根管充塡を行うべきである．

　感染根管症例においては，根管内の感染源が完全に排除されて無菌化が確認され，根尖部歯周組織の炎症が消退したときに根管充塡を行う．

　臨床的には，次の基準に従って根管充塡の時期を決定する．
1) 自発痛，打診痛がないこと．
2) 根管から排膿，出血および滲出液がないこと．
3) 根管からの腐敗臭がないこと．
4) 根管内細菌培養検査が陰性であること．
5) 根管の機械的および化学的清掃が十分になされ，根管充塡のための根管形成が終了していること．

　以上のような条件が満たされることによって，根尖部歯周組織に急性炎症あるいは化膿性炎症の消退が推察でき，根管充塡を行うことができる．

2 根管充填材(剤)の種類

A．固形のもの

a．ガッタパーチャ

〈組成〉
- ガッタパーチャ(基材) 18〜22%
- 酸化亜鉛(フィラー) 59〜76%
- ワックスやレジン(可塑剤) 1〜4%
- 重金属硫酸塩(X線不透過性) 1〜18%

〈根管充填材としてガッタパーチャの優れた点〉
① 根管内へ加圧して充塞することによって，根管壁面への優れた適合性を示す．
② 不活性物質である．臨床に使用されているすべての材料の中でも，ガッタパーチャは不反応性である．
③ 一度硬化すると，温度変化による寸法変化を示さない．
④ 組織に対し親和性を示す．

ISO規格に従って，根管用インスツルメントと同一のサイズおよびテーパー形状に調整されたポイント状のものと円柱状に成型されたものがある．

ポイント状のものは，主に側方加圧充填法に従って根管充填する場合に応用される．しかし，最近になってニッケルチタン合金製のインスツルメントの刃部テーパー度が数倍にまで大きくなっているため，ガッタパーチャポイントにおいても従来の2%のテーパー度から4〜12%にまでテーパーが増大されたポイントも市販されている(図10-1a)．

円柱状のものは，ガッタパーチャの熱可塑性を応用して根管充填を行うようにデザインされたObtura-Ⓡとともに使用される(図10-1b)．

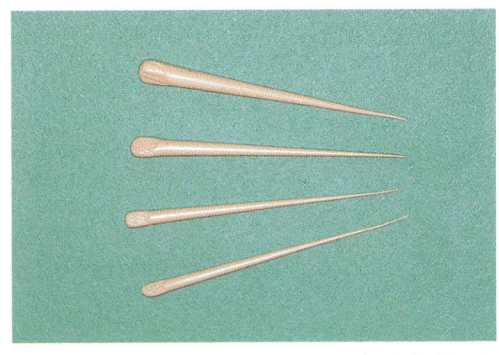

図10-1a　4〜12%のテーパーを示すガッタパーチャポイント．

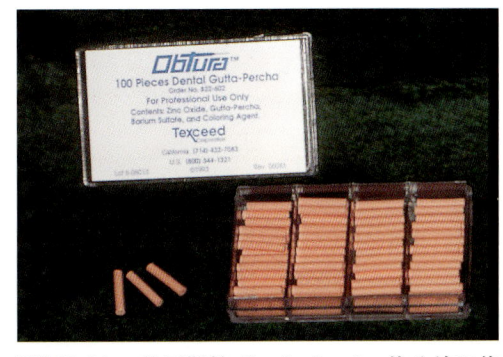

図10-1b　熱可塑性ガッタパーチャ注入法に使用されるガッタパーチャ．

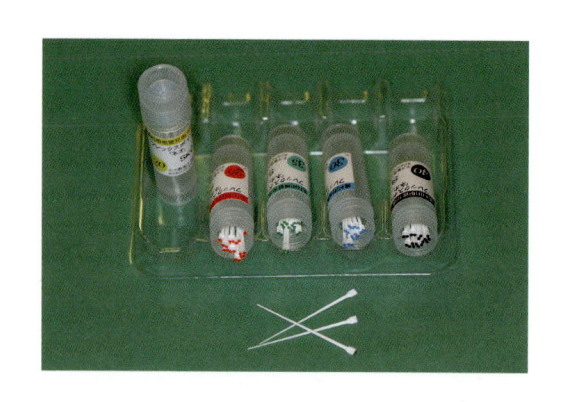

図10-2 ポリプロピレン製のポイント．ISO規格に準じて製作されている．

b．プラスチックポイント（図10-2）

ポリプロピレンを主成分とした新しい根管充填用ポイント（フレックスポイント®：ネオ製薬工業）がISO規格に基づき製作され，市販されている．この種のポイントは，細い根管への追従性に優れており，彎曲根管に対しても折れることなく挿入できる．

B．根管充填剤

根管充填剤には，根尖部歯周組織の生物学的治癒を促進させることを期待して糊剤のみを根管内に充塞して使用するものと，固形の充填材とともに根管内を物理的に緊密に充塞するために使用する根管用シーラーがある．

a．糊剤

糊剤の多くは粉末を液剤で練和し，根管内へレンツロなどを使用し搬入後，根管内で硬化させ根管を充塞する．糊剤には水酸化カルシウムあるいはヨードホルムを含有したものがある．各種糊剤の特徴として，水酸化カルシウムを含有するものには骨性瘢痕治癒あるいはセメント質の新生を促進させてアペキシフィケーションが期待できるものがある（図10-3a，b）．また，ヨードホルムを含有するものには，ヨードホルムの防腐作用および創傷治癒作用が期待できる．ただし，根管の拡大・形成時に根尖孔を破壊するような拡大・形成を行っておれば，糊剤は容易に根尖孔から溢出し，根尖部歯周組織に対し為害的に作用することもある．それゆえ，根管内を緊密に糊剤で充塞することは困難を伴う．

糊剤の種類によっては，根管内で硬化しないものもあり，根管充填後の理想とする骨

図10-3a アペキシフィケーション症例．術前．
図10-3b アペキシフィケーション症例．術後．

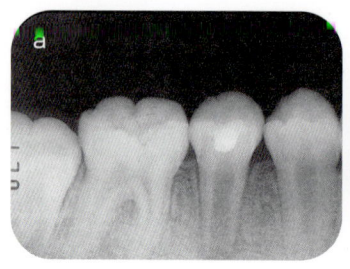

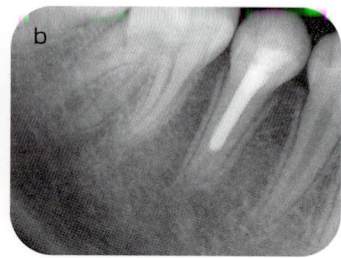

性瘢痕治癒が招来されるまでに溶解，吸収されるため永久歯の根管充填には不向きなものもみられる．

代表的な糊剤として，以下のようなものがある．

1）N$_2$（図10-4）
＜粉末＞
酸化亜鉛	3.850 g
アズナフトールスルホン酸	0.035 g
水酸化カルシウム	1.680 g
アリールアルキルスルホン酸	0.035 g
硼酸フェニール水銀	0.210 g
酸化チタニウム	0.175 g
トリオキシメチレン	0.630 g
硫酸バリウム	0.385 g

＜液＞
アズナフトールスルホン酸	0.025ml
チョウジ油	4.975ml

図10-4　N$_2$

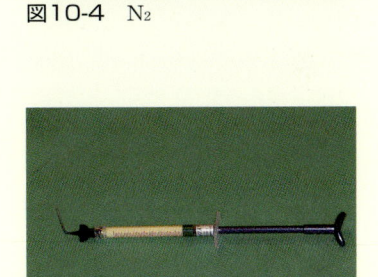

2）ビタペックス（図10-5）
水酸化カルシウム	30.7%
ヨードホルム	40.4%
シリコンオイル	22.4%
その他	6.9%

図10-5　ビタペックス．

3）Kri 1（図10-6）
ヨードホルム	80.8%
パラクロロフェノール	2.0%
dl-カンフル	4.9%
l-メントール	1.2%
基剤ラノリン	8.2%
基剤グリセリン	2.8%

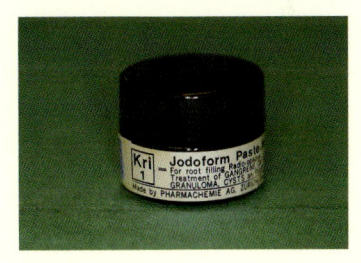

図10-6　Kri 1．

b．根管用シーラー（根管充填用セメント）

このセメントは，ガッタパーチャポイントおよびプラスチックポイントなどの固形の根管充填材を根管壁に接着させるため，あるいは複数のポイントを根管内において接着し，物理的に根管を封鎖するために使用される．根管用シーラーを併用して根管充填することで根管内を緊密に充塞できる．

一般的に使用されている根管用シーラーに以下のようなものがある．

2 根管充塡材(剤)の種類

1) キャナルス

<粉末>
酸化亜鉛	40%
ロジン	30%
硫酸バリウム	15%
次炭酸ビスマス	15%

<液>
チョウジ油	83%
落花製油	17%

2) Tubli-seal

<ベース>
酸化亜鉛	57.4%
三酸化ビスマス	7.5%
オレオーレジン	21.25%
ヨードチモール	3.75%

<キャタリスト>
油性成分	7.5%
調節剤	2.6%

3) Pulp Canal Sealer

<粉末>
酸化亜鉛	41.2%
銀粉末	30.0%
ロジン	16.0%
ヨードチモール	12.8%

<液>
チョウジ油	78.0%
カナダバルサム	22.0%

4) Sealapex

<ベース>
酸化カルシウム	50.0%
スタティサイザー	35.0%
ステアリン酸亜鉛	2.0%
酸化亜鉛	13.0%

<キャタリスト>
ライフレジン	34.0%
イソブチルサリチル酸	13.0%
メチルサリチル酸	5.0%
二酸化チタニウム	10.0%
硫酸バリウム	37.0%
色素材	1.0%

5) デンタリスKEZ

<粉末>
- 酸化亜鉛
- 水酸化カルシウム
- ヨードホルム
- その他

<液>
- ユージノール
- その他

3　根管充填法

A．単一ポイント根管充填法

1本のガッタパーチャポイントあるいはプラスチックポイントと根管用シーラーによる根管充填法である．

a．術式

1）ポイントの選択

根尖部根管を拡大・形成した根管用インスツルメントと同一サイズのガッタパーチャあるいはプラスチックポイントを選び，エンドゲージを用いてサイズの確認を行う（図10-7a，b）．

メルファー社製のエンドゲージは3.0mmの厚みがあり，ISO規格に基づき2％テーパーが付与されているため，ポイントの選択には欠かせないエンドゲージである．

2）ポイントの試適

作業長にあわせてポイントを切断し，ポイントを根管内に挿入する．引き続きX線写真撮影を行い，ポイントの根尖部への到達度を確認する（図10-7c）．

3）根管用シーラーの練和

根管用シーラーを滅菌した練板上で滅菌スパチュラを用いて練和する．練和された根管用シーラーの粘稠性は，スパチュラで練和泥を引き上げた際，約1インチ（2.5cm）の"糸を引く"程度に練和する（図10-7d）．

4）根管用シーラーの根管壁面への塗布

根管拡大・形成に使用した最終ファイルより1〜2サイズ小さなファイルに練和したシーラーをとり，作業長まで根管内へ挿入後，反時計方向へ逆回転を加えながら根管壁

単一ポイント根管充填法（図10-7a〜f）

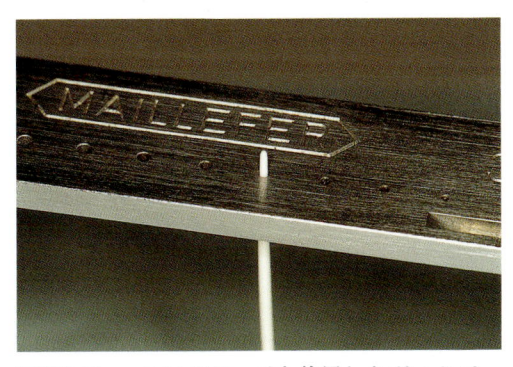

図10-7a　エンドゲージを使用したガッタパーチャポイントの確認．エンドゲージの底面からポイントの先端が突出しており，本来の規格より細いサイズと思われる．

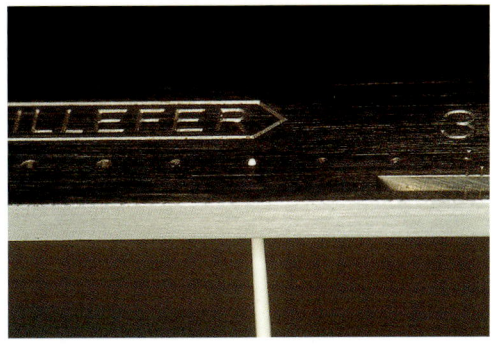

図10-7b　エンドゲージの底面で突出したポイントの先端を切除し，規格サイズに調整する．

3 根管充填法

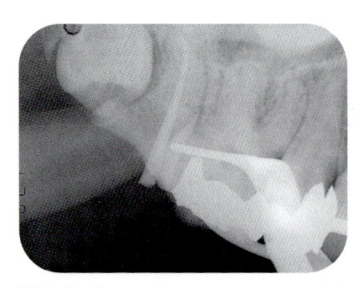

図10-7c　ガッタパーチャポイントの根管内適合をX線写真で確認する．

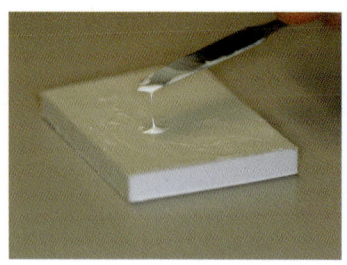

図10-7d　根管用シーラーの練和．

図10-7e　単一ポイント法による根管充填後のX線写真．

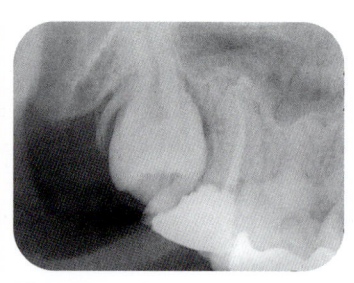

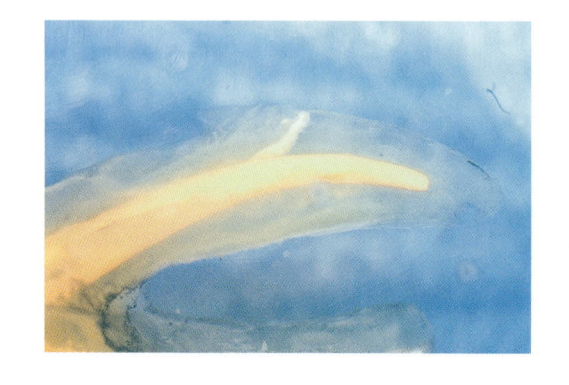

図10-7f　単一ポイント法による根管充填後の良好な根管封鎖．側枝は根管用シーラーで充塞されている．

にシーラーを塗布する．あるいは，レンツロ®に練和したシーラーを小量付着させ，根尖部付近にまで挿入後，低回転で作動させながら根管から引き出す．この操作によって，根管用シーラーを根管壁面に塗布することができる．

　5）ポイントの根管内挿入

　試適を行ったポイントを根管内の所定の位置まで挿入する．この際，ポイントを根管内へ一気に挿入すれば，ポイントがプランジャーの働きをし，根尖孔から根管用シーラーを溢出させるおそれがあるため注意を要する．ポイントを根管内へ挿入する際には，ポイントを少しずつ上下運動しながら根尖方向へゆっくりと進める．

　6）ポイントの切断

　根管口部より大きめの加熱した根管用プラガーを用いて，根管口部でポイントを焼き切る．ポイント切断後は，加熱軟化したガッタパーチャを根管口部よりやや小さめの根管用プラガーを用いて垂直方向へ加圧，圧接して根管充填を完了する．

　7）術後のX線撮影

　根管充填完了を確認するために，術後のX線写真撮影を行う（図10-7e）．

　最近市販されているガッタパーチャポイントには，従来のISO規格にとらわれない4～12％のテーパーを示すポイントがみられ，大きなテーパーを示すニッケル・チタン製ファイルで根管拡大・形成を行った根管に対しても非常に適合性の優れたポイントが出現しており，単一ポイント根管充填法でも優れた根尖封鎖性が得られている（図10-7f）．

B．側方加圧根管充塡法

1本の主ポイント（マスターポイント）と数本の補助ポイント（アクセサリーポイント）を根管用シーラーとともに用いて根管内を緊密に充塞する根管充塡法である．本法は最も一般的に応用されている根管充塡法で，根尖部封鎖性も優れている．

a．術式

1）主ポイントの選択

単一根管充塡法と同様にしてガッタパーチャポイントの選択を行う．

2）主ポイントの試適

作業長にあわせてガッタパーチャポイントを切断し，根管内に挿入する．引き続きX線写真撮影を行い，ポイントの根尖部への到達度を確認する．

根管充塡前のポイントの適合状態は，ポイントの先端が根管拡大・形成を行った根尖端より約0.5mm手前に位置し，ポイントを根管から引き出す際にタグ・バックが感じ取れるものがよいとされている（図10-8a）．

3）根管用シーラーの練和

単一ポイント根管充塡法と同様に行う．

4）根管用シーラーの根管壁への塗布

単一ポイント根管充塡法と同様に行う．あるいは，練和した根管用シーラーを主ポイントの先端から約1/2程度の長さにまで直接塗布し，根管内へ挿入する．

5）主ポイントの根管内挿入

単一ポイント根管充塡法と同様に行う．

6）主ポイントの側方加圧

根管内へ主ポイントを挿入した後，根管壁面と主ポイントとの間隙に根管用スプレッダーを可及的に根尖方向へ深く挿入し，主ポイントを根管壁面に圧接する．通常，側方加圧に適したスプレッダーのサイズは，主ポイントを根管内に試適した状態で根尖端部から1.0～2.0mm手前まで挿入できるものがよいとされている．次いで，スプレッダーを引き抜いた後にできる空隙に対し，根管用シーラーを少量塗布した補助ポイントを挿入し，再度根管用スプレッダーを根尖方向へ深く挿入し，追加挿入した補助ポイントを根管壁面に圧接する．このような操作を数回繰り返し行いながら，スプレッダーが所定の作業長の1/3まで挿入できなくなれば側方加圧の終了とする．この目的のために使用されるスプレッダーにはフィンガースプレッダーと手用スプレッダーがある（図10-8b～e）．

根管の拡大・形成がフレアーになされていれば，補助ポイントの追加挿入が根尖部付近にまで可能となるため，根尖部において緊密な加圧根管充塡が期待できる．

7）ガッタパーチャポイントの切断

火炎上で数秒間加熱した根管用プラガーを根管口部へ押し当て，ガッタパーチャポイントを切除する．

3　根管充填法

側方加圧根管充填法（図10-8a〜f）

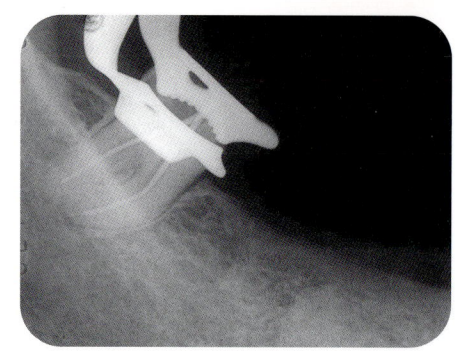

図10-8a　ガッタパーチャポイントの根管内適合状態をX線写真にて確認する．

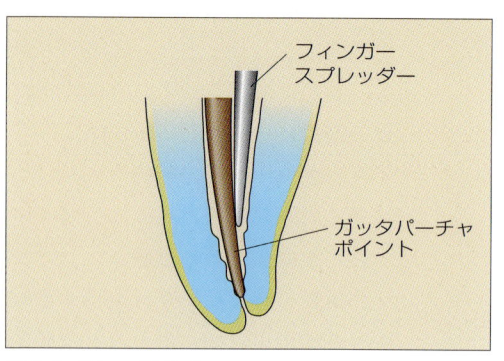

図10-8b　根管内のマスターポイントとスプレッダーとの関係．

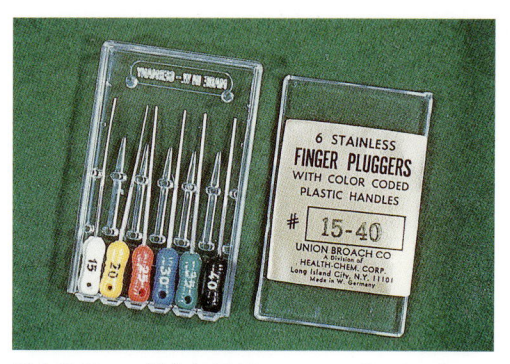

図10-8c　側方加圧用のフィンガースプレッダー．

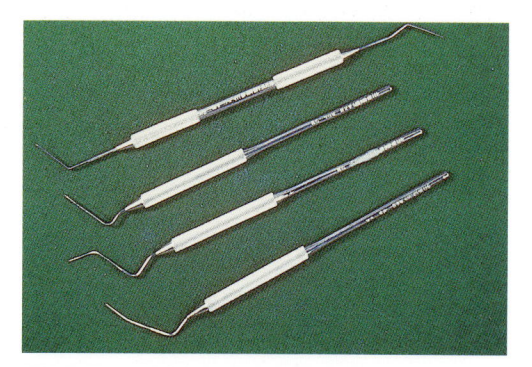

図10-8d　側方加圧用の手用スプレッダー．

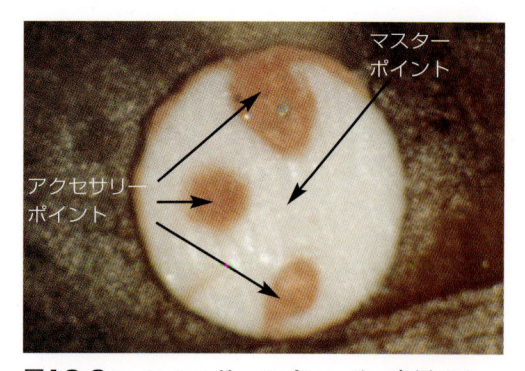

図10-8e　フィンガースプレッダー応用によって側方加圧充填を終了した歯根横断面．根尖部付近にまでアクセサリーポイントの追加挿入が確認できる．

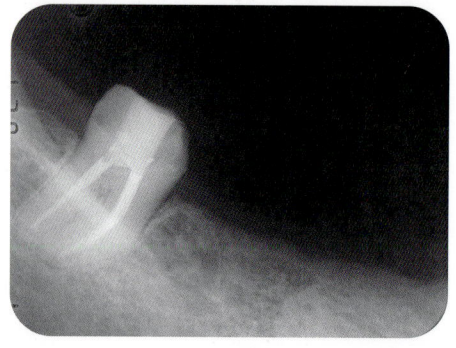

図10-8f　側方加圧充填法による術後のX線写真．

8）術後のX線写真撮影

根管充塡完了を確認するために，術後のX線写真撮影を行う（図10-8f）．

本法のとくに優れた点は，根管充塡を施す前に主ポイントの試適をX線写真で確認するため，過不足のない根管充塡を終了できることにある．主ポイントの試適によってポイントの先端が根管形成を行ったアピカルエンドに達していなければ，作業長の再度確認後に根管の拡大・形成をやり直せばよいことである．

C．垂直加圧根管充塡法
a．術式
1）主ポイントの選択

根管拡大・形成を行ったマスターアピカルファイルのサイズより1サイズ大きめのポイントを主ポイントとして選択する．

2）主ポイントの試適

選択したガッタパーチャポイントを根管内へ挿入した後，X線写真によって根管内での位置を確認する．その際，ポイントの先端が根管形成を行ったアピカルエンドから約2.0mm歯冠側寄りに位置するようにする．

3）根管用シーラーの根管壁への塗布

側方加圧根管充塡法と同様に行う．

4）主ポイントの根管内挿入

試適を行った所定の位置までポイントを挿入する．

5）主ポイントの切断

根管口部より大き目のサイズのプラガーを加熱し，根管口部でポイントの切断を行う．

6）根管内ガッタパーチャの加熱・軟化

ヒートキャリアーを加熱し，根管内のガッタパーチャにその先端を挿入してガッタパーチャを軟化させる．

7）軟化したガッタパーチャの垂直加圧

根管の太さよりやや小さめのプラガーを選び，軟化したガッタパーチャを根尖方向へ加圧，圧接する．根管内ガッタパーチャの軟化，加圧，圧接を数回繰り返し行い，根尖部根管の充塡を終了する．

8）根尖部根管充塞状況の確認

根尖部根管の充塞状況をX線写真にて確認する．

9）残余の根管充塡（バックフィリング）

根尖部根管の充塡が確認されると，残余の根管充塡を行う．数ミリに切除したガッタパーチャポイントを根管内に挿入し，再度，ヒートキャリアーを用いて加熱軟化させる．次いで，プラガーを用いて軟化したガッタパーチャを加圧，圧接しながら残りの根管腔隙の充塞を行う．

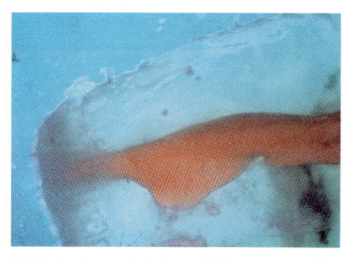

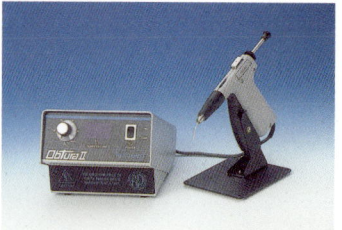

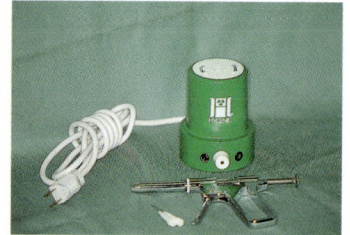

図10-9 垂直加圧法によって根管のフィン部にまでガッタパーチャの充塡が確認される．

図10-10 Obtura-Ⅱ®．

図10-11 Ultrafil®．

10）術後のＸ線写真撮影

根管充塡完了を確認するために，術後のＸ線写真撮影を行う．
垂直加圧根管充塡法における優れた点は，根管内で加熱軟化したガッタパーチャを根尖方向へ加圧する際，根管のいかなる形態に対してもガッタパーチャが根管壁面に適合することにある．その結果，根管内のイスムスあるいはフィン部に対しても緊密な充塡を行うことができる（図10-9）．

D．熱可塑性ガッタパーチャ注入法

垂直加圧法で用いるヒートキャリアーは，高熱に加熱（約360～380℃）し，根管内に挿入し操作するため危険をともなう．そこで，特殊な装置によってガッタパーチャを口腔外で加熱軟化したものを根管内に注入し，加圧，圧接して根管充塡が終了できる方法が一部の研究者によって考案され，実用化されたものがある．この中には，特殊な器機によってガッタパーチャを加熱軟化させるものとして，160℃で加熱軟化させる高温熱可塑性ガッタパーチャ注入法（Obtura-Ⅱ®）（図10-10）と70℃の温度でガッタパーチャを軟化させることができる低温熱可塑性ガッタパーチャ注入法（Ultrafil®）（図10-11）がある．

a．Obtura-Ⅱ®

1）術式

①ニードルの選択

このシステムには，20，23および25ゲージのニードルが用意されており，根管の太さに応じて選択できる．さらに，患者の部位によって扱いやすいようにニードルに屈曲を与える（図10-12a，b）．

②ガッタパーチャの加熱・軟化

付属のガッタパーチャ（約2ｇ）をObtura-Ⅱ®本体のチャンバー内に装塡した後，デリバリーユニットの温度設定を160℃にセットする．数分経過後に本体のトリガーを引けば加熱軟化したガッタパーチャがニードルから押し出されてくる（図10-12c，d）．

③根管用シーラーの根管壁への塗布

根管壁面への塗布には，練和した根管用シーラーをマスターアピカルファイルより

2サイズ小さなファイルに少量取り，根管内に作業長まで挿入し，反時計方向へ回転を加えながら引き抜き根管壁面にシーラーを塗布する（図10-12e）．

④ガッタパーチャのダウンパック

Obtura-Ⅱ®のニードルを根管内へ可及的に深く挿入し，トリガーを引き，熱可塑性を示したガッタパーチャを根尖方向へ注入する．少量のガッタパーチャを根尖方向へ注入した後は，付属のコンデンサーを用いてガッタパーチャのダウンパックを行う（図10-12f, g）．次いで，X線写真によって根尖部へのガッタパーチャの到達度を確認する（図10-12h, i）．この時点で所定の位置までガッタパーチャが充塞されていなければ，ヘッドストロームファイルなどを使用し根管内のガッタパーチャをすぐに取り除き，再度ダウンパックをやり直す．ダウンパック時の注意として，軟化したガッタパーチャが根尖方向へ押し出されるに従ってObtura-Ⅱ®本体にバックプレッシャーが感じ取れるため，それに逆らわずニードルを引き上げながら加熱軟化したガッタパーチャの注入を

Obtura-Ⅱ®の術式（図10-12a〜n）

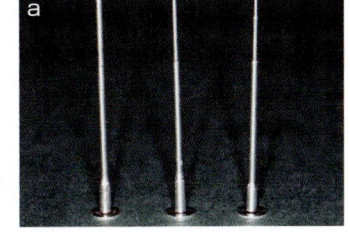

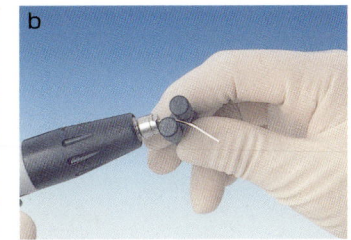

図10-12a　Obtura-Ⅱ®用のニードル．左から20ゲージ，23ゲージ，25ゲージ．

図10-12b　後方臼歯用にニードルに屈曲を与えて使用する．

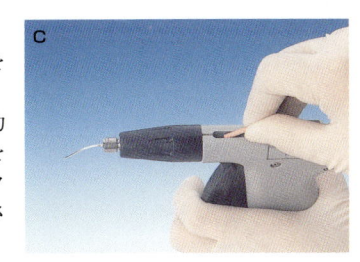

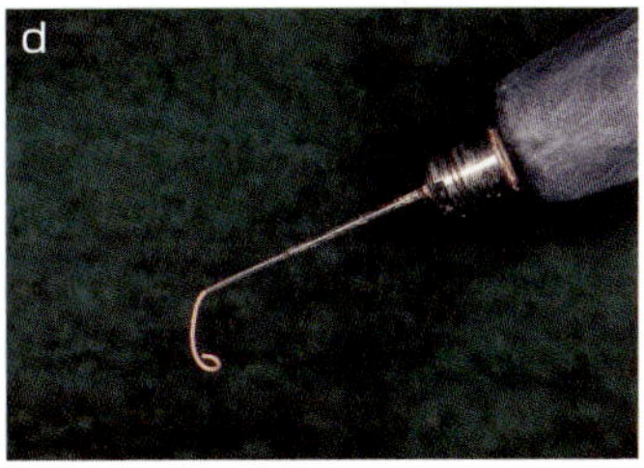

図10-12c　ガッタパーチャをチャンバー内へ装填する．

図10-12d　一定の温度（約160℃）に達すれば，トリガーを引くことで加熱軟化されたガッタパーチャがニードルから押し出される．

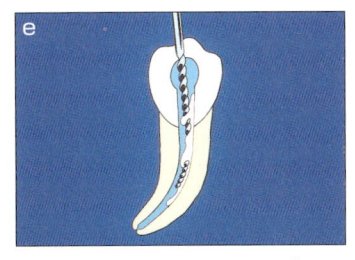

図10-12e　マスターアピカルファイルより2サイズ小さなファイルを用いて根管内へシーラーを塗布する．

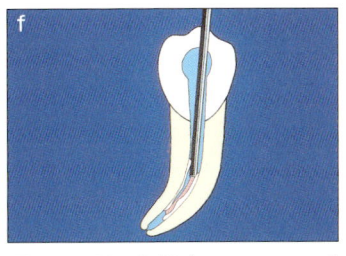

図10-12f　根管内へObtura-Ⅱ®のニードルを可能な限り挿入し，トリガーを引き根管内へガッタパーチャを注入する．

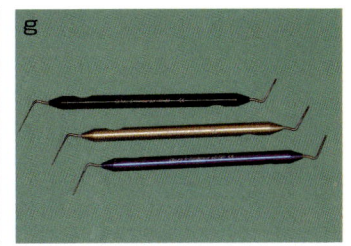

図10-12g　Obtura-Ⅱ®付属のプラガー．1本のプラガーにニッケルチタン製とステンレススチール製が対になっている．

3　根管充填法

図10-12h　根管内へ注入した軟化ガッタパーチャをプラガーの垂直加圧によってダウンパックを行う．
図10-12i　ガッタパーチャのダウンパックをX線写真によって確認．

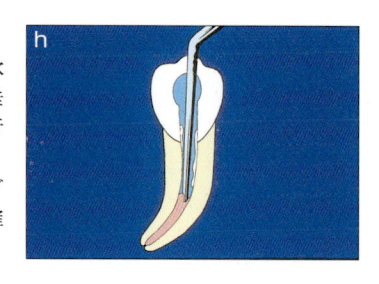

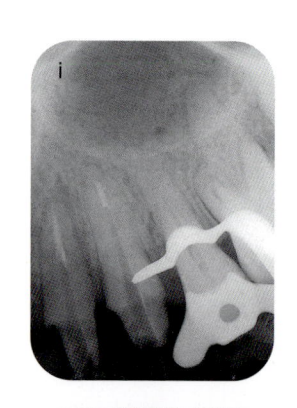

図10-12j　Obtura-II®によるバックフィリング．
図10-12k　Obtura-II®による根管充填後のX線写真．

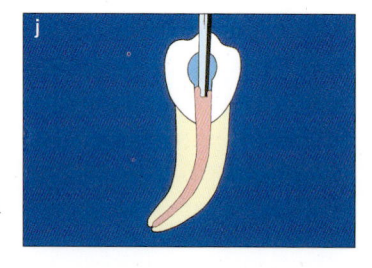

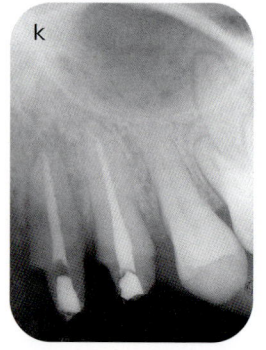

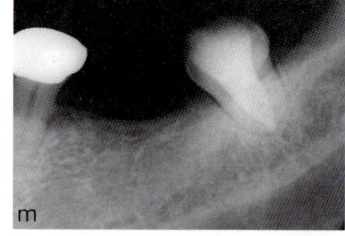

図10-12l, m　Obtura-II®によるC字状根管への対応．l：術前，m：術後．

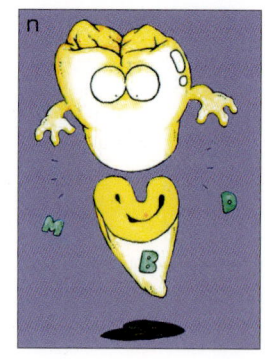

図10-12n　日本人の下顎第二大臼歯には約30％にC字状根管がみられる．

行うことが肝心である．この際，ニードルの位置を一定に保ち，ガッタパーチャの注入を行えば，容易にガッタパーチャが根尖孔外へと溢出してしまうので注意が必要である．

⑤残余の根管充填（バックフィリング）

根尖部における適切なガッタパーチャの充塞が確認されると，残余の根管壁面に根管用シーラーを塗布した後，Obtura-II®のニードルを根管内に再度挿入し，ガッタパーチャを注入し，コンデンサーを使用して根管口部から根尖方向へ加圧を加え根管充填を終了する．

第10章　根管充填

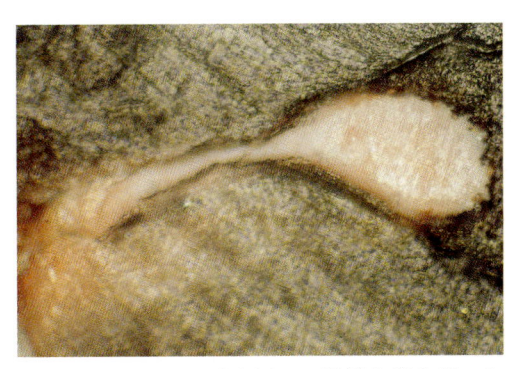

図10-13　Ultrafil®を用いて根管充填を行った歯根の横断面．根管側枝内にガッタパーチャの充塞が確認できる．

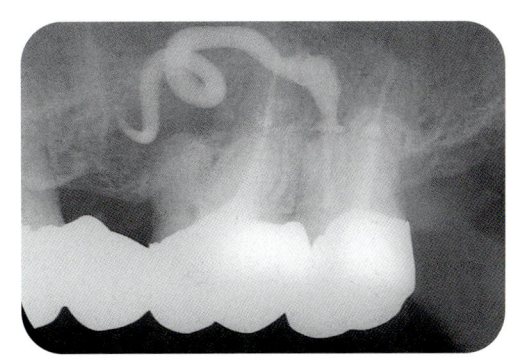

図10-14　Obtura-Ⅱ®によるガッタパーチャのオーバーフィリング．

　根管内へ軟化したガッタパーチャを注入することで，根管の形態に関係なく根管が緊密に充塡できる（図10-12j〜n）．

b．Ultrafil®

　このシステムは，20ゲージのニードルが装着され，ガッタパーチャが装塡されたカートリッジを付属のヒーターに一定時間セットし，カートリッジ内のガッタパーチャを軟化させて使用する．用意されているカートリッジ内のガッタパーチャには，それぞれ硬化時間が2分（エンドセット），4分（ファームセット），および30分（レギュラーセット）と異なった3種類のものがある．応用する根管の状況に応じてカートリッジを選択する．たとえば，根未完成歯に対して根管充塡する場合には，硬化時間の短いガッタパーチャを使用する．また，根管長が長く，細い根管に対しては硬化時間の長いファームセットを使用する．レギュラーセットのガッタパーチャは流動性に優れており，根管側枝の充塞も可能である（図10-13）．

〈術式〉

　このシステムによる根管充塡法はObtura-Ⅱ®と同様に行う．

c．熱可塑性ガッタパーチャ注入法における注意点

　Obtura-Ⅱ®およびUltrafil®を用いた根管充塡では，いかに根尖部でガッタパーチャの注入をコントロールするかが問題となる．なぜならば，これら両者のシステムでは，トリガーを引くことによって加熱軟化したガッタパーチャを根管内へ容易に挿入することができるため，根管拡大・形成時において根尖孔部の破壊をともなった症例では，ガッタパーチャを根尖孔外へ溢出させやすい．図10-14は不用意にガッタパーチャを根尖孔外へ溢出させた症例である．こうした失敗をしないためにも根管の拡大・形成後にはマスターアピカルファイルを作業長まで挿入し，所定の位置まで正しく拡大・形成されたかどうかをX線写真によって確認する．また，根管充塡時においても根尖部でのガッタパーチャのダウンパックが終了すれば，必ずX線写真によって根尖部におけるガッタパーチャの充塞状況を確認する．このような確認を行うことで，過不足のない根管充塡が約束される．

E．Continuous wave of condensation法

a．System B（図10-15a）

　ヒーター内蔵によるプラガーによって，根管内のガッタパーチャポイントを加熱軟化し，コールドプラガーによって根尖方向へダウンパックして根管の充塞を図る方法である．

　1）術式
　①プラガーの選択
　拡大・形成後の根管内へ，作業長の数ミリ歯冠側寄りまで挿入できるヒートプラガーを選択する（図10-15b, c）．
　②ポイントの試適
　根管拡大・形成後の根管形態に一致するガッタパーチャポイントを選択し，根管内に挿入後，X線撮影によってマスターポイントの根尖端への到達度を確認する．この際，マスターポイントの先端の位置は，根尖端から2～3mm歯冠側寄りで，フィット感が感じ取れるものがよい．
　③ガッタパーチャのダウンパック
　試適を終えたマスターポイントに根管用シーラーを塗布し，次いで，選択したヒートプラガーを加熱し，根管内の所定の位置まで挿入する．この時点で，ガッタパーチャポイントも加熱軟化され，流動性を示し，ヒートプラガーの挿入と同時に根管壁面へ圧接され，また，根尖方向へも流動し根管内を充塞する．

　ヒートプラガーを所定の位置まで挿入すれば，加熱スイッチをoffにし，約10秒間垂直加圧を維持し続ける．約10秒経過後，再度ヒートプラガーを加熱し，根管内から撤去した後，根尖部で加熱軟化され残存するガッタパーチャをコールドプラガーに替えて根尖方向へ圧接し，ダウンパックを終了する（図10-15g～j）．
　④バックフィリング
　ダウンパックを終了した後の根管空隙に対し新たなポイントを追加挿入し，ヒートプラガーを用いて加熱軟化し，垂直加圧を行い根管内を充塞する．あるいは，Obtura-Ⅱ®あるいはUltrafil®などを用いて残余の根管空隙に熱可塑性ガッタパーチャを注入しながら根管のバックフィリングを終了する（図10-15k, l）．

F．コアキャリアー・加熱軟化ガッタパーチャ充填法

a．Thermafil Obturator®

　本法の代表的なものにThermafil Obturator®（Dentsply Tulsa）がある．このシステムは，アルファー相ガッタパーチャをISO規格に準じて調製されたプラスチック製のコアーにコーティングしたものである．

　アルファー相ガッタパーチャは，加熱処理すれば流動性に優れたガッタパーチャに変化し，コアーとともに形成根管内に作業長まで挿入することで3次元的に緊密な根管充填が瞬時に終了できる方法として注目されている．

第10章 根管充塡

System Bの術式（図10-15a～l）

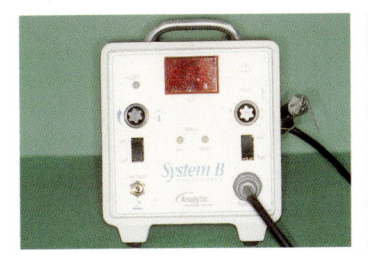

図10-15a　System B．

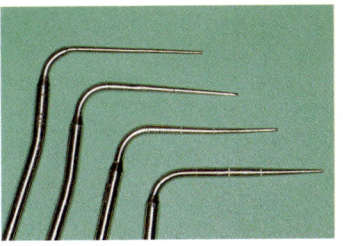

図10-15b　System B用ヒートプラガー．

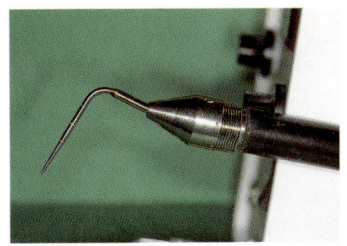

図10-15c　System Bのハンドピースに装着したヒートプラガー．

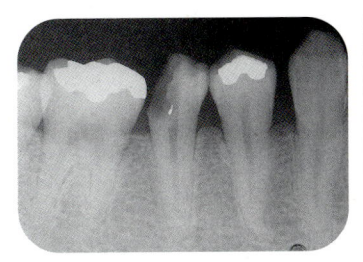

図10-15d　System B応用の症例．術前．

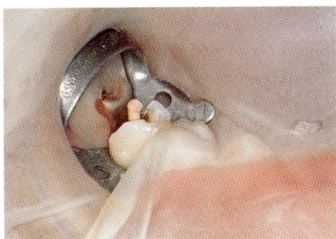

図10-15e　ポイントの試適．

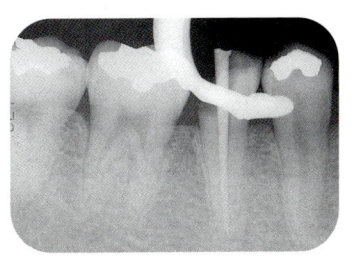

図10-15f　ポイントの試適をX線写真で確認する．

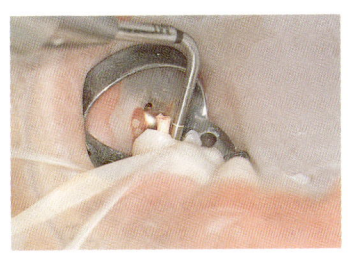

図10-15g　約200℃に設定したヒートプラガーによるガッタパーチャのダウンパック．

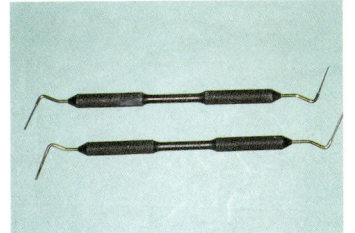

図10-15h　System B付属のプラガー．ニッケルチタン製とステンレススチール製のプラガーがそれぞれ対になっている．

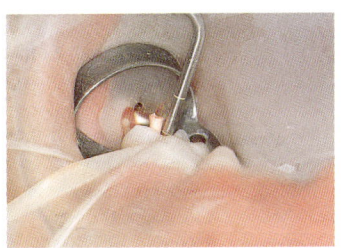

図10-15i　コールドプラガーによって再度ガッタパーチャのダウンパックを行う．

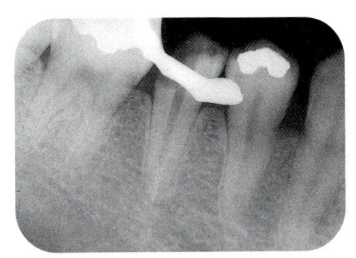

図10-15j　X線写真によるダウンパックの確認．

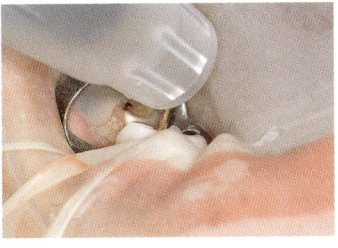

図10-15k　Obtura-Ⓡによるバックフィリング．

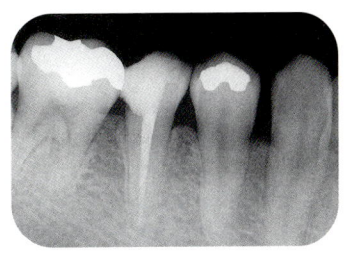

図10-15l　根管充塡後のX線写真．

135

3 根管充塡法

Thermafil Obturator®の術式（図10-16a～e）

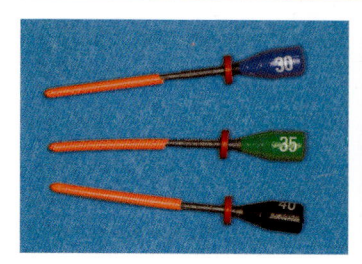

図10-16a　Thermafil．

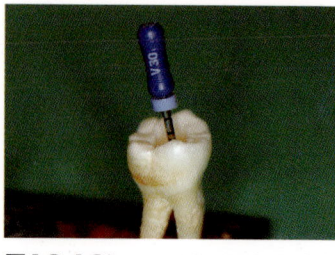

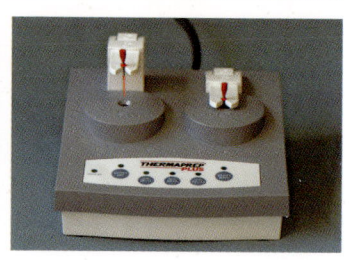

図10-16b　verifierによるサイズの確認．

図10-16c　Thermafil専用のヒーター．

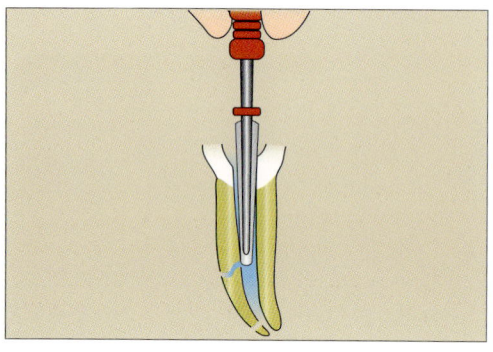

図10-16d　作業長まで一気にThermafilを根管内へ挿入する．

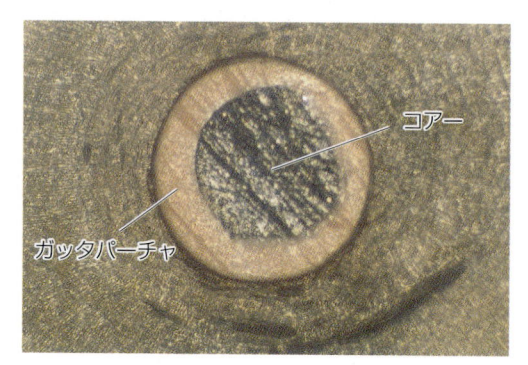

図10-16e　Thermafilを用いて根管充塡を行った歯根の横断面．

　最近では，根管拡大・形成に刃部テーパー度が従来のISO規格とは異なり，4～6％のテーパーを示すニッケルチタン製ファイルが市販され，それにともない拡大・形成された根管の形態も根尖端から根管口部へかけ大きなフレアー形態が付与されることになる．したがって，Thermafil Obturator®もこのような根管形態にも対応できるようにコアー形態も4および6％のテーパーが付与されたものも市販されている（図10-16a）．

1）術式

①Thermafilの選択

　根管拡大・形成が終了すれば，使用するThermafilを選択するためverifierを使用して形成された根管のサイズを確認する（図10-16b）．

②Thermafilの加熱軟化

　Thermafilのサイズが確認できれば，Thermafil用の加熱ヒーターにセットし，ガッタパーチャの加熱軟化を一定時間（30秒～1分30秒）行う（図10-16c）．

③根管用シーラーの塗布

　根管形成を終了したファイルより1サイズ小さなファイルを用いて根管壁面に根管用シーラーの塗布を行う．

④Thermafilの根管内挿入

根管用シーラーの塗布後，加熱軟化したThermafilを作業長まで根管内に挿入する．Thermafiのコアー部には，先端からの距離を示す刻み目が記されているため，応用する根管の作業長に合わせて挿入することで根管内を緊密に充填することができる（図10-16d，e）．

⑤コアーの切断

根管内挿入後はコアー部を根管口部で切断するためにラウンドバーを用いる．根管口部より大き目のラウンドバーを使用し，ガッタパーチャの冷却を確認した後，根管口部で一気に切除する．この時点でガッタパーチャが完全に冷えきっていなければ，コアー切除時にコアーが移動し，根管封鎖に影響を及ぼす結果となる．また，使用するラウンドバーのサイズが小さければ，根管内部へラウンドバーが入り込み，コアーに絡み，ラウンドバーとともにコアーが根管外へ移動することになるため注意を要する．

4　根管充填後の予後

根管充填後の緊密な充塞は，歯内処置を施した歯の予後を大きく左右する．

A．抜髄処置後の治癒

抜髄後の根管において，根管充填時に水酸化カルシウムを含有する根管用シーラーを応用すれば，根尖部に残存する歯髄組織が比較的少なければ歯髄全体が石灰変性を起こす可能性がある．しかし，作業長測定の誤りや，拡大・形成時の不手際などによって根尖部歯髄組織が多量に残存すれば，それらの歯髄組織は壊死に陥ってしまう．

抜髄処置が適切に行われ，歯髄組織が完全に除去されると，根尖部の歯髄切断部位には肉芽組織が形成され，肉芽組織の線維化に引き続き瘢痕化による治癒が生じる．

B．感染根管治療後の治癒

根管の清掃，消毒が施され，根尖病変の原因が除去された後，根管充填されると，根尖病変部の骨欠損部に肉芽組織の増殖がみられ，やがて肉芽組織は線維化傾向を示し瘢痕化が生じる．さらに，瘢痕組織が分解，吸収されると骨芽細胞が出現し骨梁を配列するようになり骨組織が再生され，骨欠損部は新生骨によって満たされるようになる．引き続き破壊されていた歯根膜組織も再生され，有細胞セメント質の添加もみられ，根尖部歯周組織の修復が完了する（図10-17a，b）．

根管充填時における過剰根管充填（オーバーフィリング）は，術後の疼痛を不必要に患者に与えることになる（図10-18a，b）．これに対し，不足根管充填（アンダーフィリング）に終わった根管充填では，根尖部に死腔が形成された状態となる．根尖部に形成された死腔内にはやがて組織液が浸潤し，細菌の絶好の栄養物となり，根尖部象牙質

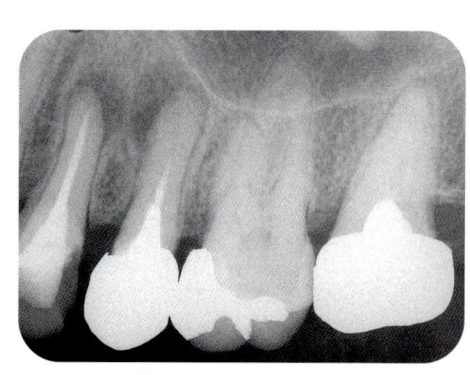

図10-17a 上顎左側第一・第二小臼歯根尖部にX線透過像を認める症例.

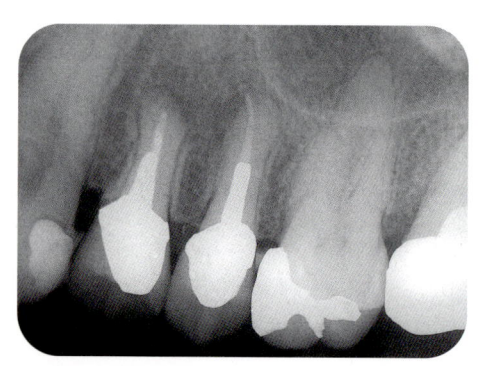

図10-17b 術後5か月のX線写真では当初根尖部にみられたX線透過像の縮小傾向が認められる.

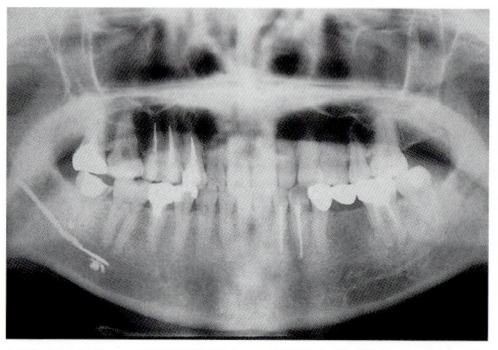

図10-18a 下歯槽管内へ根管充填剤を溢出した例.

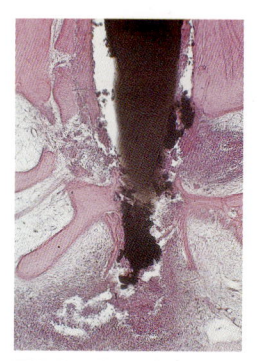

図10-18b 実験的にイヌの臼歯にオーバーフィリングを行った根尖部周辺の病理組織像.ガッタパーチャポイントとユージノール系シーラーを用いて根管充填を終了している.溢出したユージノール系シーラーの周辺には膿瘍の形成が確認される.

中に取り残された細菌の活動を助長するものとなる.また,著しい不足根管充填では,死腔内組織液の変性による自己抗原の産生や,死腔内に形成された肉芽組織の増殖後,血液の循環障害にともなう組織の壊死が,根尖部歯周組織に慢性炎症を引き起こす原因となる.

以上のことから,過不足な根管充填は根尖部歯周組織を器械的あるいは化学的に刺激することとなり,根尖病変を発生・進展させることになる.

第11章

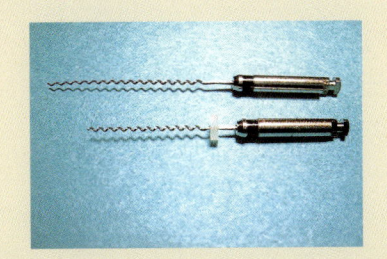

根未完成歯の処置

はじめに

　歯髄炎や歯髄壊死を起こした根未完成な幼若永久歯に対して，生体の治癒力を利用して積極的に歯根の発育形成を促したり，根尖部の硬組織による閉鎖を図ることは，緊密な根管充塡を可能とし，永続的な歯の保存のために大変意義のあることである．アペキシフィケーション（apexification）とは根尖開口部の硬組織添加による閉鎖を意味するものである．すなわち，失活した根未完成歯に暫間的根管充塡を行うことにより，根尖部に硬組織による閉鎖を図り，最終的な根管充塡を行う治療法である．アペキソゲネーシス（apexogenesis）とは根未完成歯の断髄後にみられる生理学的歯根端の発育，形成と根尖閉鎖を意味するものである．すなわち，炎症が根尖まで及んでいない歯で，歯髄炎を起こした根未完成歯に対して，歯根の形成誘導能を持つヘルトウィッヒ（Hertwig）上皮鞘が存在している根尖部の生活歯髄を残して断髄し，暫間的根管充塡を行うことにより，歯根の生理的発育を促進させ，根尖部の閉鎖を図った後，最終的な根管充塡を行う治療法である．

1　幼若永久歯に対する注意事項

　日々の臨床において，若年者における幼若永久歯の齲蝕，外傷による歯の破折，中心結節の破折が原因となり，歯髄炎や歯髄壊死を起こした症例にはとくに注意を要する．この場合，歯根が未完成の状態であり，歯根の発育が阻害されたり停止してしまうことがある．

　永久歯の歯根の完成時期は，通常9歳から16歳とされている（**表11-1**）．したがって，これ以下の年齢の永久歯は根未完成歯として，治療上注意が必要となる．X線写真上，歯根が完成しているように見えても，根尖部は近遠心的形成よりも頰舌的形成が遅れるため，実際には未完成の場合があることに留意する（**図11-1**）．

　幼若永久歯の形態的問題点は，歯根長が短く，根管は形成途中のため太く，根管壁の歯質は菲薄であり，根尖部がラッパ状に開口していることである．そのため，歯内処置

表11-1　永久歯の萌出および歯根完成の時期[1]

	萌出（上顎）	萌出（下顎）	歯根完成
第一大臼歯	6〜7年	6〜7年	9〜10年
中切歯	7〜8年	6〜7年	9〜10年
側切歯	8〜9年	7〜8年	10〜11年
犬歯	11〜12年	9〜10年	12〜15年
第一小臼歯	10〜11年	10〜12年	12〜13年
第二小臼歯	10〜12年	11〜12年	12〜14年
第二大臼歯	12〜13年	11〜13年	14〜16年
第三大臼歯	17〜21年	17〜21年	18〜25年

第11章　根未完成歯の処置

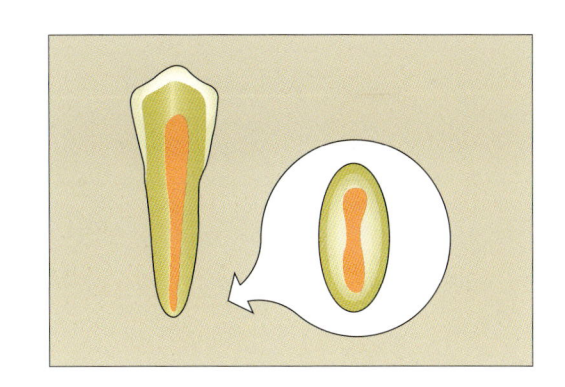

図11-1　根未完成歯の根尖孔．X線診断上，歯根がほぼ完成した状態に見えても，根尖孔の開口状態は頰舌的な形成が近遠心的形成より遅れる．

を行うにあたり問題点となるのは，十分な根管拡大形成ができないこと，根尖孔が大きく開口しているため，根尖部歯周組織からの滲出液が多いこと，緊密な根管充填が困難なことなどが挙げられる．

　これらの問題点を克服し，最終的に永久歯としての咬合機能を継続維持させるためにも，生体の治癒力を利用して積極的に歯根発育を促進し，根尖部の硬組織による閉鎖を促す生理学的治療法を用いることが必要である．

2　アペキシフィケーション（apexification）

　現在，失活した根未完成歯に対する治療法は多数試みられているが，Frank[2]により提唱された水酸化カルシウムを応用した治療法が一般に普及している．この方法は，水酸化カルシウムを暫間根管充填剤として用いることにより，根尖周囲組織の生活力を利用し，根尖開口部を硬組織により狭窄ないし閉鎖させる治療法である．

　すなわち，歯髄が壊死した根未完成歯に対して，根管の機械的および化学的清掃を行った後，水酸化カルシウム製剤などを用いて暫間的根管充填を行う．このことにより，根尖部にセメント質様または骨組織様の硬組織の形成を促し，根尖部の閉鎖を図り，その後，最終的に緊密な根管充填を行う治療法である．

A．アペキシフィケーションの術式

1）ラバーダム防湿
症例に応じて隔壁法などを使用して，可及的に確実な防湿を行う．

2）髄腔開拡，軟化象牙質の除去
歯髄腔や根管が太いため，かなり太めに開拡することになる（図11-2）．

3）歯髄腔への穿通，天蓋の除去
髄角，天蓋，壊死組織を確実に除去する（図11-3）．

2 アペキシフィケーション（apexification）

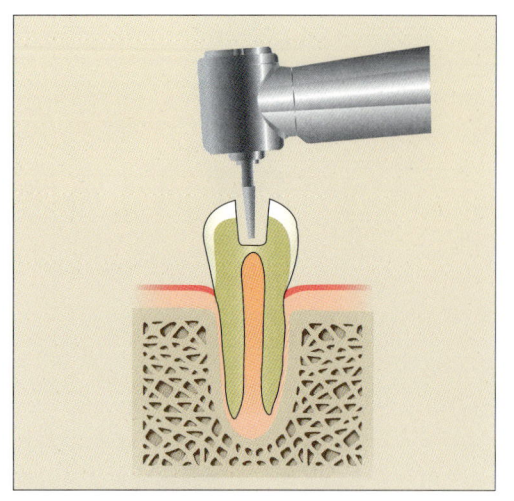

図11-2　髄腔開拡，軟化象牙質の除去．

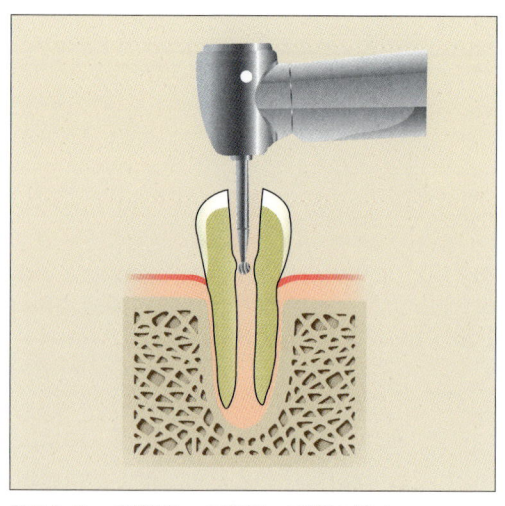

図11-3　歯髄腔への穿通，天蓋の除去．

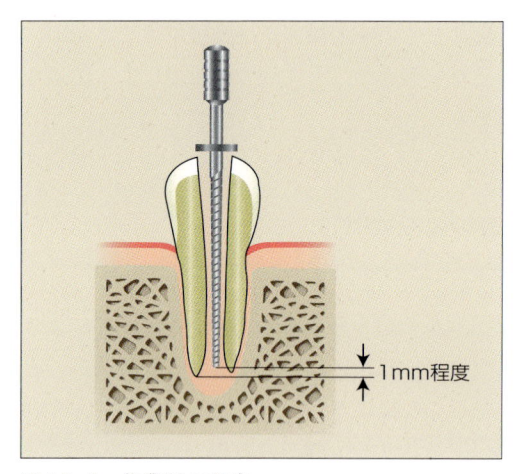

図11-4　作業長の設定．

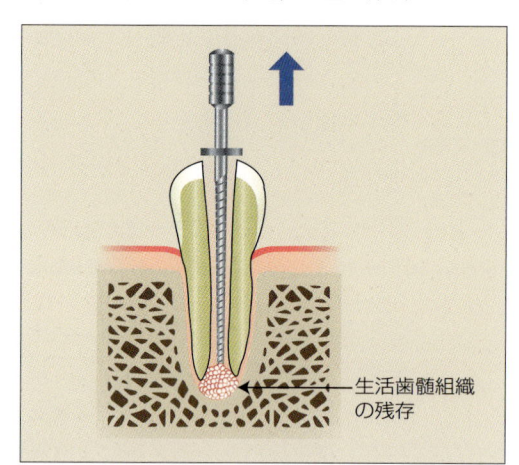

図11-5　生活歯髄組織が残存している場合，作業長を短く設定する．

1mm程度

生活歯髄組織の残存

4）根管長の測定

　術前のX線写真を参考にして，ストッパーを付与したファイルを根管に挿入し，術中X線写真を撮影する．電気的根管長測定器による測定は根未完成歯の場合，不確実なことが多いため参考に止めるのがよい．X線写真上の根尖より1mm程度短く作業長を設定し処置を行う（図11-4）．ファイル挿入時に予測した作業長より短い状態で患者が痛みを訴える場合，生活歯髄組織が残存している可能性があり，アペキソゲネーシスが期待できるため，作業長を短く設定する必要がある（図11-5）．

5）根管拡大形成

　根管拡大形成を行うことにより，根管内の壊死組織，感染歯質を除去し，根尖歯周組織の炎症を抑え，根尖部に硬組織形成の環境を整える．すなわち，根管内に次亜塩素酸ナトリウム溶液を満たした状態で，ストッパーを付与した太いH-ファイル（#140程度）

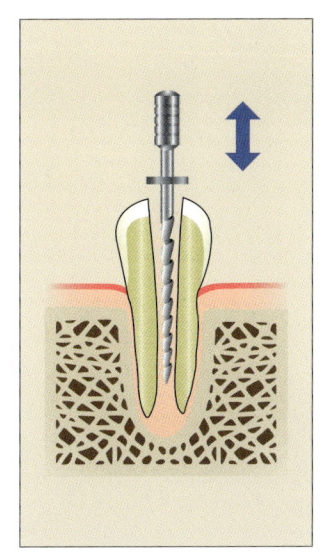

図11-6　太いHファイルを用いた根管形成.

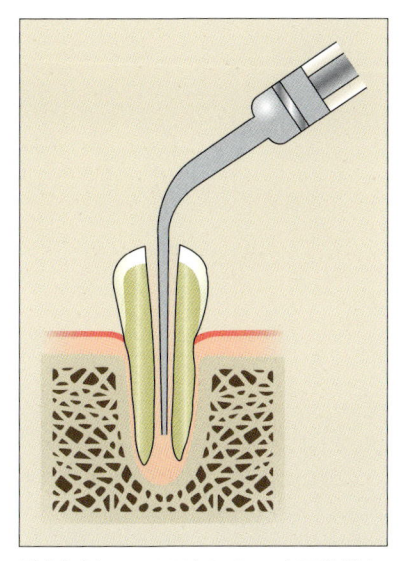

図11-7　NaOClとH$_2$O$_2$の交互洗浄による化学的清掃.

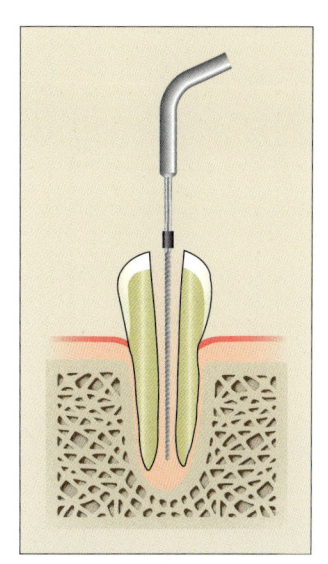

図11-8　超音波器具を用いた根管洗浄.

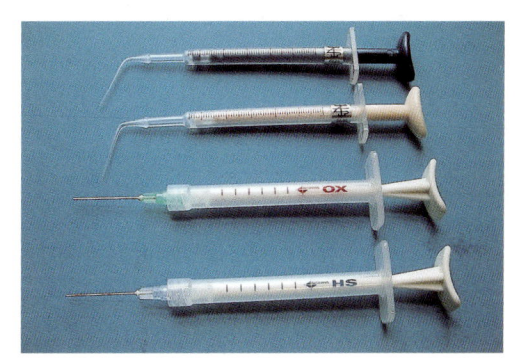

図11-9　交互洗浄に使用するシリンジ.

を用いて，根管壁の全周にわたりファイリングをすることにより感染歯質の除去を行う．このとき，根尖周囲組織に不必要な刺激を与えないように注意する．不用意な器具操作は根尖周囲組織に障害を与えるばかりでなく，菲薄な根管壁をも破壊する可能性がある（図11-6）．

6）根管の化学的清掃

　根未完成歯は根尖部がラッパ状に開口し，歯質が菲薄なため確実な機械的清掃は困難である．そのため化学的清掃を十分に行う必要がある．次亜塩素酸ナトリウム溶液と過酸化水素水を用い，交互洗浄を行うことにより，根管内の汚染物質を溶解除去する．このとき，根尖部が大きく開口しているため強圧での洗浄をしないように注意する．また，有機質溶解作用の強い次亜塩素酸ナトリウム溶液が根尖周囲組織を障害するため，生理食塩水による洗浄や注水下での超音波器具による根管洗浄を仕上げとして併用することが望ましい（図11-7～9）．

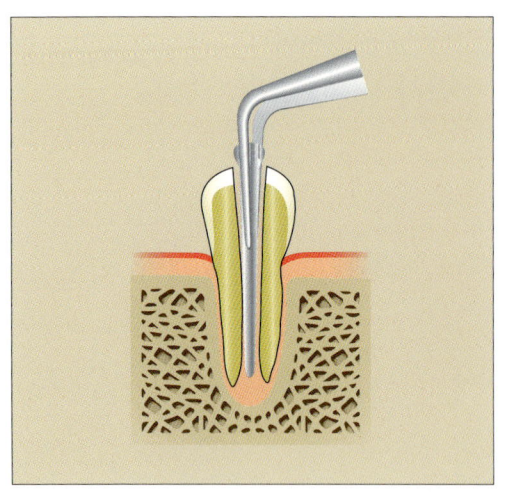

2 アペキシフィケーション（apexification）

図11-10　ペーパーポイントを用いた根管の乾燥．

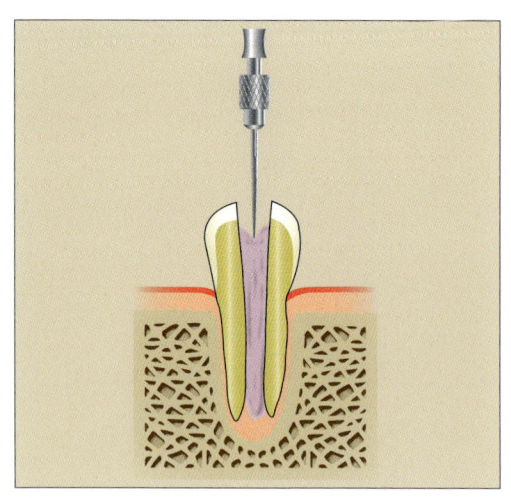

図11-11　太めに巻いたブローチ綿栓を用いた根管の乾燥．

7）根管の乾燥

　太い号数の滅菌ペーパーポイント，または，太めに巻いた滅菌ブローチ綿栓を用いて乾燥する．根尖部が大きく開口し，根尖周囲組織との接触面積が広いため，滲出液を完全に止めることは難しい（図11-10，11）．

8）水酸化カルシウム製剤による仮根管充填

　自発痛，排膿などの急性症状がない場合，根尖部の硬組織添加を目的として，水酸化カルシウム製剤による暫間根管充填を行う．

　水酸化カルシウムと滅菌精製水，または生理食塩水をペースト状に練和し，ストッパーを付与したレンツロにて根管内にペーストを送り込む（図11-12〜15）．滅菌小綿

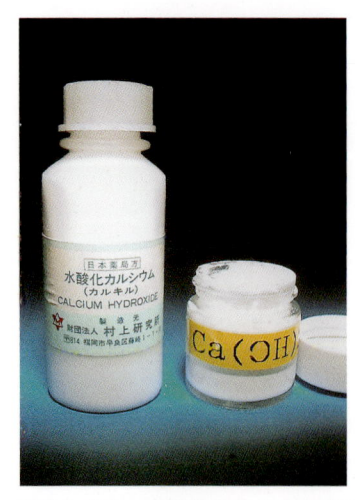

図11-12　水酸化カルシウム末と小瓶に作製したペースト．

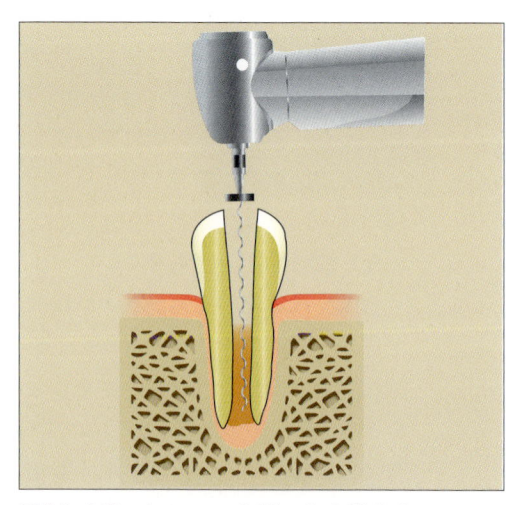

図11-13　レンツロを用いた水酸化カルシウムペーストの塡入．

第11章　根未完成歯の処置

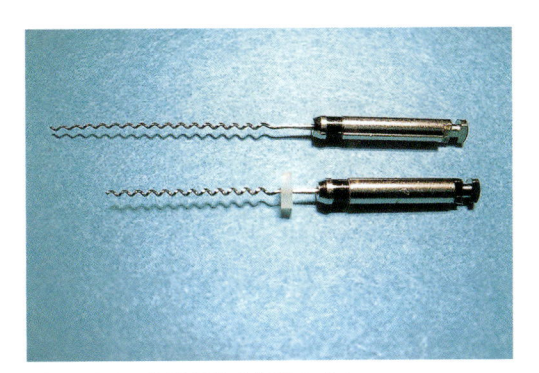

図11-14　先端部分を切除したレンツロ．

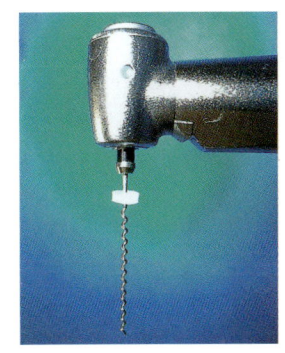

図11-15　コントラにレンツロを装着した状態．

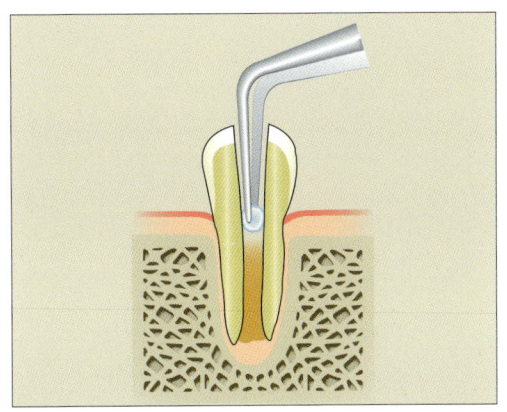

図11-16　小綿球を用いてペーストから水分を吸収する．

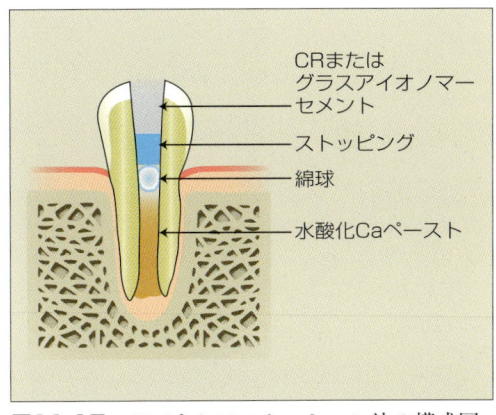

図11-17　アペキシフィケーション法の模式図．

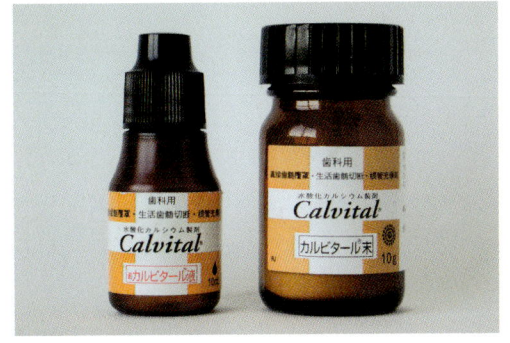

図11-18　カルビタール®（水酸化カルシウム，ヨードホルム製剤）．

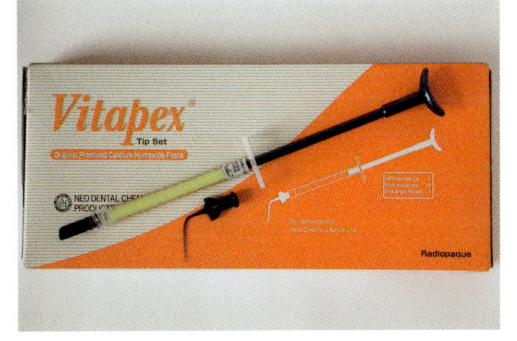

図11-19　ビタペックス®（水酸化カルシウム，ヨードホルム製剤）．

　　　球を軽く圧接し，水分を吸収させることにより若干硬めのペーストに調整する（図11-16）．新しい小綿球を置き，ストッピングを填入し，強度と接着力を期待してグラスアイオノマーセメントまたはコンポジットレジンにて暫間修復を行う（図11-17）．
　　　水酸化カルシウム製剤はX線造影性やヨードホルムの制腐効果を期待した，水酸化カルシウム・ヨードホルム製剤［カルビタール®（ネオ製薬工業社製）（図11-18），ビタ

145

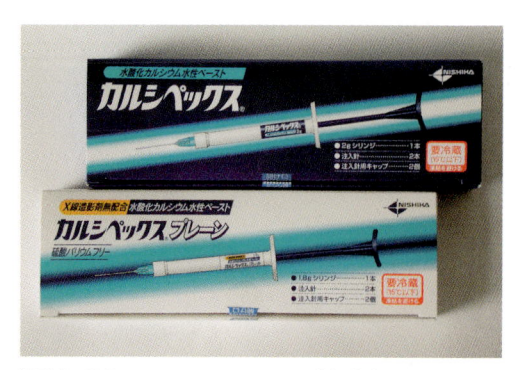

2 アペキシフィケーション（apexification）

図11-20 カルシペックス®（水酸化カルシウム製剤）．

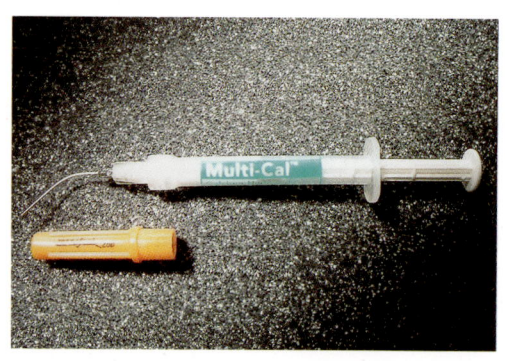

図11-21 マルチカル®（水酸化カルシウム製剤）．

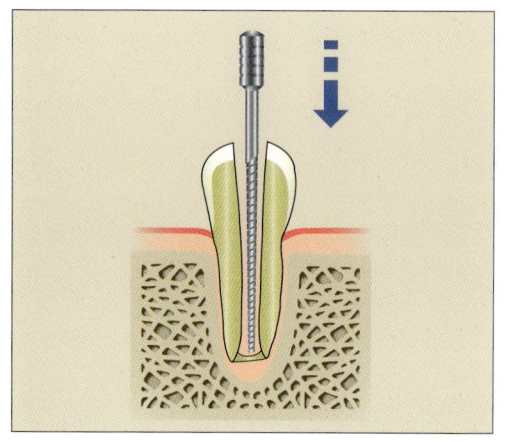

図11-22 ファイルを用いて根尖閉鎖を確認する．

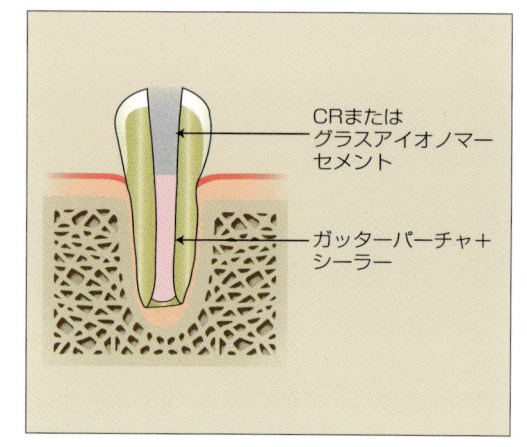

図11-23 最終的な根管充填．

ペックス®（ネオ製薬工業社製）（図11-19）] などがある．また，操作性を考えるとシリンジタイプのカルシペックス®（日本歯科薬品社製）（図11-20），マルチカル®（Pulpdent社製）（図11-21）などもある．

9）経過観察

仮根管充填の後，自発痛などの臨床症状が再発するようであれば，再度，機械的および化学的清掃を十分に行い同様の処置を繰り返す．

処置後，3～6か月ごとに充填した水酸化カルシウムペーストおよび根尖部の閉鎖の確認をX線写真で診査する．確認できない場合，暫間修復材を除去し，根管幅径の半分程度の太さのファイルを根管内に挿入し，閉鎖を確認する（図11-22）．根尖閉鎖が確認できなかったり不十分な場合，再度，同様の処置を行い経過観察する．

通常，根尖閉鎖は6か月から1年程度で認められるが，術前の根尖開口部の大きさや臨床症状の有無により大きく左右される．

10）根管充填

根尖部に硬組織の添加による閉鎖が確認できたなら，最終的な根管充填を行う．使用

材料はガッターパーチャとシーラーを用いる．根管が太く根管壁が菲薄であることをふまえたうえで，側方加圧法または垂直加圧法にて緊密に充塡を行う（図11‐23）．

術後の修復処置に関しても，根管壁が菲薄なため破折の危険性があるので，そのことを考慮したうえで処置を行う．

3 アペキソゲネーシス（apexogenesis）

　根未完成歯の根管内に正常な歯髄組織が存在していれば，歯根の発育が可能となる．そこで，感染により炎症を起こした病的な歯髄組織を断髄により除去し，切断面を象牙芽細胞によるデンティンブリッジにて閉鎖させ，生活力のある根尖部歯髄組織を残すことにより，歯根の発育，形成，根尖部の閉鎖を図る治療法がアペキソゲネーシスである．

　すなわち，齲蝕や歯の破折のため歯髄炎を起こした根未完成歯において，炎症が根尖まで及んでいない場合，歯根の形成誘導能を持つヘルトウィッヒ（Hertwig）上皮鞘が存在している根尖部の生活歯髄を残して断髄し，根管の機械的および化学的清掃を行った後，水酸化カルシウム製剤などを用いて暫間的根管充塡を行う．残された歯髄の生活力により歯根の生理的発育を促進させ，根尖部の硬組織による閉鎖を図った後，最終的な根管充塡を行う．

A．アペキソゲネーシスの術式

1）局所麻酔
2）ラバーダム防湿
3）髄腔開拡，軟化象牙質の除去
4）歯髄腔への穿通，天蓋の除去
5）根部歯髄組織の切断，根管形成

　炎症が根部歯髄まで波及した場合，根尖部歯髄を残し，歯冠側の根管歯髄を除去する．すなわち，術前のX線写真上の根尖より3〜4mm程度短く作業長を設定し[3]，次亜塩素酸ナトリウム溶液を満たした状態で，ストッパーを付与した太めのH-ファイル（#140程度）を用いて歯髄切断を行い，根管形成をする（図11-24）．

6）根管の化学的清掃

　次亜塩素酸ナトリウム溶液と過酸化水素水を用い，交互洗浄を行い，根管内の残存歯髄組織片を溶解除去する．その後，生理食塩水により洗浄することが望ましい．

7）根管の乾燥

　太い号数の滅菌ペーパーポイント，または，太めに巻いた滅菌ブローチ綿栓を用いて乾燥する．

8）水酸化カルシウム製剤による仮根管充塡

　水酸化カルシウムと滅菌精製水，または生理食塩水をペースト状に練和し，根管内に

3 アペキソゲネーシス (apexogenesis)

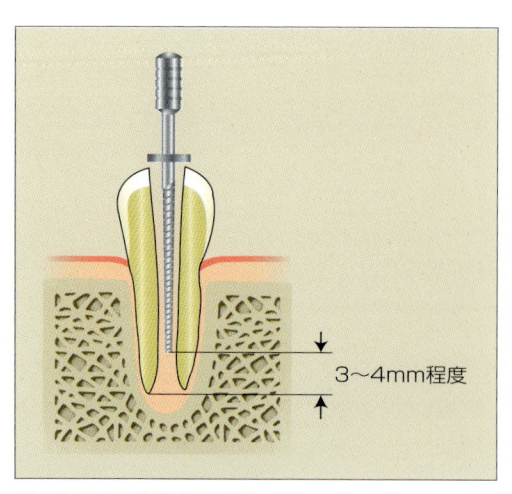

図11-24 作業長の設定.

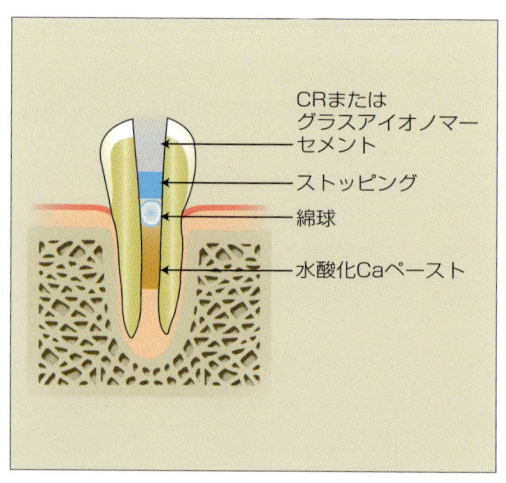

図11-25 アペキソゲネーシス法の模式図.

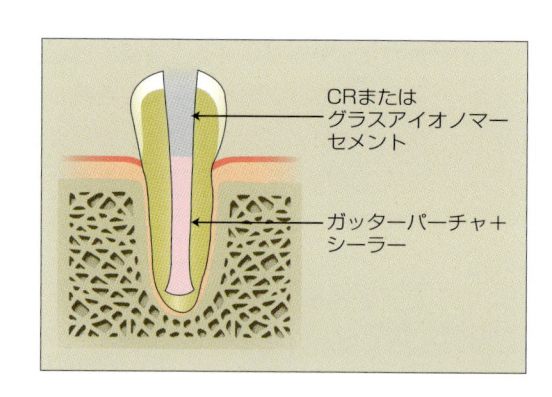

図11-26 最終的な根管充塡.

充塡する．小綿球を置き，ストッピングを塡入し，グラスアイオノマーセメントまたはコンポジットレジンにて暫間修復を行う（図11-25）．前述の水酸化カルシウム製剤の使用も可能である．

9）経過観察

3〜6か月おきにX線写真で，切断面での硬組織の添加や歯根尖の発育を観察し，水酸化カルシウムペーストの交換を行う．

10）根管充塡

根尖部の硬組織による閉鎖と歯根尖の発育が確認できたなら，最終的な根管充塡を行う．すなわち，水酸化カルシウムペーストを除去した後，ガッターパーチャとシーラーを用いて緊密に充塡する（図11-26）．硬組織の添加により根尖閉鎖された場合，形成された硬組織には小孔や隙間が存在するが，最終的な根管充塡でそれを完全に閉鎖する．

根未完成歯治療後の予後形態[4]

歯根の発育形成にはヘルトウィッヒ上皮鞘が必要である．正常な歯髄組織の場合，ヘルトウィッヒ上皮鞘が歯根外形に沿って発育し，歯根部象牙質を形成する．これがアペ

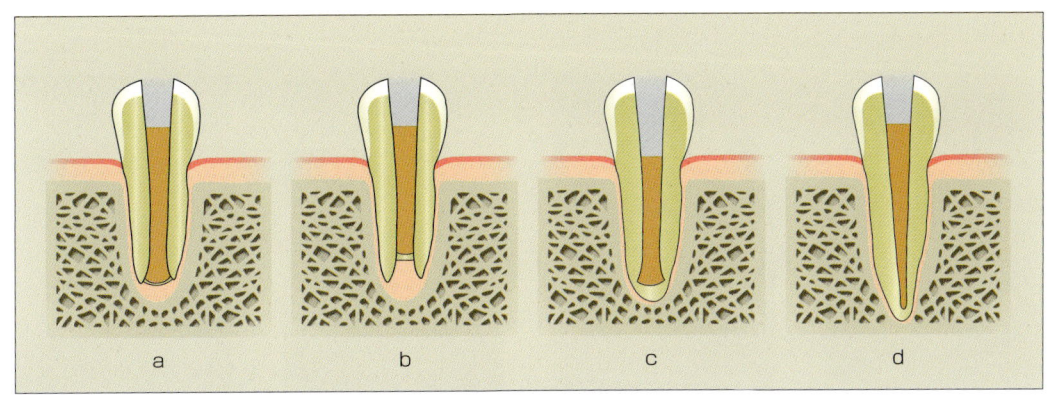

図11-27 根未完成歯治療後の根尖閉鎖の模式図（Frank[4]より）．a：X線写真上では根尖部に変化は認められないが，根管小器具で触知する骨組織様の石灰化組織がみられる．b：X線写真上で根尖より歯冠側に明らかな石灰化組織が認められるもの．c：根管の太さには変化は認められないが，根尖が閉鎖したもの．d：根尖の形成が起きて根管が縮小し根尖の閉鎖が認められるもの．

キソゲネーシスの治癒形態である（図11-27のc，d）．

したがって，根未完成歯が歯根の発育とともに，根尖閉鎖するためには，生活歯髄組織の存在が必要である．

歯髄組織が根尖部まで壊死に陥り，生活歯髄組織が存在しない根未完成歯には歯根の成長は期待できない．このとき，根尖部では歯根膜にセメント芽細胞が生じ，硬組織による根尖部の閉鎖が起きる．なお，そこに形成された硬組織はセメント質様または骨組織様のものである．これがアペキシフィケーション法の治癒形態とされている（図11-27のa，b）．

根未完成歯治療後の根尖閉鎖の形態には，まったく異なる上記の2種の硬組織形成機序が関与しており，実際には，失活歯であっても根尖部にわずかな生活歯髄が残存していれば，両者の混在した治癒形態が認められると考えられており[5]，臨床において厳密には両者を区別することは困難である．

症例：（次頁の図11-28a～g）

打撲で亜脱臼および露髄をしたため，生活歯髄切断をしたが，再度，打撲をした．そのとき歯が失活したのでアペキシフィケーションをした例を示す．

参考文献
1) 黒須一夫：現代小児歯科学-基礎と臨床-. 75, 医歯薬出版, 東京, 1983.
2) Frank AL: Therapy for the divergent pulpless tooth by continued apical formation. J. Amer. Dent. Assoc.,72: 87-93, 1966.
3) Grossman L I , Oliets S, Del Rio CE : Endodontic Practice. 11thed. 102- 115, Lea& Febiger, 1988.
4) Frank AL: Endodontic endosseous implants and treatment of the wide open apex. Dent Clin North Am, Nov: 675-700, 1967.
5) Weine F S : Endodontic Therapy. 5 th ed. 723-744, Mosby YearBook Inc,1996.

3 アペキソゲネーシス（apexogenesis）

症例：（図11-28a～g）

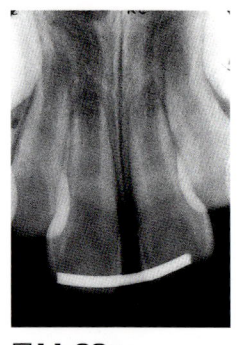

| 図11-28a | 図11-28b | 図11-28c | 図11-28d |

| 図11-28e | 図11-28f | 図11-28g |

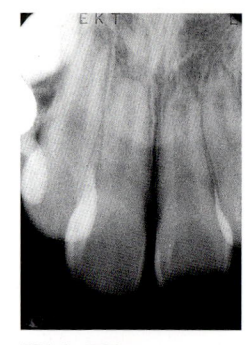

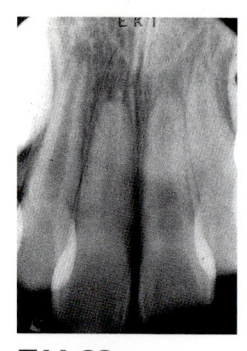

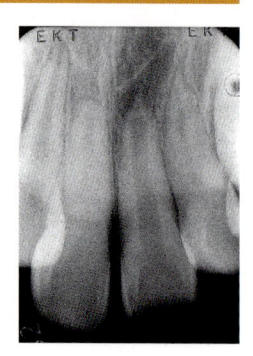

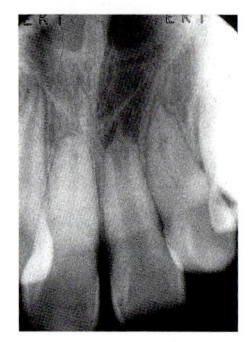

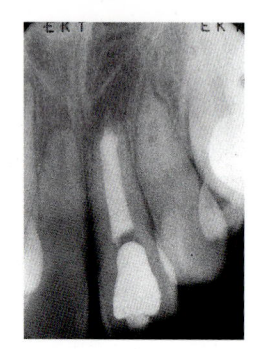

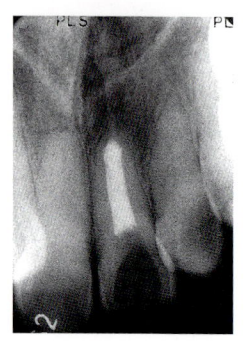

図11-28a　初診時．8歳7か月，男児．転倒により前歯部強打．1|1亜脱臼，|1歯冠破折，完全露髄．自発痛（−），動揺（1度），EPT（1|：＋8，|1：−）．CR修復後ワイヤー固定，|1冠部歯髄除去，水酸化カルシウム製剤填入後CRにて仮封．
2週間後：EPT（1|：＋5，|1：＋4），暫間固定除去．
1か月後：EPT（1|：＋2，|1：＋1）．
3か月後：EPT（1|：＋1.5，|1：1.5）．
図11-28b　1年後．
自発痛（−），動揺（−）．EPT（1|：＋1，|1：＋2）．根尖部閉鎖傾向が認められる．経過良好．
図11-28c　1年8か月後．
再度，遊具にて|1部を強打，上唇裂傷．自発痛（−），動揺（−），EPT（1|：＋2，|1：＋6）．
図11-28d　2年後．
自発痛（−），動揺（−），根尖部圧痛（＋），打診痛（垂直：＋，水平：＋），|1歯の変色．EPT（1|：＋2，|1：−）．根管処置（#100），#40にて根尖部交通あり．水酸化カルシウムペースト填入，アペキシフィケーション開始．
図11-28e　2年4か月後．
臨床症状なし．根尖部閉鎖を確認（骨様硬）．水酸化カルシウムペースト交換．
図11-28f　2年5か月．
臨床症状なし．根管形成（#110）．根管充填（GPポイント＋Sealapex）．コンポジットレジンにて修復．
図11-28g　7年4か月後（根充後5年）．
臨床症状なし．経過良好．|1の歯髄組織の退行性変化に注目．

第12章

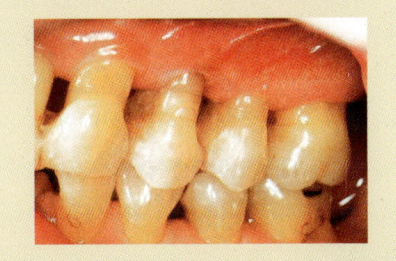

象牙質知覚過敏症の処置

1 象牙質知覚過敏症とは

　種々の原因によって露出した象牙質表面に，外来刺激（温度，乾燥，接触，浸透，化学的刺激）が加わることにより一過性の疼痛を生じるものを象牙質知覚過敏症という．象牙質知覚過敏症は有病率が高く，臨床での遭遇頻度が高い疾患である．

A．原因
　象牙質知覚過敏症は，象牙質表面の露出によって起こるものであるが，その原因は実質欠損を伴うものと実質欠損を伴わないものに分けられる．

a．実質欠損を伴うもの
　1）咬耗症，磨耗症（図12-1a．b）
　2）酸蝕症
　3）窩洞形成
　4）楔状欠損：過度の咬合力（abfraction）（図12-2）
　　　　　　　不適切なブラッシング（図12-3a．b）
　5）エナメル質形成不全

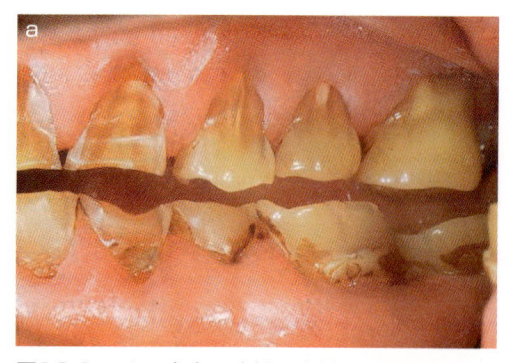

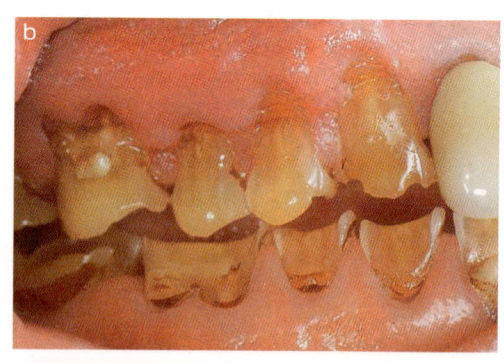

図12-1a，b　高度の咬耗，磨耗．原因は何なのだろうか？

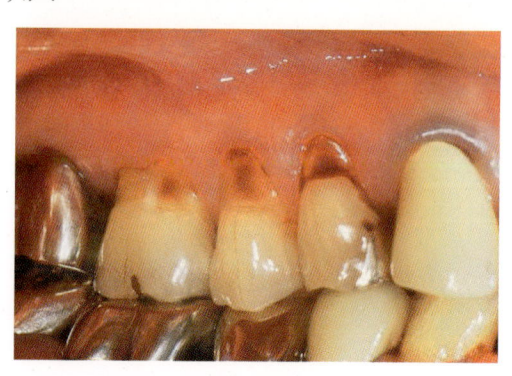

図12-2　abfractionによるエナメル質剝離．

第12章　象牙質知覚過敏症の処置

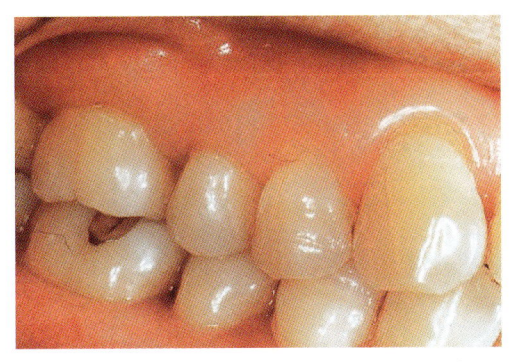

図12-3a　過度のブラッシングによる 3」の根面露出と 4」の楔状欠損．

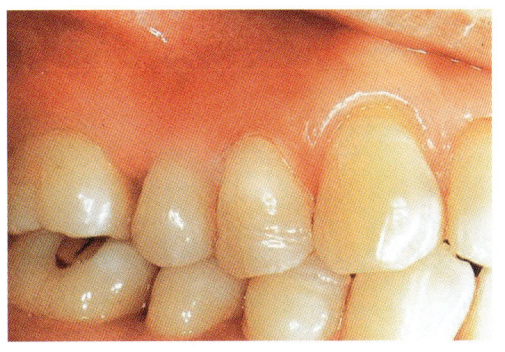

図12-3b　3」はMSコートの塗布，4」はCR修復を行った．

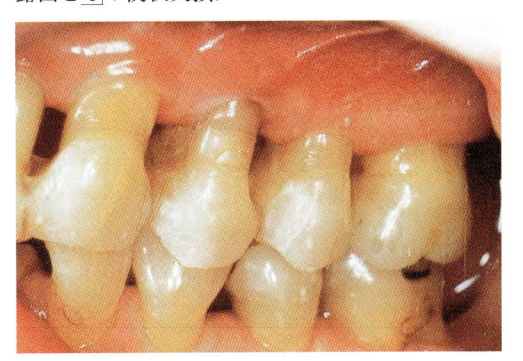

図12-4　歯周病による根面露出．

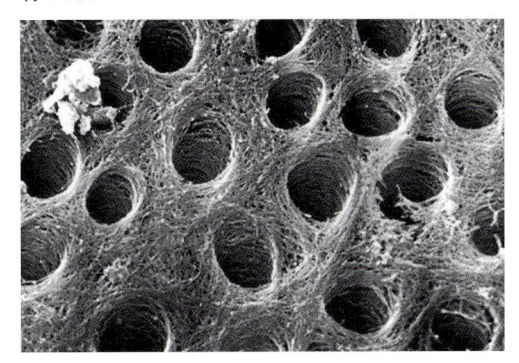

図12-5　象牙細管開口部（SEM像）．

b．実質欠損を伴わないもの

1) 歯周病による歯肉退縮，根面露出（図12-4）
2) 不適切なブラッシング

これらの原因により，露出した象牙質表面に外来刺激が加わった場合に，一過性の疼痛が発現する．

B．機序

歯の痛みは，「歯髄の痛み」と「象牙質の痛み」に区別できる．健全な歯の場合，歯髄は象牙質に，象牙質はエナメル質に覆われている．通常，エナメル質には温度，乾燥，接触，浸透，化学的刺激といった刺激が加わっても疼痛が誘発されることはない．しかし，露出した象牙質表面に刺激が加わると一過性の疼痛が生じる．これが「象牙質の痛み」であり，象牙質知覚過敏症である．

疼痛発現の機序は，諸説あるが最も有力視されているのが以下の理論である．種々の原因により，象牙質が露出することにより口腔内と歯髄組織は象牙細管を通じて交通する状態となる．細管開口部（図12-5）より細菌または細菌性刺激物質が歯髄を刺激し神経終末を過敏化させる．この象牙細管開口部に刺激が加わると，細管内溶液の移動が起

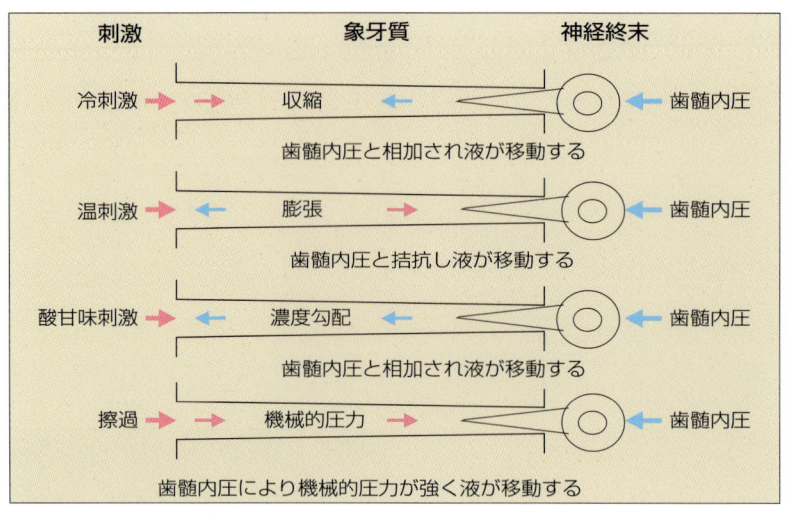

図12-6 各刺激による細管内液の移動.

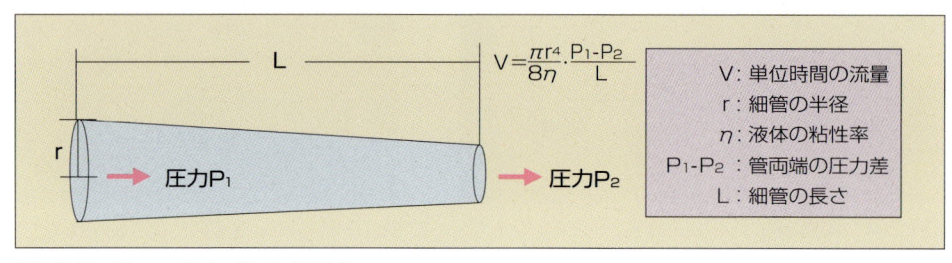

$$V = \frac{\pi r^4}{8\eta} \cdot \frac{P_1 - P_2}{L}$$

V：単位時間の流量
r：細管の半径
η：液体の粘性率
$P_1 - P_2$：管両端の圧力差
L：細管の長さ

図12-7 Hagen-Poisuilleの方程式.

こり象牙芽細胞層下の知覚神経叢に（主にAδ繊維）に活動電位を生じさせ一過性の疼痛が生じる（図12-6）．これを動水力学説という．動水力学説は，Gysiによって提唱されたもので象牙細管内は液体で満たされており，象牙細管開口部が刺激を受けると毛細管現象により細管内溶液の移動が起こり，歯髄の神経繊維を刺激し疼痛を生じるというものである．細管の平均直径は，歯髄側末端で2.5μm，エナメル象牙境で0.8μmとなっている．液体の流れは細管の半径の4乗に比例する（Hagen-Poisuilleの方程式：図12-7）ので，3倍の平均直径の差が引き起こす液体の流れが，神経繊維を活性化する．つまり，毛細管現象による液体の移動とHagen-Poisuilleの方程式に示される細管直径の差によっての液体の滲出が起こり，疼痛が発生する．これが象牙質における疼痛発生の機序とされている．また最近では，神経叢に直接刺激が加わることによるものとが合わさった多元説も提唱されてきている．

C．鑑別診断

象牙質知覚過敏症には，病理的に正常歯髄のものから軽度の炎症が認められるのものがある．しかし，この炎症は原因となる象牙細管開口部の閉塞が得られれば自然治癒する可逆性のものである（図12-8）．臨床の現場では，象牙質知覚過敏症と歯髄炎の鑑別

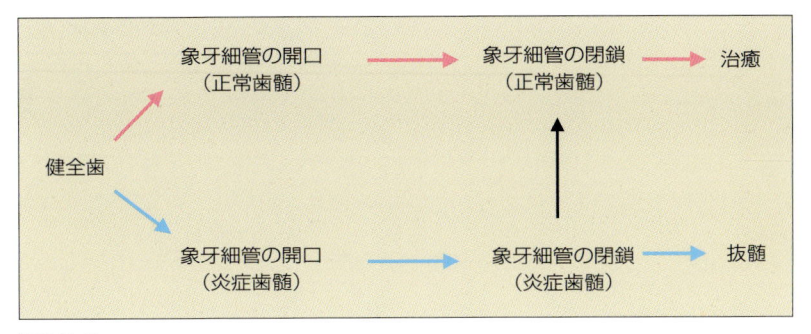

図12-8

表12-1 象牙質知覚過敏症と歯髄炎の鑑別診断

	象牙質知覚過敏症	歯髄炎
自発痛	（−）	（＋）稀に（−）
温度診による誘発痛	一過性	1分以上
齲蝕	なしまたは軽度	歯髄に近接した齲蝕

を必要とする場合がある．この2つの鑑別診断は，自発痛の有無，温度診での自発痛の持続時間，大きな実質欠損を伴う齲蝕の存在によって鑑別診断を行う．象牙質知覚過敏症の症状の特徴には自発痛はなく冷刺激により一過性の疼痛を誘発することある．この2つの条件と齲蝕による硬組織欠損がない（もしくはほとんどない）ときは，象牙質知覚過敏症が疑われる（表12-1）．

歯髄炎の中でも，上行性歯髄炎は特殊で実質欠損が存在しないので象牙質知覚過敏症と誤診しやすいが，上行性歯髄炎は急性歯髄炎に類似した症状を示しまた，X線写真上で根尖部に及ぶ骨吸収や隣在歯に大きな根尖性歯周炎が存在するので，症状だけで判断をせず必ずX線撮影を行う必要がある．

2　象牙質知覚過敏症の治療法

象牙質知覚過敏症の治療の目的は，象牙細管の封鎖と歯髄の保護である．そして，他のどの処置でもそうだが通常，処置を行う際に患歯に対して侵襲の少ないものから行っていく．象牙質知覚過敏症の処置に関しても同じである．

A．予防的処置

象牙質知覚過敏症の予防，治療，再発防止の観点からみても生活習慣指導とプラークコントロール，また摂食指導といったものが非常に重要になる．とくにプラークコント

2　象牙質知覚過敏症の治療法

```
予防的処置
  生活習慣指導，プラークコントロール
  摂食指導
  ↓
非侵襲的処置（スクリーニング）
  簡便なもの
    薬剤の塗布
  ↓
  複雑なもの
    イオン導入法，レーザー照射
    マウスガード，ボンディング材塗布
  ↓
不可逆的処置
  切削を伴う充塡処置
  → 再修復
  ↓
抜　髄
```

図12-9

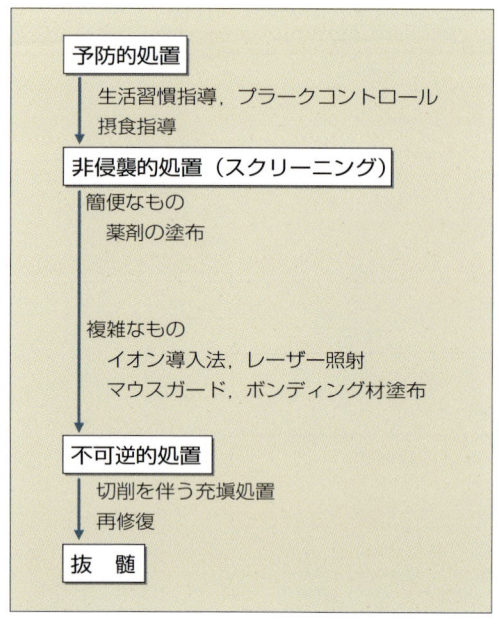

表12-2　代表的な知覚過敏抑制材（剤）

フッ化ナトリウム	5％フッ化ナトリウム（F-バーニッシュ）
	1-2％フッ化ナトリウム
フッ化ジアンミン銀（サホライド）	
塩化ストロンチウム	
タンニン・フッ化物合剤（HY剤）	
パラホルム	
グルタルアルデヒド＋HEMA	
	（グルーマディセンシタイザー）
シュウ酸カリウム	
水酸化カルシウム	
コンポジットレジン	
接着性レジンプライマー＆ボンディングシステム	
グラスアイオノマーセメント	

ロールがおろそかになると，細管の石灰化を妨げ自然治癒を阻害することにもなる．また，適切なブラッシング法，歯磨剤の選択などにより自然治癒を促進することも可能となる．歯磨剤では，硝酸カリウム配合歯磨剤の知覚鈍麻の有用性が示唆されている．いずれも患者本人による行為により症状を改善できる利点がある（図12-9）．

B．非侵襲的処置（スクリーニングテスト）

a．簡便な処置

　予防的処置を行い，口腔環境が改善したにも関わらず症状の改善が認められない場合薬剤の塗布による処置を行う．知覚過敏抑制材（剤）は多くあるが（表12-2），最近の臨床で使用頻度が高いものでは，フッ化ナトリウム，シュウ酸カリウム，メタクリル酸メチル-p-スチレンスルホン酸共重合体＋シュウ酸（MSコート：図12-10），グルタルアルデヒド＋HEMA（グルーマディセンシタイザー：図12-11）などがある．

　フッ化ナトリウムは，5％フッ化ナトリウムバーニッシュ（F-バーニッシュ）の歯面塗布や1-2％フッ化ナトリウムをイオン導入法に使用することで細管の石灰化を促進させる．シュウ酸カリウムは細管開口部への沈着による知覚過敏抑制効果がこれまでの多くの研究，臨床において実証されている．メタクリル酸メチル-p-スチレンスルホン酸共重合体＋シュウ酸（MSコート）は，象牙質表面にポリマー粒子の皮膜が形成され，開口部にはポリマープラグが生成される．また，シュウ酸カリウムの沈着により細管の狭窄を補助する．グルタルアルデヒド＋HEMA（グルーマディセンシタイザー）は，36％HEMAがグルタルアルデヒドの細管内への浸透を補助し，5％グルタルアルデヒ

第12章　象牙質知覚過敏症の処置

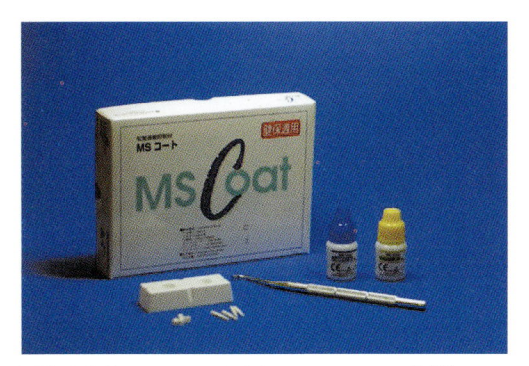

図12-10　MSコート（サンメディカル社製）．

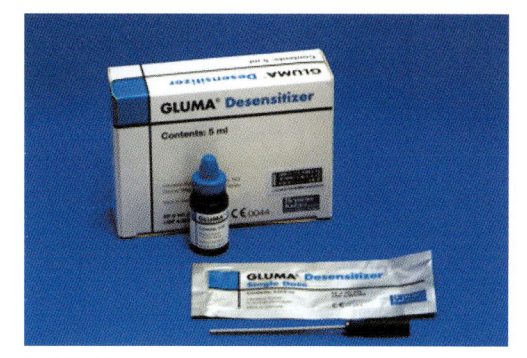

図12-11　グルーマディセンシタイザー（ヘレウスクルツァー社製）．

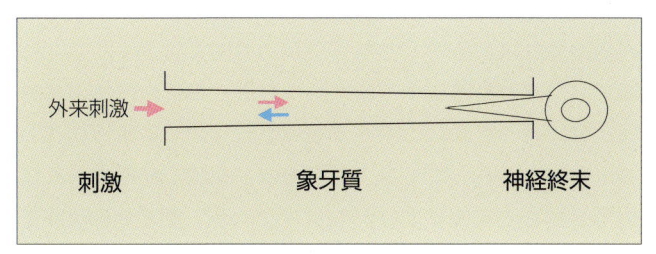

図12-12　細管内液の移動．

ドが細管内のタンパク質を凝固することにより，細管内溶液の移動（図12-12）を阻害する．

　いずれの材品も作用は違うものの細管を封鎖する目的で使用され，また簡便に使用でき歯質や歯肉に悪影響を与えにくいという点が挙げられる．

b．複雑な処置

　前述の処置では，効果が不十分な場合はより複雑な処置に移行する．イオン導入法，レーザー照射，マウスガード，ボンディング材の塗布などが挙げられる．イオン導入法は，1-2％フッ化ナトリウムをイオン導入することにより知覚過敏抑制効果を得る方法であり，1980年前半より知覚過敏処置に応用され効果を上げている．レーザー照射は，象牙細管中の血漿タンパクの凝固・沈着による抑制効果といわれているが疑問視する声も多く，今後の研究を待たねばならないと思われる．マウスガード法は，硝酸カリウムゲルをマウスガード入れ口腔内に装着する．これにより知覚過敏抑制効果が得られるが，数時間以上の使用が必要となる．接着性レジンプライマー＆ボンディングシステムの応用は，象牙質表面の物理的被覆により細管開口部を封鎖する．

c．不可逆的な処置

　これまでの処置は，形態の変化を伴わない処置となるがこれ以上の処置は切削を伴う処置となる．つまり，充填処置（コンポジットレジン，グラスアイオノマーセメント

etc.），再修復処置といったものとなる．それでも症状の改善が認められず，日常生活に支障をきたす場合には抜髄となる．象牙質知覚過敏症で抜髄？と思うかもしれないが，こうなった場合には不可逆性歯髄炎と考えられ，抜髄を先送りすることは患者にとって苦痛以外のなにものでもない．よって必要だと感じたら十分な説明のうえ，疼痛を改善するために抜髄を行う．

まとめ

　象牙質知覚過敏症の治療については，対症療法になることが多い．症状が現れてから来院し，その症状を消失させるといった治療が一般臨床では主である．だが，高齢化が進み天然歯の残存率が上がってきている現在，象牙質知覚過敏症を発症しないように指導することも重要である．

　象牙質知覚過敏症の治療方針は，前述した疼痛発現の機構を除去することにある．つまり，露出した象牙細管開口部の封鎖により歯髄への刺激と細管内溶液の移動を防ぐことにある．基本的には，先に述べた流れに沿って治療を行うが，患歯の症状の重症度や原因によって選択する治療法も変わってくる．たとえば，症状が軽度であれば，知覚過敏治療用の歯磨剤の使用を勧める程度でよいかもしれないが，重度であればこのような処置は適切とはいえない．また，大きな実質欠損を有する患歯に対して露出面のコーティングのみでは症状が改善したとしても適切な治療を行ったことにはならない．つまり，具体的な治療方法は，象牙質知覚過敏症の発生した原因とその重症度によって選択することが必要となってくる．

　象牙質知覚過敏症は，病名というよりは症状の総称であると考えられる．つまり症状が発現する原因が存在するはずであり，象牙質知覚過敏症の治療には症状の改善も大切だが，再発，予防といった観点からみても，その根本の原因の除去が必要となる．

第13章

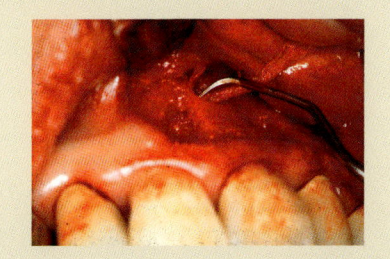

外科的歯内療法

はじめに

"歯根表面に見られる根尖孔（解剖学的根尖孔）は，歯内治療における根尖孔ではなく，わずかに根管内方に位置する象牙-セメント質境（生理学的根尖孔）を歯内治療において根尖孔とする"．このような根尖孔に対する概念が認識されたことにより，根尖周囲組織への医原性為害作用が激減した．また，器具・器材の規格化，歯内治療の術式の進歩，あるいは材料の改良・開発で歯内治療の成功率は飛躍的に向上した．しかし，臨床では，通常の歯内治療が不可能な症例あるいは通法に従って治療を行っても，期待する結果（治癒）が得られない症例に遭遇することがある．このような症例に対しては，しばしば外科的歯内療法が施される．

1 外科的歯内療法の種類

A．外科的排膿路の確保

a．骨穿孔（cortical trephination）

急性化膿性根尖性歯周炎は，著明な自発痛と咬合痛がみられ，患者にとっては耐えがたい痛みを伴う疾患のひとつである．痛みが強い原因としては，根尖部付近の内圧の上昇が考えられる．ゆえに，この内圧を軽減することが，まず必要とされる処置である．

急性化膿性根尖性歯周炎は，臨床的に4期に分類されており，最初のⅠ期およびⅡ期では，膿瘍が骨膜あるいは歯肉粘膜の下まで達しておらず，切開による排膿処置が行えない．また，根管からの内圧軽減法が不可能なことがある．このような症例に対して，内圧を軽減する目的で，人工的に排膿路を確保するのが骨穿孔法である．

この骨穿孔法は，本疾患に対する対症療法であり，根本的（原因除去）治療ではないことを強く認識しなければならない．ゆえに，急性症状消失後には原因除去のための感染根管治療を行わなければならない．また，骨穿孔は急性炎症を呈する組織に，さらに外科的侵襲を加える治療であるため，根尖部の炎症が増悪する危険性がある．さらに，患部組織（患歯根尖部）への到達が非常に困難であり，術前のX線で根尖部の位置を確認しておかなければならない．また，解剖学的に危険な部位（下歯槽管，上顎洞）に近接する歯では十分な注意が必要となる．

術式的には，骨穿孔は，主として頰・唇側から行い回転切削器具（ラウンドバー）を用いることが多い．歯肉に対する処置としては粘膜剥離を行い，骨穿孔を行う方法と，歯肉に小さな切開を行い，そこから穿孔する方法がある．なお，前者の場合，後日切開を行う必要性が生じることがあり，後者は，しばらく排膿路を確保しなければならない（図13-1）．

b．切開排膿（incision）

急性化膿性根尖性歯周炎のⅢ期およびⅣ期になると腫脹がみられ，波動を触れるようになる．また，根尖部骨組織が吸収された慢性化膿性根尖性歯周炎の急性発作（フェ

第13章　外科的歯内療法

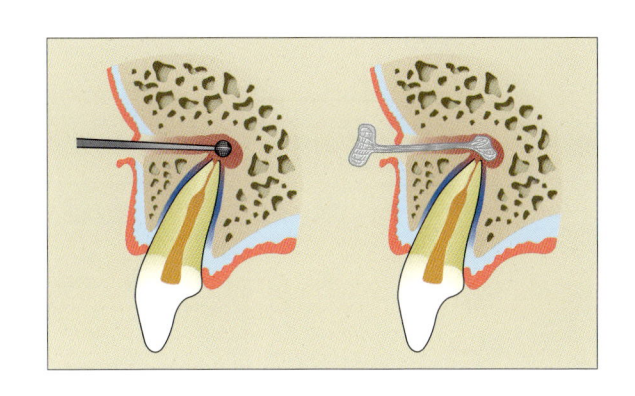

図13-1　骨穿孔．右はドレーンにラバーシートを使用．

ニックス膿瘍）においても腫脹および波動を触れることがある．このような症例においては，切開排膿を行うことにより，内圧を軽減させることが可能となる．なお，切開排膿は，骨穿孔と同様，患者の苦痛をできるだけ速やかに取り除き，さらに生体に対する異物（膿瘍）を取り除き治癒を促進するもので，対症療法的な処置といえる．ゆえに，原因除去のための感染根管治療は必ず行わなければならない．ただし，根管からの治療が不可能なときには，後述する根尖周囲に対する外科処置が必要とされる．

B．根尖周囲外科手術

歯内治療器具・材料の国際規格化や改良の結果歯内治療の成功率は非常に高いものとなった．しかし，日常の臨床においては通法の歯内治療を行っても症状の改善がみられないことがある．これらの原因としては，外来刺激が根尖周囲組織に通じる経路の存在，あるいは細菌の生息する場の存在が大きな要因といえる．根管充填の目的は外来からの刺激侵入経路を遮断し，さらに根管内の死腔の排除に有る．しかし，根管の閉塞あるいは除去不可能な補綴物や破折器具が存在し根管治療が行えないことがある．また，近年，根尖部病変内あるいは歯根尖における細菌の存在について報告がなされている．

このような症例に対しては根尖周囲外科処置が必要となることがある．

a．根尖周囲外科手術における解剖学的事項

外科処置が必要な症例の多くは根尖部に病変を有し，唇・頰側歯槽骨が吸収していることが多い．その結果，歯肉を剥離した段階で病変部が視認できる．しかし，時として，皮質骨が存在するときもある．上顎と下顎を比べたとき，皮質骨の厚さは上顎骨のほうが比較的薄く病変部への器具の到達が容易である．しかし，下顎では骨皮質が厚く，病変部への器具の到達が困難なことがあり，術前の十分な診査が重要である．

根尖周囲外科手術は前歯部に多く適用される．しかし，時として下顎小臼歯にも行われ，このような症例では，オトガイ孔を視認し，神経組織を傷つけないようにしなければならない（図13-2）．また，上下顎大臼歯部では，上顎洞あるいは下歯槽管に十分な注意を払う必要がある．

また，術野の特徴としては，非常に狭く，出血などで術野の観察・確認が困難である．

1 外科的歯内療法の種類

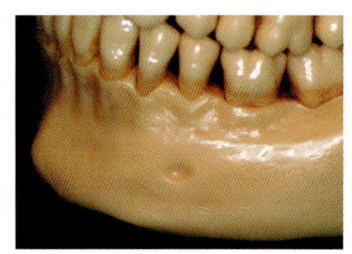

図13-2　オトガイ孔．

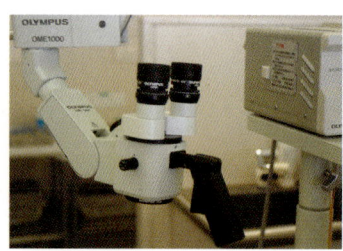

図13-3　オリンパス．

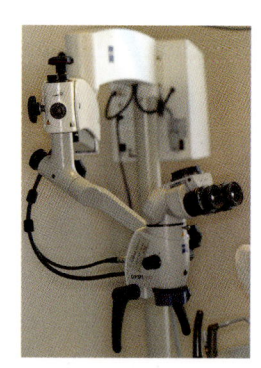

図13-4　Zeiss（全体像）．

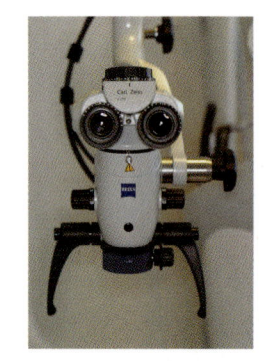

図13-5　Zeiss（鏡見部）．

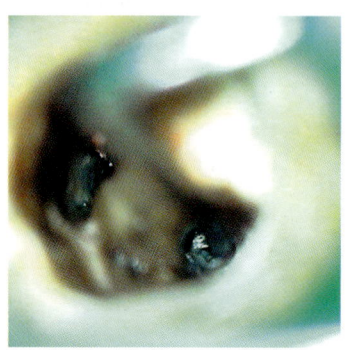

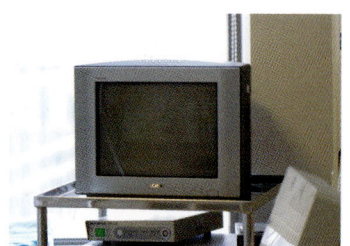

図13-6　下顎大臼歯髄腔内の顕微鏡像．

図13-7　ディスプレイでの観察が可能．

　さらに，照明が届かないことが多く，その結果，十分な外科処置が不可能であったり，あるいは不必要な外科的侵襲を周囲組織に与えるおそれがある．

　近年，歯内治療領域に手術用実体顕微鏡（図13-3〜7）が導入され，根尖周囲外科処置あるいは歯内治療における偶発事故の処置において大きな成果が得られている（マイクロサージェリー）．この手術用実体顕微鏡は独自の照明装置を有しており，術野を明るく照らすことが可能である．

　臨床において，この種の顕微鏡を使って治療を行うときには注意しなければならない事項がある．機種により拡大倍率は種々異なるが，低倍率では術者の手指および器具が顕微鏡下で確認することができる．しかし，高倍率ではわずかな動きで視野から消失する．また，不用意な手指の動きをすると，患者の顔面に損傷を与える危険性が生じる．さらに，治療用チェアーあるいは患者の少しの動きで視野から術野が見えなくなってしまう．

　したがって，術者自身の顕微鏡下での操作の修得はもちろん，患者への治療術式などの説明を十分に行わなければならない．

b．切開線（切開法）

　根尖周囲外科手術における切開は生体への影響を最小限にとどめるようにしなければならない．しかし，切開線は病変部を完全に含む健康歯肉に設定し，十分な処置ができ

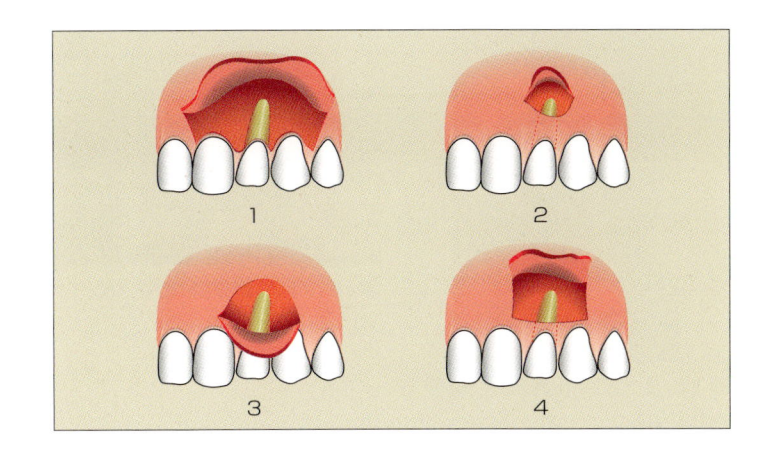

図13-8 各種切開法.
1：Wassmund法.
2：Partsch法.
3：Pichler法.
4：Reinmöller法.

るものでなければならない.

　根尖周囲外科手術における切開線にはWassmund法，Partsch法，Pichler法，Reinmöller法などの方法がある．これらの切開法を選択するときには，歯肉の状態（辺縁性歯周炎），歯冠補綴物の存在を考慮しなければならない．Wassmund法は歯肉縁に切開を行う方法で，広い術野が確保でき，数歯にわたる，あるいは大きな病変の症例でも可能である．しかし，術後，歯肉退縮が生じることがあり注意を要する（図13-8）.

c．根尖掻爬法

　根尖掻爬法は，歯根あるいは根管系に問題はなく根尖周囲組織に予後不良となる原因が存在するときに行われる処置法である．

　近年，多くの報告が示すように，根尖孔外における細菌の存在が示唆され，通法の歯内治療を行っても症状が改善されない症例，あるいは，根管充填が理想的に行われても，根尖孔外に溢出した根管充填材や根管用拡大器具などの除去が必要となる症例などが適応症となる（図13-9）.

　このように，根尖掻爬法の適応症は，根管内に問題がなく緊密な根管充填が行われていることが重要な要件である．

　図13-10のように大きな透過像を示す囊胞の摘出時しばしば根尖切除術が施される．しかし，図13-12，13でもみられるように，透過像に近接する歯の根管充填が可能な症例ではその必要はなく根尖掻爬術を適応すべきである．ただし，歯根尖が存在することにより，囊胞組織の徹底的な摘出が困難なときには図13-14のように根尖切除（後述）が必要となることがある．

　歯根囊胞に対する処置としては，レーザー治療法，イオン導入法，そして，図13-14に示すように根尖切除を伴う外科的処置が広く行われている．さらには抜歯されることもある．しかし，歯内治療だけでも治癒したという報告も認められており，この報告は非常に興味深いものである．

　しかし，臨床的には，歯根囊胞は歯内治療だけでは治癒が期待されないと報告されている．その原因としては，歯根囊胞の構成組織である重層扁平上皮の存在がある．この

1 外科的歯内療法の種類

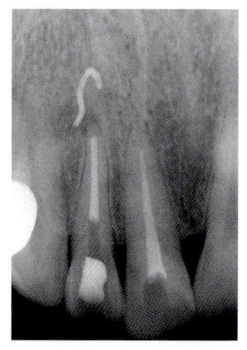

図13-9 根尖孔外異物（根管充填材）．

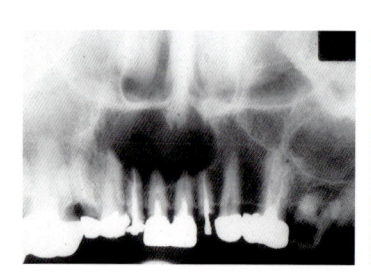

図13-10 歯根囊胞．術前パノラマX線写真．

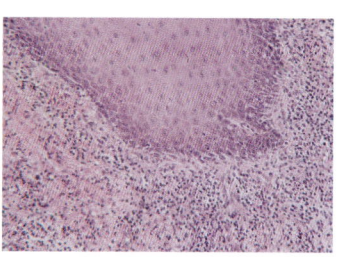

図13-11 図13-10の組織標本（歯根囊胞）．

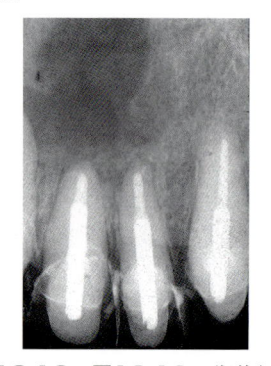

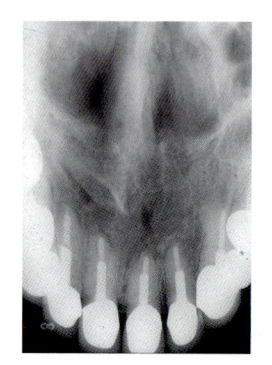

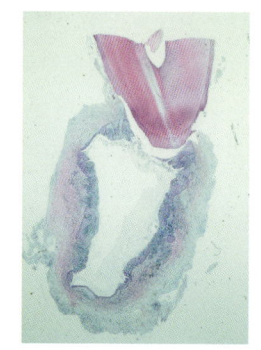

図13-12 図13-10の術後経過（デンタル）．

図13-13 図13-10の術後経過（咬合法）．

図13-14 歯根囊胞（歯根尖切除）．

細胞が存在することにより根管内清掃と根管充填が理想的に行われ根管系に問題がなくなっても歯根囊胞は増大するとされ，外科的処置が施される．また，大きな透過像を有するものでは，長期間放置することにより，隣在歯への影響あるいは感染による重篤な症状の発現などが考えられ，外科的処置を行い病変部の除去を行うことにより，治癒を促進させることが望ましいとされている．

　また，歯根囊胞の摘出時には根尖部を切除されることが多い．根尖部歯質を切除する理由としては，歯根周囲の徹底的な掻爬を可能にし，再発を防ぐためであるといわれて

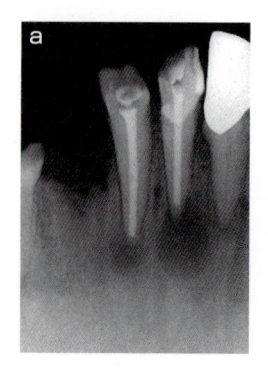

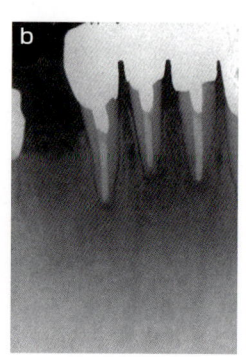

図13-15a，b　右側下顎中・側切歯歯根囊胞掻爬症例．

第13章　外科的歯内療法

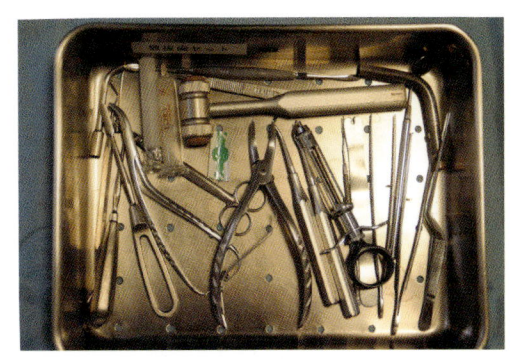

図13-16　口腔外科に用いる器具.

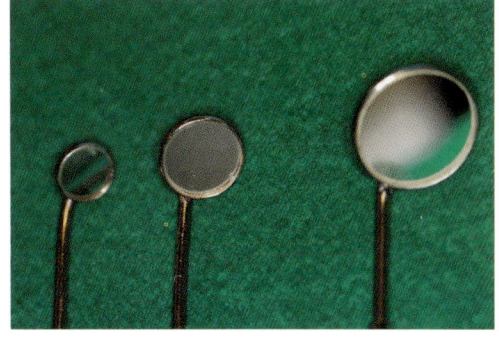

図13-17　左2つは後鼻鏡，右はデンタルミラー.

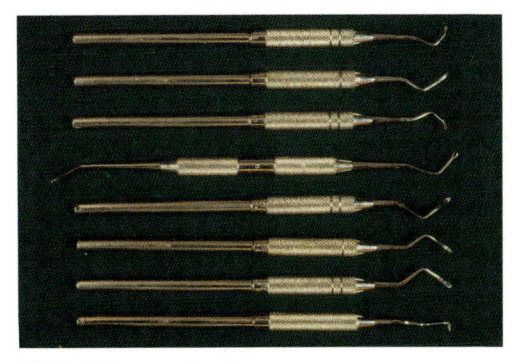

図13-18　ハンドスケーラー.

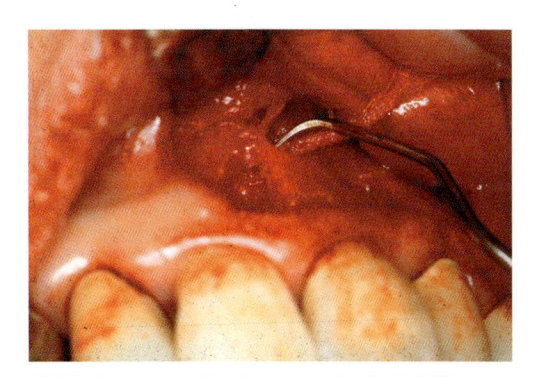

図13-19　ハンドスケーラーでの根尖搔爬.

いる．しかし，図13-15a，bに示すように，歯根嚢胞であっても根管充填が緊密に行われた症例では歯根尖を切除する必要性はなく，根尖周囲の上皮細胞層および不良肉芽組織の摘出，すなわち根尖搔爬法を行うだけで良好な治癒が期待できる．

このようなことから，歯内治療は可能であっても，この処置だけでは良好な治癒が望めない症例，すなわち，根尖周囲組織における細菌学的問題，根尖孔外の異物あるいは歯原性あるいは非歯原性嚢胞の症例に対しては根尖搔爬法を行うべきといえる．

〈搔爬に用いる器具〉

搔爬には図13-16に示すような，通常口腔外科で用いられている器具が必要である．しかし，根尖搔爬術では，歯根尖が存在するため歯根の裏側（舌側，あるいは口蓋側）を視認することが難しく，また徹底的な搔爬が非常に困難である．そこで，図13-17に示すような耳鼻科で使用される後鼻鏡や歯周治療で用いるハンドスケーラー（図13-18，19）を用いることにより効果的な搔爬が行える．ハンドスケーラーの刃部は鋭利なため，必要以上にセメント質を剥離するおそれがある．そのため，刃部を砥石で軽く研磨しておく．また，先端が鋭利な器具では丸みを持たせる．

d．歯根尖切除法

歯根尖切除法の適応症として口腔外科あるいは歯内治療関係の成書では：

165

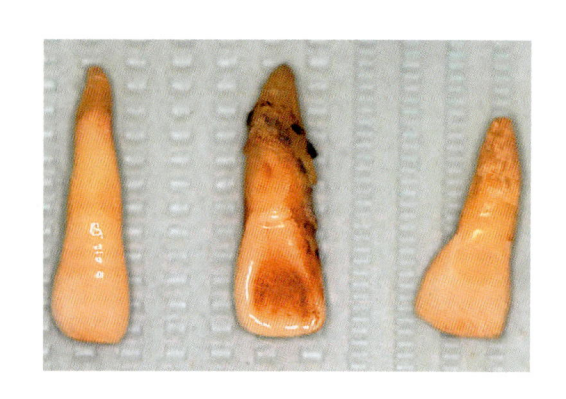

図13-20　長さが異なる上顎前歯抜去歯．左端が側切歯，右2本は中切歯．

　　1）慢性の根尖性肉芽腫あるいは歯根嚢胞
　　2）大きな顎嚢胞が近接する歯根
　　3）根尖部根管内における根管用器具の破折
などが記載されている．

　根尖部歯質を除去しなければならない理由としては，根尖部に病変を有しているが，種々な理由から根管治療が不可能，あるいは将来病変が生じるおそれがあるため，あるいは根尖部歯質そのものが生体に対して刺激因子（根尖部における歯質の破折，分岐根管の存在など）となるため，さらに，根尖部周囲に根管治療では治癒が望めない病変（刺激因子）が存在し，これを除去する際，根尖部歯質が妨げとなることなどが挙げられる．

　しかし，根管治療が十分に行うことが可能で，根尖部の外科的処置が完全に行える症例では歯根の切除の必要性はないものといえる．

　以上のことから，歯根尖切除法の適応症は，歯冠部方向からの根管処置，すなわち通常の根管治療および緊密な根管充填が不可能な症例といえる．ゆえに歯根尖切除を行ったものには，根尖部からの封鎖，すなわち逆根管充填が必要となることが多い．根尖部を切除するだけでは，問題の解決にはならないであろう．

〈根尖部歯質の切除〉

　根尖部を切除するときには以下の問題点を考慮しなければならない．

　　1）歯冠・歯根比の問題

　単根歯に歯根尖切除を行うときには歯根が短くなることは術後の咀嚼機能に大きな影響を与える．すなわち歯冠・歯根比が問題となる．中切歯の平均的な歯の長さは23.8mmで，歯冠部の長さは11.7mm，歯根は12.1mmであると報告されている．また，上顎側切歯では，全長が21.8mm，歯冠が9.6mmそして歯根の長さが12.2mmとわずかに中切歯よりも長い歯根長が示されている．しかし，これらの値は平均であって個々の歯では異なることが多い．図13-20は抜去歯で，左端が上顎側切歯，右の2本が上顎中切歯である．この図が示すように，右端の上顎中切歯の歯根長は左端の上顎側切歯よりもかなり短いことがある．ゆえに，中切歯であっても術前のX線写真を注意深く観察し，

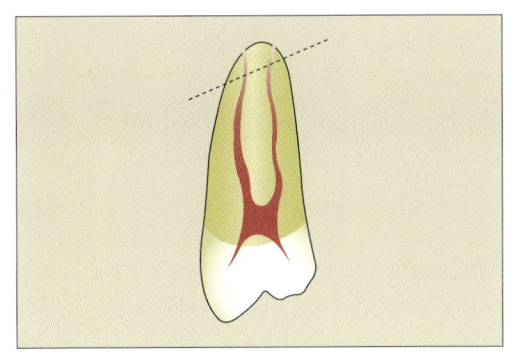

図13-21　2根管を含む切断． 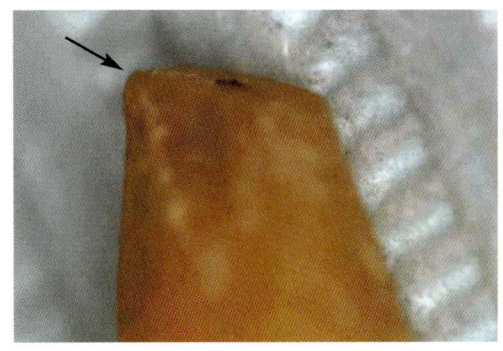　　　　　　図13-22　鋭利な歯質を削除．

術後の骨植に問題がないかを考慮しなければならない．

2）歯槽骨の問題

　高齢者では多かれ少なかれ辺縁性歯周疾患に罹患していることが多い．これら歯周疾患に罹患しているときは歯槽骨の吸収がみられ，歯根尖を切除することにより咀嚼に耐えられない状態になることが考えられる．ゆえに，歯根尖切除後の状態を十分に推察し歯根尖切除法の適応症かどうかを考慮しなければならない．

3）歯種（根管数）の問題

　単根歯の根管数は1根管が多い．しかし，単根歯であっても根尖部には分岐根管がみられることがある．そして，根尖部病変は根尖孔以外に分岐根管を経由しても生じる可能性がある．分岐根管は，経年的に石灰化し閉鎖する傾向を示すが，若年者の分岐根管はこのような傾向は少なく，根尖部病変成立に大きく関与するために根尖部の削除量には注意しなければならない．

　歯根尖切除の多くは術式的困難性から前歯部に行われることが多いが，時として臼歯部にも行われる．たとえば，上顎第二小臼歯のように単根歯で，複数根管の歯根尖を切除するときには，根尖部の切断面はすべての根管を含み逆根管充填を行わなければならない（図13-21）．

4）根尖部形態と切断面

　根尖部の切除を行ったあとには，多くの症例で逆根管充填が必要である．しかし，術野が狭小なため充填操作が非常に困難なことが多い．そこで，充填操作が容易となるように切断面を唇・頬側に対して斜面形態としなければならない．しかし，図13-22の矢印の部分が鋭端にならないようにしなければならない．もし，鋭利な歯質が生じたら，切断周囲の歯質をわずかに削除し丸みを帯びた形態にする．

　また，歯根根尖部の解剖学的形態にも注意を払わなければならない．上顎中切歯あるいは犬歯では根尖部の近遠心的幅は比較的大きい．しかし，上顎側切歯および下顎前歯部では近遠心径が小さく，切断面への逆根管充填窩洞を形成するときは注意しなければならない．とくに，アマルガムなど，充塞圧が必要な材料を用いるときは歯の破折が生

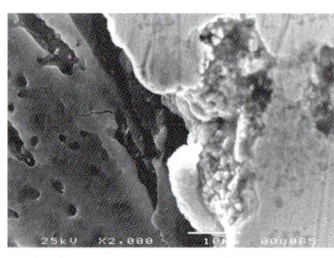

1　外科的歯内療法の種類

図13-23　アマルガムと根管壁のSEM像.

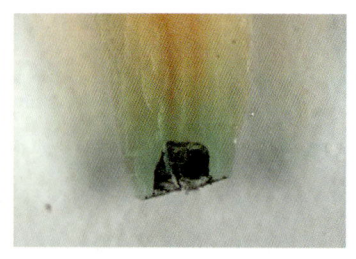

図13-25a　アマルガムの封鎖性（色素の浸透が著明）.

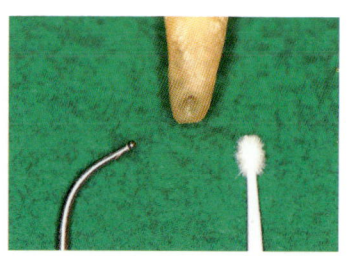

図13-26a　左はダイカルアプリケータ，右はエッチング用器材.

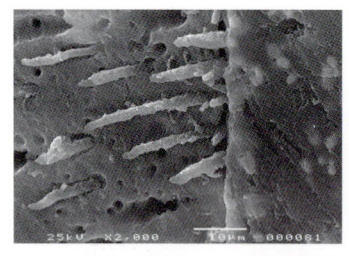

図13-24　試作レジン系逆根管充塡材と根管壁との界面SEM.

図13-25b　試作材の封鎖性（色素の浸透はみられない）.

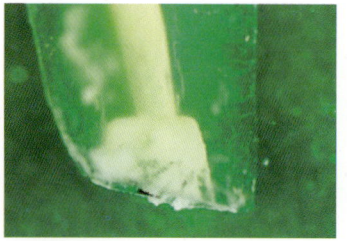

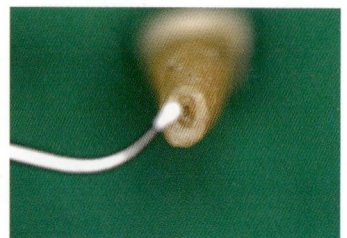

図13-26b　窩洞への填塞.

じる可能性があるため，窩洞の近遠心径の設定には十分注意を払わなければならない．

〈逆根管充塡材〉

　根尖部封鎖のための逆根管充塡材には，ガッタパーチャ，レジン，酸化亜鉛ユージノール系セメント，sponge goldおよびグラスアイオノマーに関する報告が多く認められている．さらに，最近ではmineral trioxide aggregate（MTA）の逆根管充塡材としての報告が多くみられ，生体への親和性および封鎖性が良好であるといわれている．また，従来から臨床で用いられている代表的な材料としては歯科用アマルガムがある．

　しかし，アマルガムは逆根管充塡材としていくつかの欠点が考えられる．

　1）歯質との接着性がない

　図13-23にみられるようにアマルガムと窩洞象牙質との間には1〜10 μmの空隙が認められる．また，逆根管充塡材窩洞の完全な乾燥は非常に困難なことから封鎖性に問題がある．

　2）アマルガムの散乱

　アマルガムを逆根管充塡窩洞に填塞するための専用のアマルガムキャリヤー（MESSING ROOT CANAL GUN）が認められる．しかし，微細なアマルガム片の組織内への迷入を避けるのは非常に困難である．アマルガムが組織内に散乱すると，歯肉着色の原因ともなる．

　3）組織刺激性

　アマルガムを生体内に応用すると，アマルガムの成分であるHg，Su，Cuなどが溶出することが確認されている．そして，アマルガムの組織刺激性に関する報告も多くみられ理想的な封鎖材とはいえない．

第13章　外科的歯内療法

　近年，接着性レジンの4-META/MMA-TBBレジンは，組織刺激性が少なく，湿潤状態であっても図13-24に示すようにレジンタグおよび樹脂含浸層様構造が認められ，歯質接着性および封鎖性が優れていると報告されている．そして，この材料にX線造影性を付与し，試作逆根管充填材として使用されている．

　4-META/MMA-TBBレジンは低温状態で作業しなければならないが，この試作材は常温であっても硬化時間がある程度長く，充填操作に余裕がある．多数歯に応用するときには低温状態で，1歯ならば常温で行うことにより速やかに硬化する．図13-25a，bはアマルガムと試作材の封鎖性を調べたものである．

　また，アマルガム窩洞のような保持形態の付与の必要性もなく，窩洞への填塞も図13-26a，bに示すような器具で容易に行える．

C．ヘミセクション

　ヘミセクションは図13-27に示すように2根性の歯の1根が種々な理由で保存不可能なときに応用される処置法で主に下顎大臼歯に適用される．

　歯内治療では，根尖部に病変が認められるが，除去不可能なポスト，根管用器具の破折，根管の閉塞あるいは解剖学的に極度に彎曲している歯根に対して根管治療が不可能なとき，当該歯根を抜去する処置である．また，辺縁性歯周疾患が著明な歯根に対しても行われる．

〈ヘミセクションにおける注意点〉

1）分岐部歯槽骨

　根尖部に病変を有し根管治療が不可能なときヘミセクションの適応症となるが，病変が根尖部に限局し，分岐部歯槽骨が比較的正常な歯では歯根抜去後の歯槽骨の処理あるいは形態に注意しなければならない．すなわち，抜去後，分岐部歯槽骨骨頂が露出した状態であったり，あるいは，形態的に鋭利な状態のままであると歯周病学的な問題が生じる可能性がある．このような問題点に関しては歯周病学の成書を参考にされたい．

2）残存歯根の状態

　2根を分割したのち，残存した歯根の状態，とくに分岐部付近の歯質の形態には注意

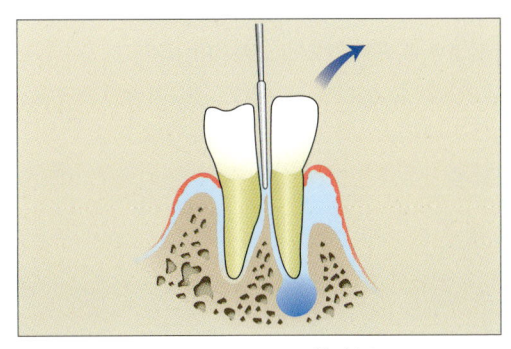

図13-27　ヘミセクションの模式図．

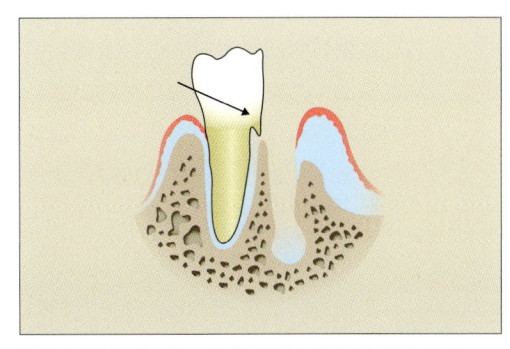

図13-28　矢印で示す鋭利な歯質を削除する．

1　外科的歯内療法の種類

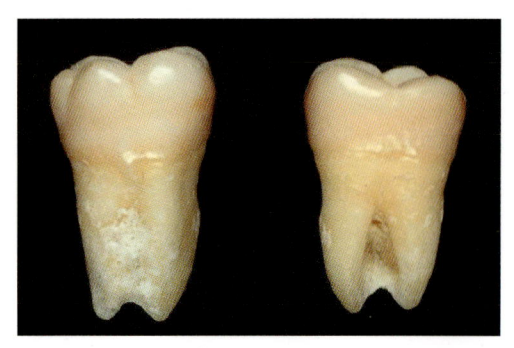

図13-29a　樋状根（左が頰側面，右が舌側面）．

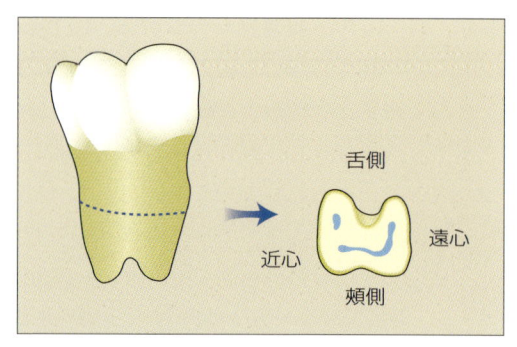

図13-29b　樋状根における樋状根管．

を払わなければならない．分割後，図13-28に示すような分岐部に近接する残存歯根に鋭利な歯質が残るとこれも歯周病学的に問題となる．そのためには術前のX線写真を十分に観察し，切断しなければならない．そして術後，残存歯根に鋭利な歯質が残っていないかをエキスプローラーなどで確認しなければならない．

3）下顎第二大臼歯（樋状根）

下顎第一大臼歯の多くは2根性であるが，後方大臼歯では近心根と遠心根が頰側で癒合し，樋状根を呈する（図13-29a，b）．第二大臼歯では約30％，第三大臼歯では10％に認められる．そして，樋状根の根管は近心頰側根管と遠心根管が連絡していることが多く，いわゆる樋状根管（C-shaped root canal，U-shaped root canal）を呈することが多い．

このような解剖学的形態を有する歯にヘミセクションを適用すると，ときとして，根管が縦方向に生体に露出することになり，患歯の予後は不良となることが考えられる．

ゆえに，術前のX線写真を注意深く観察するとともに，根管治療時に患歯の根管が樋状根管かどうか診査しなければならない．もし，患歯が樋状根管であれば適応症とはならないだろう．

D．歯根切除

歯根切除は複根歯，主に上顎大臼歯に適用される処置である．歯内治療では，ヘミセクションと同様根尖部に病変が認められ，除去不可能なポストや根管用破折器具の存在，治療が困難な根管の穿孔あるいは解剖学的に根管治療が不可能な歯根を切断除去するものである．また，強度な辺縁性歯周疾患が認められる歯根に対しても行われることがある．

〈歯根切除における注意点〉

歯根切除は複数根で，臨床的には3根を有する上顎大臼歯の第一大臼歯に行われることが多い．しかし，図13-30のように切断の対象となるのがすべての歯根であるとはいえない．歯根を切断することにより咀嚼機能が劣ることは避けられない事実である．

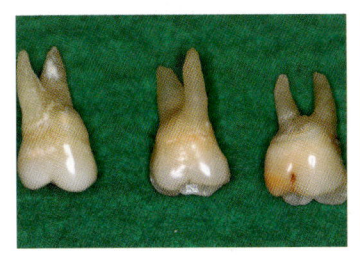

図13-30　上顎大臼歯の各歯根を切断（左；頰側近心根，中；頰側遠心根，右；口蓋根）．

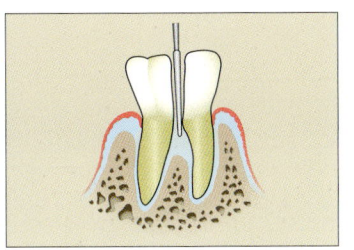

図13-31　歯根分離の模式図．

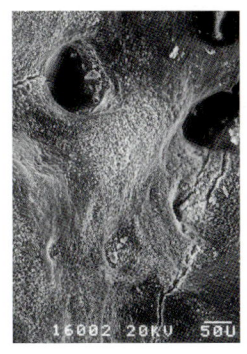

図13-32　髄管開口部SEM写真．

上顎第一大臼歯は頰側に2根そして口蓋根があるが，これらの歯根では太くかつ骨植が堅固な根は口蓋根である．口蓋根切除に関する報告が認められるが，術後の咀嚼ということを考えればできうる限り口蓋根が保存可能な症例に適応すべきであるといえる．

次に，歯根を切除するとき，歯冠部歯質を同時に切除するかという問題点が存在する．これに関しても，やはり，咀嚼ということが問題となる．大臼歯に対する咀嚼圧は大きく歯冠部を残存させることにより残存する2根に大きな負担がかかる危険性がある．ゆえに，残存歯根の骨植状態を注意深く診査し，術後の負担過重に起因する咬合性外傷が発症しないように歯冠補綴物の設計を行わなければならない．さらに，プラークコントロールなど歯周疾患に対する配慮も行わなければならない．また，ヘミセクションと同様，歯根切除後の分岐部歯槽骨の形態あるいは残存歯質の形態に注意し，歯周疾患の発症を防止しなければならない．

E．歯根分離法

歯根分離はヘミセクションと同様，2根を有する歯に適用される処置である．臨床的には下顎大臼歯が適応となることが多い（図13-31）．

適応症としては，2根性の歯の分岐部に病変が存在し，歯根を2つに分割する必要性を有するものである．この分岐部の病変の原因として歯周疾患に起因するものが多い．

歯内治療学的には，分岐部付近の齲蝕あるいは偶発事故による髄床底の穿孔がある．偶発事故による穿孔は，髄室開拡時，開拡アウトラインの設計のミス，根管口形成のミス，開拡方向（器具の挿入方向）のミスなどが原因となり，根管口が見つからず髄床底を必要以上に削除した結果生じる．とくに，高齢者の歯では，経年的な第二象牙質の形成の結果，天蓋と髄床底が近接することが多い．このようなときに，偶発的穿孔が頻発する．

また，大臼歯分岐部髄床底には図13-32に示すように髄管が認められることがあり，感染根管症例では髄腔内感染物質が髄管を経由して分岐部側に病変を惹起することがある．

根尖分岐部病変が髄管に起因すると考えられる症例では，根管治療および根管充填後

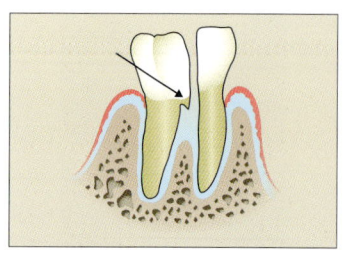

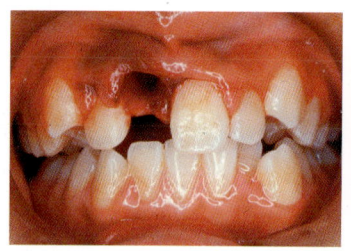

図13-33　矢印で示す鋭利な歯質は削除する．

図13-34a　右側上顎中切歯の脱臼．

図13-34b　再植後の写真．

しばらく経過観察を行い，分岐部病変が治癒傾向を示したときは，あえて歯根分離を行わなくてもよい．

〈歯根分離における注意点〉

歯根分離での注意点としてはヘミセクションの項で述べたように，歯槽骨の形状，近遠心根の分岐部歯頸部近くの歯根の形状に注意しなければならない（図13-33）．また，歯根分離を下顎第二大臼歯に行うときには，患歯が樋状根かどうか十分に診査しなければならない．もし樋状根を呈する歯であれば適応症とはいえない．

次に，分割後の各歯根に対する歯冠修復処置を行うときに注意すべきことは，それぞれの歯根を単独の小臼歯として処置を行うのか，あるいは大臼歯本来の形態で歯冠修復を行うのかは重要な課題である．しかし，歯根分割することにより，分岐部歯頸部付近の解剖学形態，および，分岐部に病変が存在していたため，歯根周囲組織が機能的にも以前とは異なっている．ゆえに，術後の咀嚼（咬合圧など）あるいはプラークコントロールなどを考慮して治療方針を立てるべきであろう．

F．歯の再植

歯の再植には2つの種類がある．ひとつは，外傷などによる突発的な力が歯に加わり歯槽窩から歯が脱離したものを歯槽窩にもどす再植（図13-34a，b）．もうひとつは，何らかの理由から，通常の歯内治療や口腔内での外科的歯内治療が不可能で良好な治癒が望めない症例に対する意図的再植がある．

a．脱臼歯の再植

脱臼歯の再植を行うかどうか，すなわち適応症であるかどうかを決定することは重要なことである．

1）年齢

高齢者では，辺縁歯周組織の問題あるいは組織の活性などから，若年者よりも成功率が低いとする報告がある．若年者であっても乳歯は後継永久歯のダメージなどを考慮すると，適応症とはいえないであろう．

2）脱臼歯

歯の脱臼は外部からの強い力が働いて歯槽窩から脱離したものである．ゆえに，歯の

破折，とくに，歯根部の破折の有無はもちろん，その部位あるいは方向そして程度を注意深く調べなければならない．破折が根尖付近で，歯軸に対して垂直であれば適応といえるが（歯内治療が問題となる），歯根中央部付近に破折があれば高い成功率は得られないであろう．また，どの程度破折が歯の内部まで存在するのかを診査することも重要なことである．根管近くまで破折線が達しているような歯では良好な予後は期待できないであろう．

3）辺縁組織

歯槽窩の辺縁部が重篤な歯周疾患に罹患し，歯肉の状態がおもわしくないもの，そして歯槽骨の吸収が著明な症例では再植後の固定に長期間必要となる可能性がある．しかし，長期間の固定はアンキローシスの原因であるといわれており予後に問題が生じるであろう．

また，歯槽窩周囲の歯槽骨を注意深く診査し，骨折の有無を確認しなければならない．骨折が認められる症例では，やはり長期の固定が必要となることがあり，アンキローシスが生じるおそれがある．

4）脱臼歯の保存

脱臼から治療開始の時間は短いことが望ましい．そして，脱臼歯の保存法は再植後の予後に大きな影響を与える．治療を行うまで，歯根周囲の組織（いわゆる歯根膜）を正常に近い状態で保つこと（とくに乾燥を防ぐ）により再植の成功率は高いものとなる．保存方法には種々なものが報告されている．保存液としては，牛乳，生理食塩水などが身近で入手できるものである．保存液などがないときには，口腔内の頰粘膜と歯列の間に保存するのも良い方法である．しかし，誤嚥下あるいは気管への吸引のおそれがあり注意しなければならない．

5）抜歯窩への再植

脱臼歯を歯槽窩にもどすときには挿入する圧力に注意しなければならない．ヒト歯根膜に存在する細胞を使って圧力の細胞への影響が検索されている．

この研究では細胞に垂直的な圧力（垂直負荷）と，回転（捻転負荷：角度）を加えている．その結果，垂直圧が200g以下で，捻転負荷が45°以下のときには細胞への影響は少ないと述べている．しかし垂直負荷が300g以上になると細胞への影響がみられるようになり，そこに捻転負荷が加わると細胞には著しい影響が認められている．そして，この実験では細胞への影響は，垂直負荷よりも捻転負荷のほうが大きいと述べている．図13-35a，bに示すように垂直負荷が同じでも，捻転負荷が大きいと細胞への影響は著明である．

このようなことから，脱臼歯を歯槽窩に挿入するときは，垂直圧はできるだけ少なく，そして歯を回転させずに行うべきである．

6）歯の固定

再植直後の歯は歯槽窩で不安定な状態である．ゆえに隣在歯と結合することにより固定を行わなければならないことが多い．そして，固定の期間としては7日から10日が

図13-35a, b　垂直負荷および捻転負荷が培養細胞に及ぼす影響（寺田行男先生提供）．垂直負荷100gで，a：捻転負荷30°，b：捻転負荷60°．

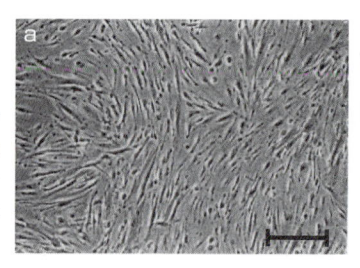

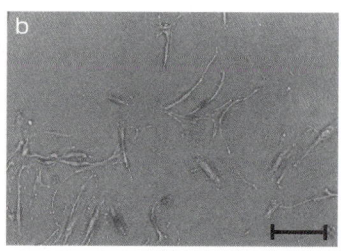

適当であるとわれている．そして，それ以上の固定はアンキローシスが生じる可能性があると報告されている．しかし，歯槽骨の骨折，あるいは辺縁性歯周疾患がある歯ではもう少し長い固定が必要である．

7）歯内治療の時期

　歯内治療の時期については確たる指針はみられない．再植では，前述したように歯根膜組織の変性を防ぐ目的から，再植を優先し，ついで歯内治療を行うべきであるとされている．しかし，長期間歯内治療を行わないと根尖周囲組織に病変が発症することは避けられないであろう．また，再植と同時に歯内処置を行うとアンキローシスの原因になるともいわれている．これらのことから，歯内治療は固定の終了時期が歯内治療の時期ではないかといえる．ただし，若年者の歯根未完成歯では経過観察（X線診査および歯髄電気診査など）を行い，歯髄組織が生活反応を示すようであれば歯内治療は行う必要はないといえる．しかし，長期にわたる経過観察が必要である．

b．意図的再植　intentional replantation

　意図的再植は，口腔内における歯内治療が不可能な症例，あるいは通常の歯内治療では良好な治癒が期待できなかったり，外科的歯内治療も不可能な歯に行われる処置である．大臼歯に行われることが多い．すなわち，患歯を抜去し，口腔外で歯内処置あるいは外科的歯内治療を施し，歯槽窩に再植するものである（図13-36a，b）．

　意図的再植は口腔外で歯内治療などを行うため，通常の再植より歯根膜組織に与える影響は大きいと考えられる．ゆえに，いかにして，歯内治療に要する時間を短くすることが重要な要件となるであろう．

　近年，顕微鏡が歯内治療領域に導入され図13-36a，bのような意図的再植の適応症は少なくなってきているといわれている．

図13-36a，b　通常の歯内治療の効果が認められず，患歯根尖部の破折を疑い，再植を行った症例．

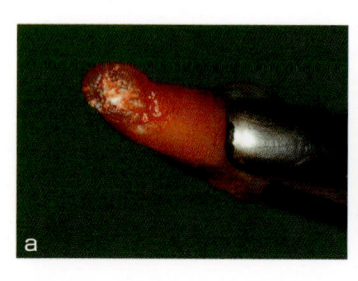

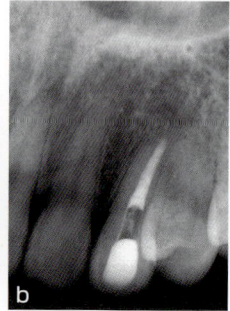

第14章

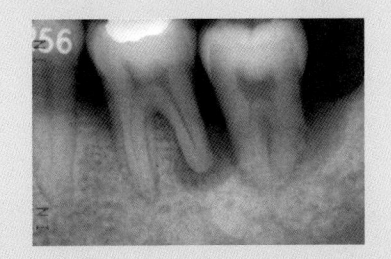

歯内-歯周疾患の診断と治療

1 定義

歯内-歯周疾患は,「歯内疾患,または歯周疾患によって生じる病変であり,それぞれの疾患が合併して,複雑な病態を示す疾患」であると定義されている.

歯髄組織と歯周組織は,発生学的由来が同じであり,解剖学的に連続している.したがって,歯髄炎が歯髄壊死から根尖性歯周炎へと進展していくと,根尖病変が歯根に沿って上行して,逆行性に辺縁性歯周炎を発症することがある.あるいは,歯肉炎が辺縁性歯周炎へと進展して歯周病変が重症化すると,歯周ポケットから根管側枝や根尖孔を介して,歯髄疾患を誘発することがある.すなわち,歯内疾患と歯周疾患は,臨床上密接な関係があり,歯内療法時には歯周組織への影響を,また歯周治療時には歯髄への影響を十分に考慮して治療を行う必要がある.

2 分類

〈発症原因による歯内-歯周疾患の分類〉

1) 歯内原発タイプ (図14-1)

原因が歯内疾患 (歯髄壊死や根尖性歯周炎) によるもので,二次的に辺縁性歯周疾患に類似した臨床症状,およびX線所見がみられるもの.

2) 歯周原発タイプ (図14-2)

原因が辺縁性歯周疾患によるもので,二次的に歯内疾患に類似した臨床症状,およびX線所見がみられるもの.

また,深いポケットを介して歯髄組織が感染し,上行性歯髄炎を引き起こしている場合がある.

3) 複合病変タイプ (図14-3)

歯内疾患と歯周疾患がそれぞれ独立して発症し,その後に連続して合併したもので,真の歯内-歯周疾患といえる.

ただし,実際の臨床においては,この複合病変タイプは,重度に進行した歯内原発タイプ (発症から長期間経過して,根面に歯石形成をともなう辺縁性歯周炎を引き起こしている状態など),および重度に進行した歯周原発タイプ (上行性歯髄炎の発症後に,歯髄壊死や根尖性歯周炎に進行した状態など) との区別がそれぞれ困難な場合も多い.したがって,治療法が基本的に同じであることから,上記のような重度に進行した歯内原発タイプ,ならびに歯周原発タイプも,臨床上,この複合病変タイプに含まれることがある.

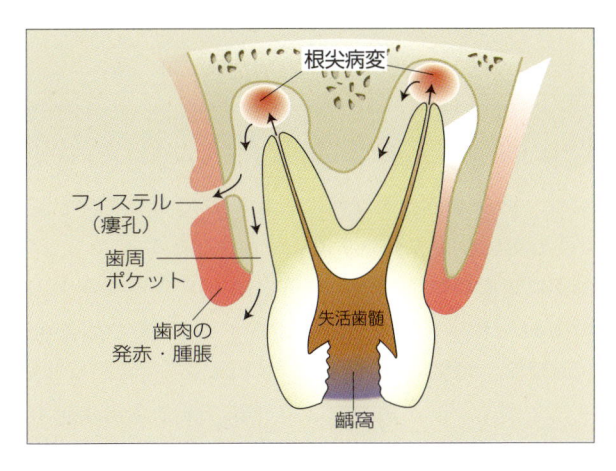

図14-1　歯内原発タイプ．

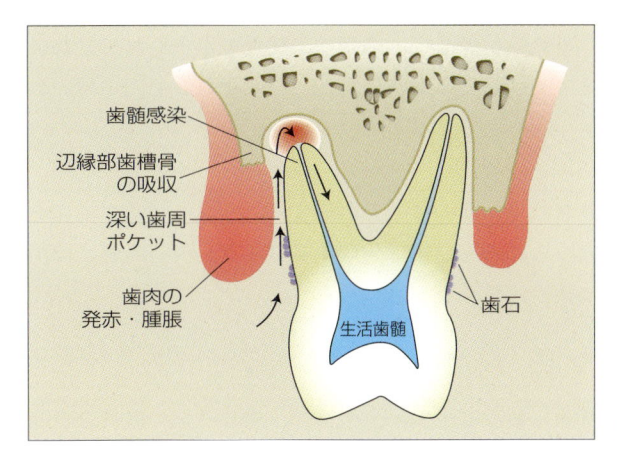

図14-2　歯周原発タイプ．

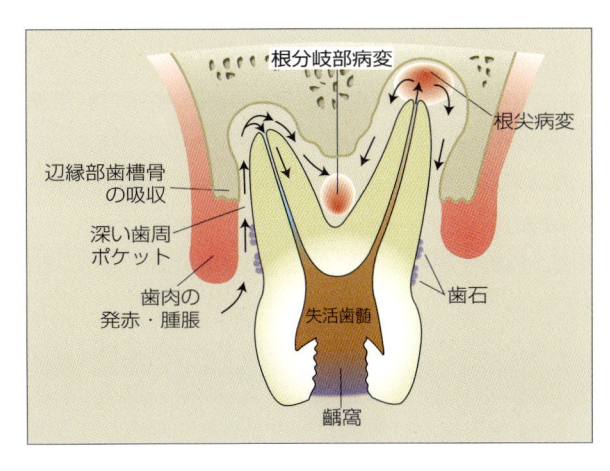

図14-3　複合病変タイプ．

3 診査法

　歯内-歯周疾患の病態は複雑で，歯内疾患と歯周疾患の両方に類似した臨床症状がみられるため，実際の臨床では，的確な診断を下すことが困難である場合も多い．したがって，発症原因を特定できる適切な診査を行うことが重要となる．

　まず，問診によって，とくに患歯の既往歴から，歯内-歯周疾患が発症するまでの経過を把握することが必要である．そして，口腔診査法では，一般的な診査項目（視診，触診，打診，動揺度診査，温度診，電気診，歯周ポケット測定，X線診など）のなかでも，①電気診，②歯周ポケット測定，③X線診の3項目が，歯内-歯周疾患の診断に際して最も重要である．

A．電気診

　歯髄の生死を判定する．電気診によって，歯髄の生活反応が失われていれば歯内原発タイプ，歯髄が生活反応を示せば歯周原発タイプが，それぞれまず先に疑われる．

B．歯周ポケット測定

　歯周ポケットの局在を診査して，その深さを測定する．プロービングによって，進行した深い歯周ポケットが認められる場合には歯周原発タイプ，浅い場合には歯内原発タイプが，それぞれまず先に疑われる．

C．X線診

　根管充塡の有無やその状態，および根尖部，根側部，根分岐部の歯槽骨吸収像の有無やその程度を観察する．

D．新しい機器による診査

a．歯科用CT

　歯科・頭頸部用小照射野X線CT装置（歯科用CT）は，1回の撮影で高精細の3次元画像が得られ，任意の部位を3方向断面からの観察ができる．したがって，複根歯のそれぞれの歯根の状態や根分岐部病変の精査，診断に非常に有効である（図14-4a～c）．

b．マイクロスコープ（実体顕微鏡）とファイバースコープ（内視鏡）

　肉眼での確認が困難な場合，術野を照明下で拡大して細部を観察したり，根管内深部の確認などを行うために応用する．

　これらの新しい機器は，通常の診査法では，診断が困難であった症例において有用であり，歯内原発タイプ，歯周原発タイプ，複合病変タイプ，あるいはパーフォレーション（穿孔）や歯根破折による歯内-歯周疾患に類似した病変の鑑別診断を行う際に非常に有効である．

第14章 歯内-歯周疾患の診断と治療

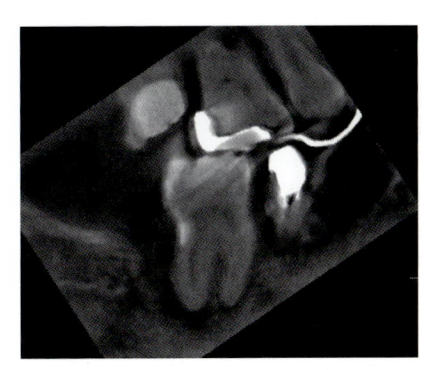

図14-4a　歯科用CT画像1．下顎右側第二大臼歯の矢状断面像（スライス厚 1.00mm）．遠心根の辺縁部から根尖部にかけてX線透過像がみられる．

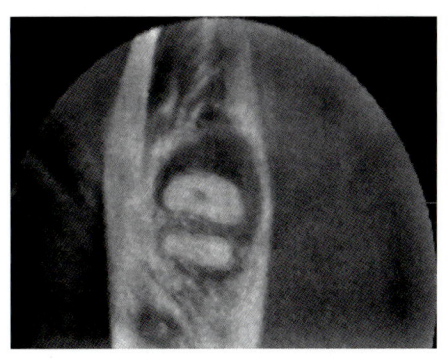

図14-4b　歯科用CT画像2．同歯の水平断面像．遠心根の頬側から遠心，さらに舌側根分岐部にかけてX線透過像がみられる．

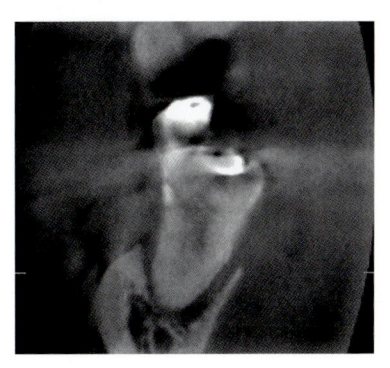

図14-4c　歯科用CT画像3．同歯の遠心根の正面断面像．遠心根の頬側から根尖部，さらに舌側にかけてX線透過像がみられる．

4　歯内原発タイプの診断と治療法

A．臨床症状（図14-5a〜c）

1）歯髄の失活，あるいは根管処置済歯
2）歯周ポケットの存在，あるいはポケットからの排膿，出血
3）根尖部や根分岐部，あるいは根尖部から歯槽骨頂部にまで波及したX線透過像
4）根尖相当部歯肉の圧痛
5）打診痛（とくに，垂直）
6）歯肉の発赤，腫脹
7）歯の動揺
8）フィステル（瘻孔）の存在

◆臨床のヒント◆
　歯内疾患の根尖周囲膿瘍が，辺縁歯周組織や歯周ポケットに波及する経路には，歯根膜腔に沿って排膿路が形成される場合と，根尖部の皮質骨を穿通し，歯槽骨と骨膜の間を通って，歯周ポケットに達する場合がある．

4　歯内原発タイプの診断と治療法

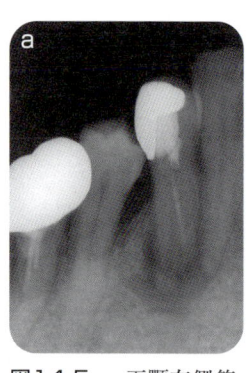

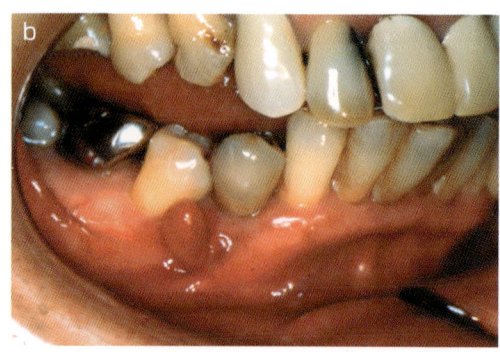

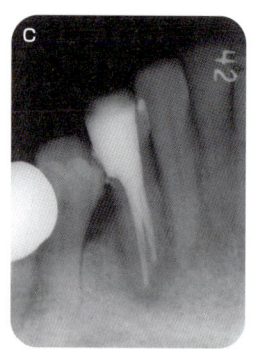

図14-5a　下顎右側第一小臼歯の術前の口内法Ｘ線写真．根尖部から辺縁部にかけてＸ線透過像がみられる．2根管性で，舌側が根管充塡されていない．
図14-5b　同小臼歯部の歯頸乳頭部に歯肉の発赤と腫脹がみられる．第一小臼歯の歯冠は変色していて，その遠心側に歯周ポケットがある．
図14-5c　同歯の感染根管処置後の口内法Ｘ線写真．根尖部から辺縁部にかけてのＸ線透過像は縮小している．

Ｂ．診断

1) 歯髄壊死や根尖性歯周炎がみられる．また，原因歯の歯冠変色や不十分な根管充塡がみられる．
2) 歯周ポケットは一般に浅く，根尖まで到達していない．あるいは，歯周ポケットが1箇所のみで深く，他は正常である．また，他の部位に辺縁性歯周炎がみられない．
3) フィステル（瘻孔）からガッタパーチャポイントを挿入してＸ線写真を撮影すると，ポイントの先端は根尖部に到達している．

◆臨床のヒント◆

歯根膜に炎症が波及すると，付着の喪失がなくてもプローブが挿入できる場合がある．また，根尖病変が歯肉辺縁部に進行する歯周病変は，「逆行性歯周炎」と呼ばれ，一般的な辺縁性歯周炎とは区別されることがある．

Ｃ．治療法

1) 基本的に歯内療法（感染根管処置）のみを行う．これにより，ポケットからの排膿はなくなり，フィステル（瘻孔）は消失する．長期的な経過観察で，歯周ポケットは改善し，Ｘ線透過像の消失が認められる．
2) 初期には，スケーリング，ルートプレーニング，歯周ポケット搔爬，歯肉剝離搔爬手術などの歯周治療は行わない．

◆臨床のヒント◆

「逆行性歯周炎」と辺縁性歯周炎とは，その原因の違いから治癒の過程が異なり，臨床的には「逆行性歯周炎」のほうがはるかに治癒しやすいと考えられている．

5 歯周原発タイプの診断と治療法

A．臨床症状（図14-6a〜e）

1) 歯髄の生活（疾患が進行すると反応に異常がある）
2) 深い歯周ポケットの存在，およびポケットからの排膿，出血
3) 歯槽骨頂部から根尖部にまで波及したX線透過像．または，根分岐部のX線透過像
4) 重度の歯の動揺
5) 打診痛（とくに，水平）
6) 歯肉の発赤，腫脹

B．診断

1) 他の部位にも辺縁性歯周炎がみられ，慢性で限局性の不快感がある．また，不良歯冠修復物や補綴物がみられる．

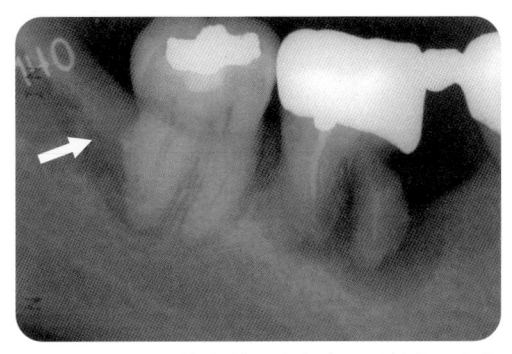

図14-6a　下顎右側第二大臼歯の辺縁部から根尖部にかけてX線透過像がみられる．遠心根には歯石が付着している（歯科用CT画像：図14-4a〜cと同一患者，部位）．

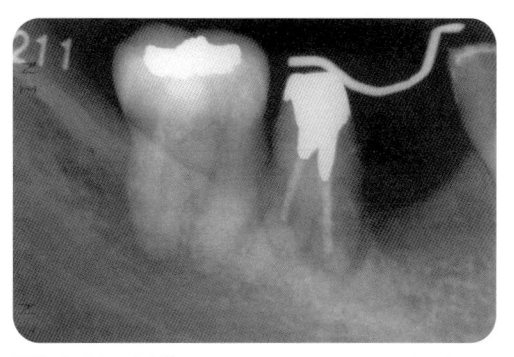

図14-6b　同歯のスケーリング・ルートプレーニング後の口内法X線写真．根面は平滑になっている．

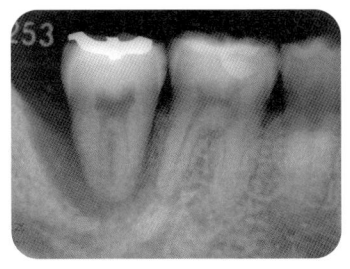

図14-6c　下顎右側第二大臼歯の辺縁部から根尖部にかけてX線透過像がみられる．冷温水による誘発痛はないが，電気診では歯髄の生活反応がある（閾値は上昇）．

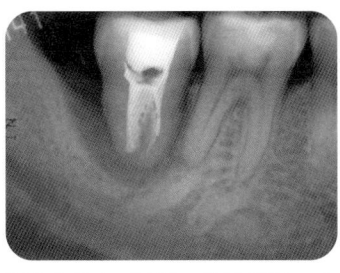

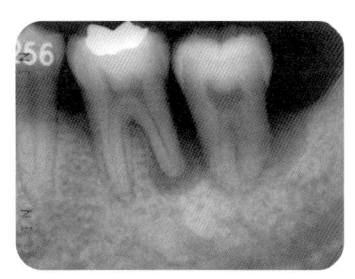

図14-6d　同歯の抜髄処置，水酸化カルシウム製剤の貼薬後の口内法X線写真．

図14-6e　同一患者の反対側下顎大臼歯部の口内法X線写真．下顎左側第一大臼歯の遠心根の辺縁部から根尖部にかけてX線透過像がみられる．電気診では歯髄の生活反応がある（閾値は正常）．

2）歯周ポケットから排膿や出血がみられ，歯の周囲の広い範囲に根尖まで到達する深いポケットがみられる．また，プロービングによって，ポケット内の歯石を触知する．
3）上行性歯髄炎が発症している場合に，激しい化膿性炎の疼痛がみられることもある．

◆臨床のヒント◆
電気診は非常に重要であり，再現性のある閾値の信頼度は高いが，複根歯の場合，1根管が壊死状態であっても，他の根管が生活状態であれば生活反応（正常または異常）を示すことがあるので注意する．

C．治療法

1）歯内療法（象牙質知覚過敏処置，歯髄鎮静療法や抜髄処置）と歯周治療（口腔衛生指導，スケーリング・ルートプレーニングなどの歯周基本治療）の両方を行う．急性症状がみられる上行性歯髄炎の場合，歯周治療は，歯内療法が終了した後に行うのが一般的である．まず，患者の痛みを可及的に取り除くために，救急処置として局所麻酔のうえ，抜髄処置を速やかに行う．
2）歯髄組織に不可逆的な変化が生じていないと判断される場合には，先に歯周治療を進める．その際には，歯髄刺激を最小限度に抑え，象牙質知覚過敏症や歯髄充血，歯髄炎の発症を防止することが重要である．歯周治療によって，歯髄疾患が改善，治癒しない場合には，最終的に歯内療法（抜髄処置）が必要である．
3）深い真性ポケットがあるため，歯周基本治療を終了して再評価を行った後，歯周外科手術を行う．また，複根歯で特定の根にだけ重度の歯槽骨の吸収がみられる場合，歯根切除やヘミセクションなどの外科的処置が必要になる．

◆臨床のヒント◆
プラークに起因する歯周疾患によって，歯髄に著明な組織変化が生じることはまれである．しかし，歯周病変が進行し，歯周ポケットが根尖部にまで到達して，細菌感染が起こると，歯髄の生活力は失われていく．複根歯で一部の根管が歯髄壊死している場合には，感染根管処置を行う．

6　複合病変タイプの診断と治療法

A．臨床症状（図14-7a〜f）

1）歯槽骨頂部から根尖部に及ぶ広範囲のX線透過像．
2）歯髄の失活，または生活しているが反応に異常がある．
3）歯の周囲全体にわたる深い歯周ポケットの存在，およびポケットからの排膿，出血．
4）打診痛（垂直および水平）．

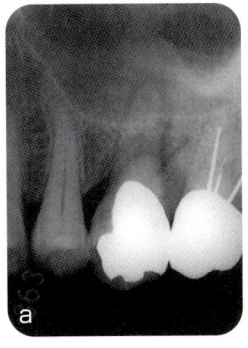

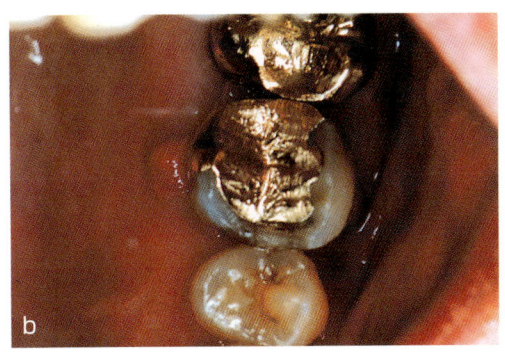

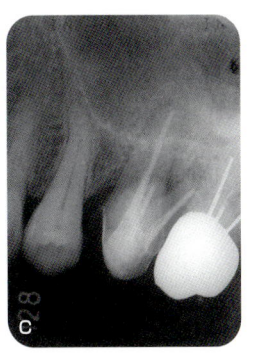

図14-7a　上顎左側第一大臼歯の術前の口内法X線写真．歯槽骨頂部から根分岐部および根尖部にかけて広範囲にX線透過像がみられる．
図14-7b　同歯の口蓋側の辺縁部歯肉に発赤と腫脹がみられる．
図14-7c　同歯の感染根管処置後の口内法X線写真．

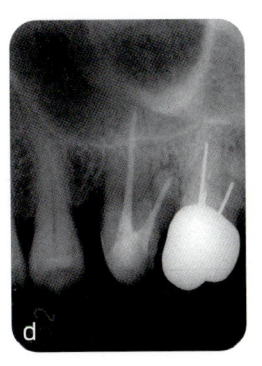

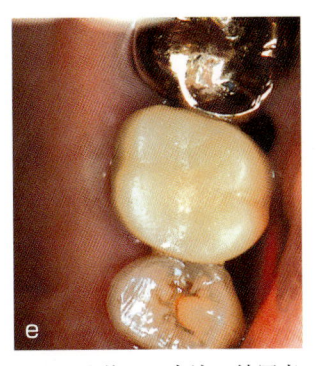

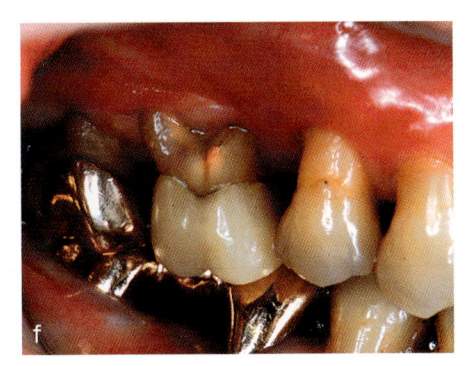

図14-7d　同歯の近心頬側根の切除後の口内法X線写真．
図14-7e　同歯の歯根切除後，暫間被覆冠を装着した状態．口蓋側の辺縁部歯肉の発赤と腫脹は消失している．
図14-7f　同歯の頬側面観．近心頬側根の切断面がみられる．

5) 歯の動揺
6) 歯肉の発赤，腫脹
7) フィステル（瘻孔）の存在

B．診断

1) 歯髄壊死や根尖性歯周炎がみられる．
2) 他の部位にも辺縁性歯周炎がみられる．
3) X線所見では，歯内原発タイプや歯周原発タイプに比べて，さらに広範囲に及ぶ歯根周囲の歯槽骨の吸収がみられる．

C．治療法

1) 歯内療法（感染根管処置）と歯周治療（スケーリング・ルートプレーニングなどの歯周基本治療，および歯周外科手術）の両方を行う．
2) 歯周原発タイプと同様に，複根歯で特定の根に対して，歯根切除やヘミセクションなどの外科的処置が必要になる場合がある．

◆臨床のヒント◆

原因が疑わしい症例の場合，まず治癒しやすい歯内疾患の治療を行った後，歯周病変の改善がみられるかどうか判別したうえで，難治性の歯周疾患の治療を進めていくことが一般的である．

7　歯内-歯周疾患に類似した病変

A．パーフォレーション（穿孔）による病変（図14-8a，b）

根管治療時に，根管壁や髄床底に，人為的なパーフォレーション（穿孔）を起こした場合，根管内の細菌感染が，穿孔部を介して歯周組織に波及し，歯内-歯周疾患に類似した病変が形成されることがある．臨床所見は，穿孔相当部の歯肉の発赤，腫脹や圧痛があり，自発痛や打診痛を伴うこともある．また，X線所見では，穿孔部周囲の歯槽骨に吸収像がみられ，髄床底穿孔の場合，根分岐部病変がみられる．治療時にとくに重要な点は，迅速かつ無菌的に，穿孔部の緊密な封鎖処置を行うことである．

B．歯根破折による病変（図14-9a〜d）

根管処置後の歯の修復には，根管内ポストが適用される場合が多いが，その長さと太さやテーパーと方向に不備があり，咬合力によって歯根破折が誘発された場合，その破折部に細菌感染が起こり，歯内-歯周疾患に類似した病変が形成されることがある．臨床所見は，咬合痛，歯の動揺，歯肉の発赤と腫脹，フィステル（瘻孔）や歯周ポケットからの排膿などがみられる．歯周ポケットは，破折線に沿って狭い範囲で形成され，根尖まで到達していることもある．また，通常のX線所見では，近遠心的破折などの場合，破折の位置や方向を特定できないケースも少なくない．その際，新しい歯科用CTによる精査が有効となることもある．歯冠修復物を除去して，歯根破折の程度を確認することが重要である．

第14章 歯内-歯周疾患の診断と治療

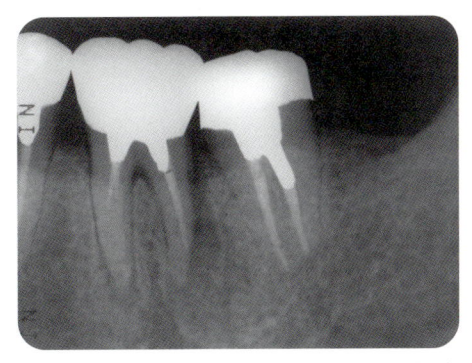

図14-8a 下顎左側第一大臼歯の遠心根の根尖部から辺縁部にかけてX線透過像がみられる．遠心根の根管壁にパーフォレーションしている．

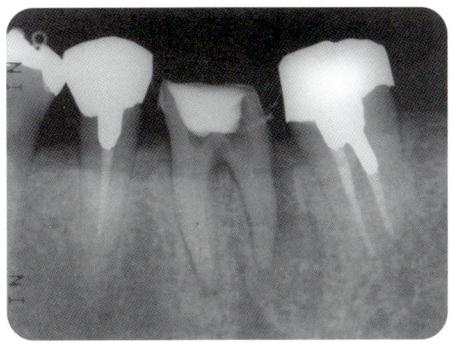

図14-8b 同歯の補綴物と根管充填材除去後の口内法X線写真．遠心根管の遠心壁には縦亀裂も合併している．

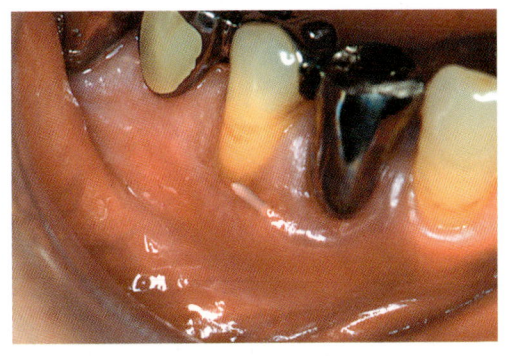

図14-9a 下顎右側小臼歯部の歯肉に発赤と腫脹がみられる．フィステル（瘻孔）からガッタパーチャポイントを挿入している．

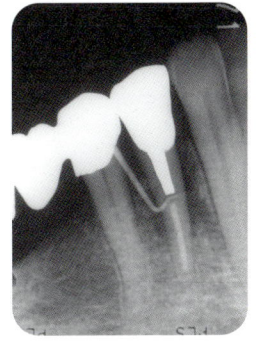

図14-9b フィステル（瘻孔）からガッタパーチャポイントを挿入した口内法X線写真．ポイントの先は根中央部のポスト底部に達している．

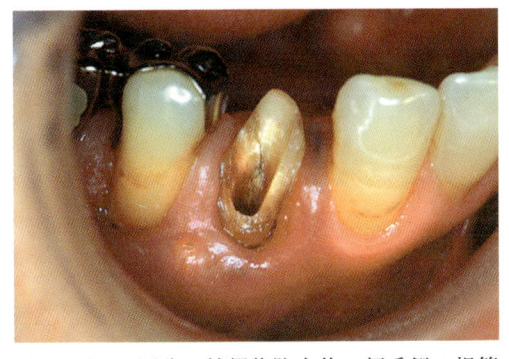

図14-9c 同歯の補綴物除去後，頰舌側の根管壁にそれぞれ破折線がみられる．

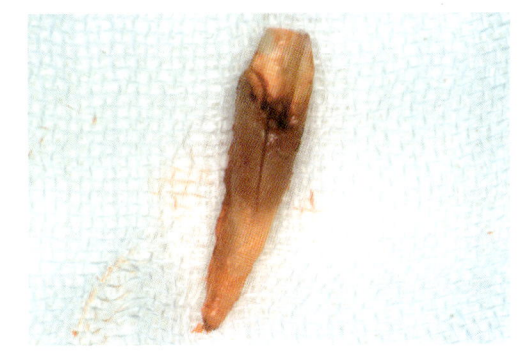

図14-9d 歯根縦破折のため抜去した下顎右側第一小臼歯．

まとめ

　歯内-歯周疾患は，臨床症状が複雑であることが多いが，的確に診査，診断することによって，適切な歯内療法，ならびに歯周治療を行い，患歯，およびその歯周組織を可及的に保存することが可能となる．

7　歯内-歯周疾患に類似した病変

参考文献

1) Weine, F. S.：Endodontic-periodontal problems, Endodontic therapy (2nd ed.). 374-401, C.V. Mosby, Saint Louis, USA, 1976.
2) 山田　了：歯周疾患と歯髄病変の相互関係，治癒の病理　ペリオ・エンドの臨床のために（下野正基，飯島国好 編），216-229．医歯薬出版，東京，1988．
3) Stoch, C. J.：いわゆる歯内-歯周疾患，カラーアトラス　エンドドンティックス（第1版，斎藤　毅，西川博文，中村　洋 訳）．217-228，医歯薬出版，東京，1995．
4) 中村治郎：歯内・歯周治療，歯内治療学（第2版，安田英一，戸田忠夫 編）．321-326，医歯薬出版，東京，1998．
5) 前田勝正，阿南　壽：歯内-歯周疾患，エンドドンティックス21（須田英明，戸田忠夫 編）．348-358，永末書店，東京，2000．
6) 月星光博：エンド・ペリオの相関，カラーアトラス 治癒の歯内療法（月星光博，福西一浩，仲田憲司 編）．267-280，クインテッセンス出版，東京，2000．
7) 前田勝正，廣藤卓雄，阿南　壽：歯内・歯周病変の治療，知っておきたい知識・術式［歯周治療編］（野口俊英 編）．195-204，第一歯科出版，東京，2002．

第15章

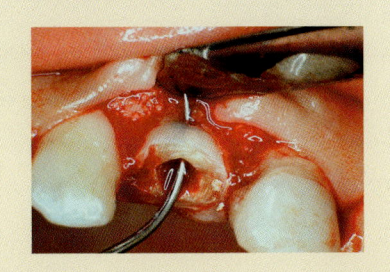

歯髄・根管処置における偶発症への対応

1 偶発露髄

A．原因と予防法

窩洞形成時や支台歯形成時に術者の不注意などにより起こる．とくに髄角は髄室の突出部であり露髄の好発部位であるといえる．このような露髄を防止するためには，歯髄腔に関する正しい解剖学的知識の修得と，術前のX線写真による歯髄腔形態の把握が重要である．なお，軟化象牙質除去中に歯髄腔との交通が認められた場合，すなわち歯髄に感染が存在する場合はこれに含まれない．

B．処置法

窩洞形成時や支台歯形成時の無菌的な露髄に対しては，その大きさが2.0mm以内であるときは，まず露髄面に対して有機質溶解作用を有する次亜塩素酸ナトリウム溶液などを応用し，粗糙状態の歯髄表面を一層溶解し平滑にする（ケミカルサージェリー）．なおこの際に，洗浄・中和剤として3％過酸化水素水（オキシドール）を併用するとより効果的である．その後直接覆髄法を行い露髄部を封鎖する．また，露髄面の直径が2.0mm以上の場合は，生活歯髄切断法や抜髄法を選択する．

2 治療用器具の根管内破折

A．原因と予防法

根管拡大・形成時にリーマー・ファイル類を不適切に使用したり，伸びや捻れのあるものを用いた場合に起こることが多い．リーマー・ファイル類は使用前に常に点検し，破折の危険があるものについては破棄すべきである．また最近用いられることの多いNi-Ti製の根管拡大・形成用器具は，その特性から根管の追従性に優れている反面，ステンレススチール製の器具に比較して，容易に破折を起こしやすいので注意が必要である（図15-1〜3）．

B．処置法

a．超音波振動の応用

破折器具が比較的根管上部に位置し，その断端を直視できるような場合，破折器具に対して超音波振動を与えダイヤモンドピンセット（図15-4）などで除去する．しかし，破折器具が根管中央部から根尖付近にある場合，その断端を目視にて確認することが困難となる．このような場所に位置する破折器具の除去に際しては，根管内深部での作業となるため，手術用顕微鏡（マイクロスコープ）の使用が不可欠となる．実際の除去のポイントとしては，破折断端の確認と，超音波チップによる破折器具周囲の歯質切削お

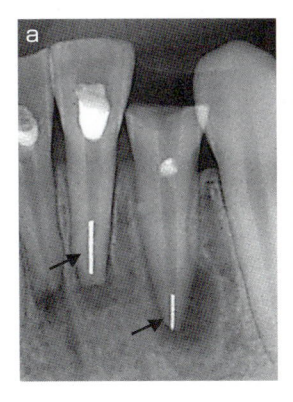

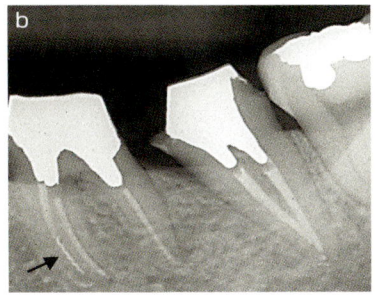

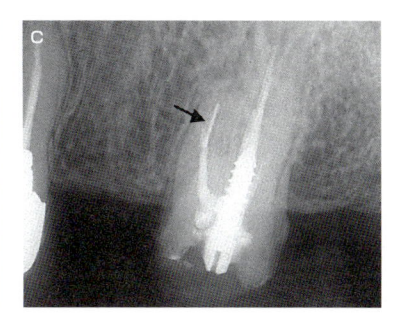

第15章 歯髄・根管処置における偶発症への対応

図15-1a〜c 根管内に破折残留した治療用器具.

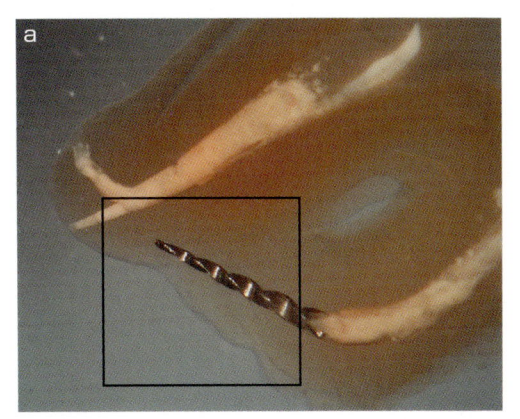

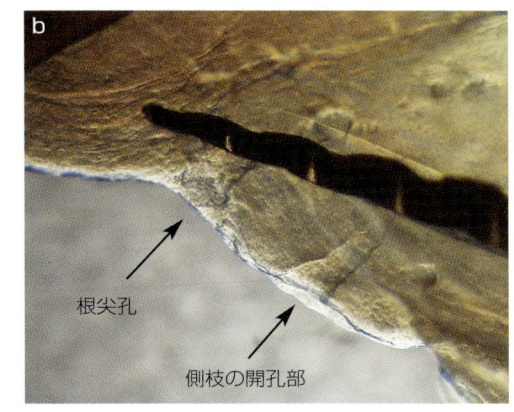

根尖孔
側枝の開孔部

図15-2a, b ファイル破折状態の歯牙透明標本による観察.

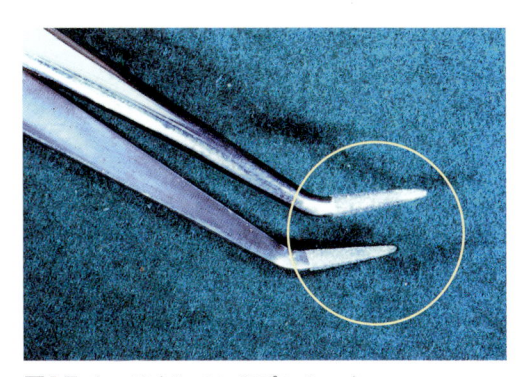

図15-4 ダイヤモンドピンセット.

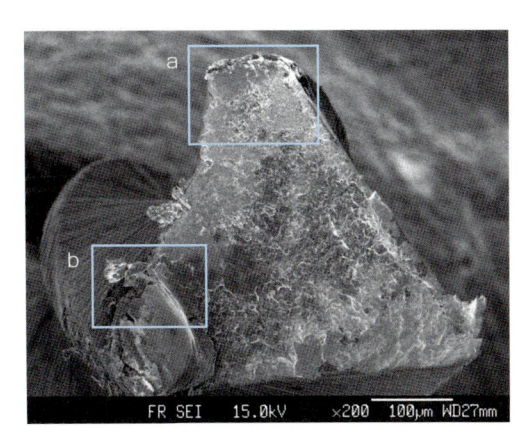

図15-3 ファイル破断面のSEM像. 破断面にはラジアルランド周囲の比較的平坦な面(a)と中央部を中心とした粗造面(b)が認められる.

189

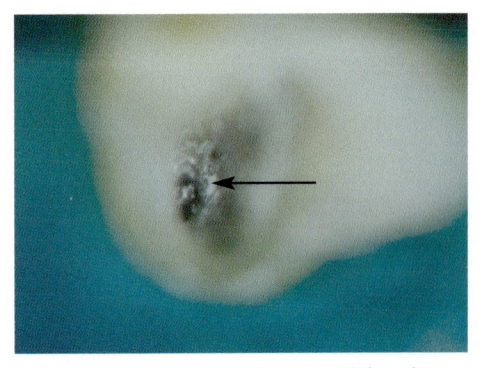

図15-5 顕微鏡下での破折器具断端の確認.

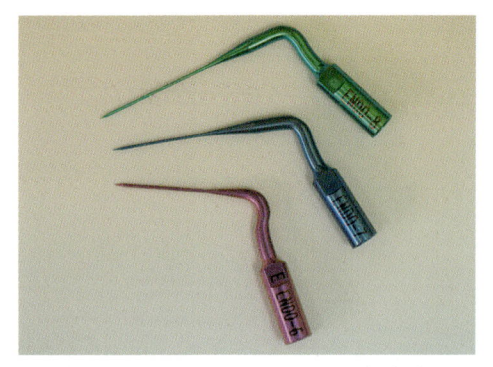

図15-6 スプレッダータイプの超音波チップ.

破折機器の確認

Gates Gridden burの調整

GG burによるStaging Platformの形成

Spreader Tipを用いて破折機器周囲を掘削し、さらに振動を与える

Cancallierにシアノアクリレート接着剤を填入し根管内に挿入する

破折機器を根管内より摘出する

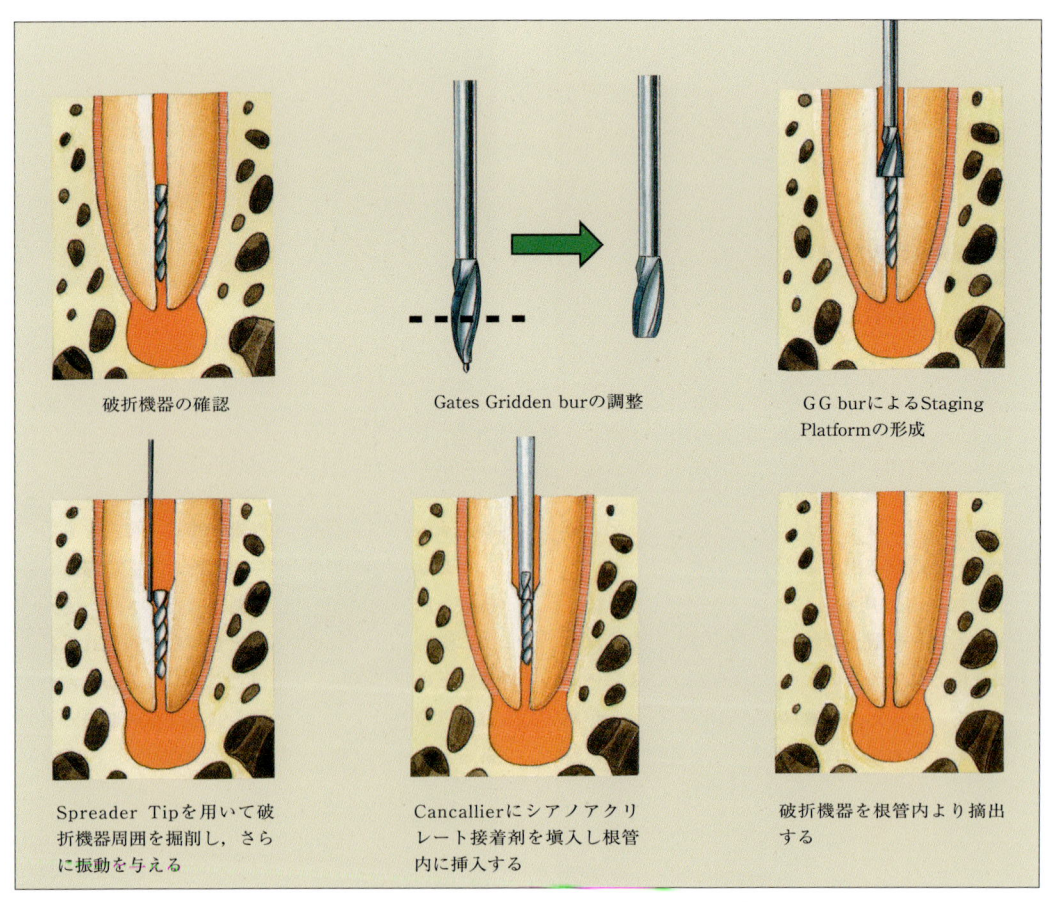

図15-7 マイクロスコープを用いた破折小器具除去の術式（中川ら，1998）[1].

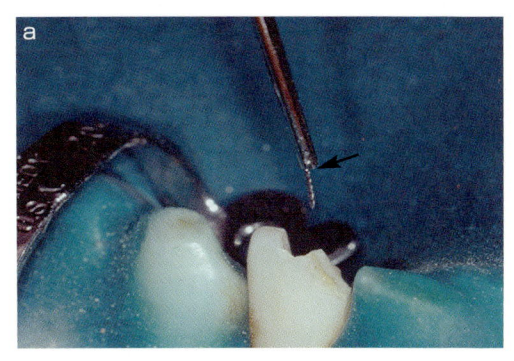

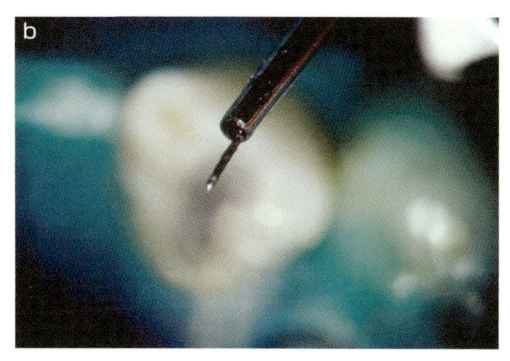

図15-8a，b　キャンセリアーによる破折器具の摘出．キャンセリアー先端内部にシアノアクリレートを満たし，根管内で接着させ摘出する．

よび根管壁からの遊離である．具体的には破折器具断端をマイクロスコープで確認し（図15-5），刃部先端の1/2を平坦になるよう調整したGates Gridden burにより，破折器具断端上部の歯質にstaging platformを形成する．その後スプレッダータイプの超音波チップ（図15-6）により，破折器具周囲の歯質を切削すると同時に振動を与え根管壁から遊離させ，マイクロサージカルフォーセップスやシアノアクリレートを応用したキャンセリアーなどにより根管内より摘出する（図15-7，8）．

b．マセランキット®（Masseran kit®）

このキットは破折器具周囲の歯質を削去する中空円筒のバー（trepan bur）と，このバーにより破折断端部が露出した破折器具を把持し，除去するための器具（extractor）で構成されている．ただしこれらのバーを応用するにあたっては，破折器具までの経路を直線的に広く確保しなければならず，したがって，彎曲根管や扁平の強い根管あるいは細い根管などには，穿孔の危険が伴うため使用が困難である（図15-9，10）．また，このマセランキットに類似した機構をもつ製品もいくつか市販されている（図15-11，12）．

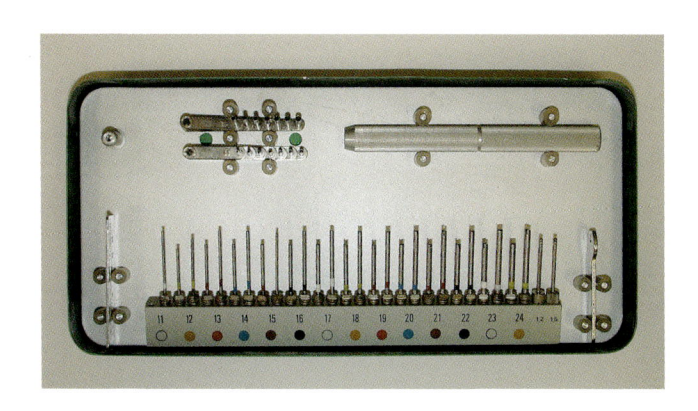

図15-9　マセランキット．

2 治療用器具の根管内破折

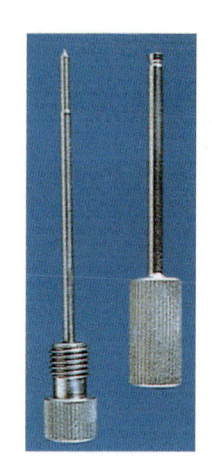

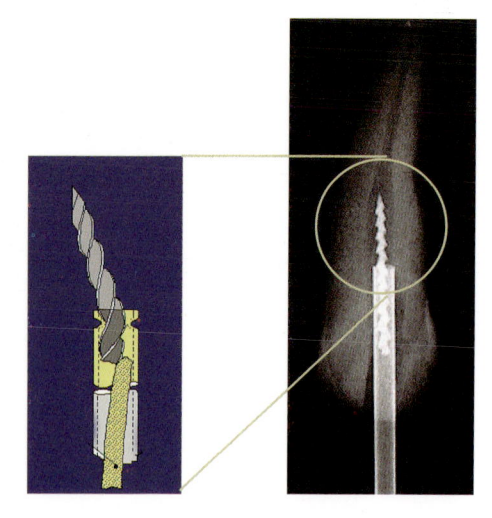

図15-10 マセランキットにおける根管内破折器具のリトラクター内への取り込み.

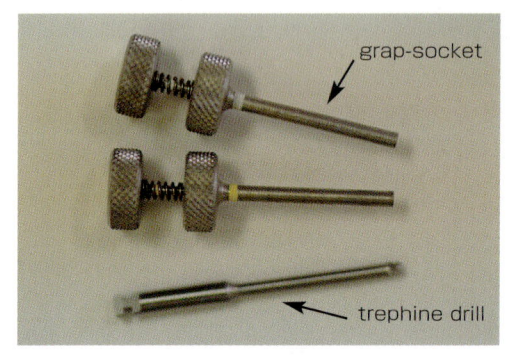

図15-11 MEITRIC Endo-Sicherheits System. 破折器具断端までのアプローチを行うtrephine drillと，マセランキットと類似した把持機構を持つgrap-socketで構成されている．

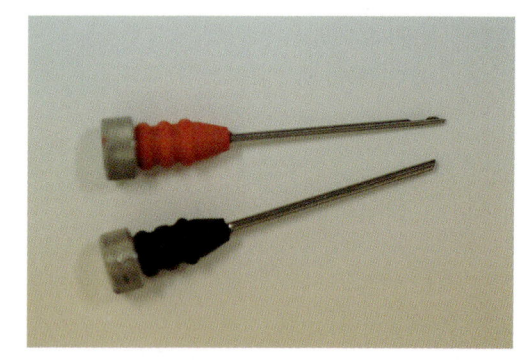

図15-12 DENTSPLY Instrument Removal System. 先端部にtrephine drillとしての機能を持たせてあり，破折器具断端までのアプローチとエキストラクター内への取り込みが同時に行える．

c．バイパス形成（側副路形成）

EDTAなどを応用し破折器具周囲の歯質を軟化させ，比較的細いファイル類（#10〜#15程度）で根管壁と破折器具の間に根尖に至る経路（バイパス）を形成する．その後この経路を拡大し，緊密な根管充填を施す．また，この側副路に超音波チップを挿入し，破折器具に直接的に振動を与え，根管壁から遊離させ除去する方法もある．

d．化学的除去

化学薬品の金属腐蝕作用により破折器具を化学的に除去しようとする方法である．このとき用いられる薬液としては，ヨウ素ヨウ化カリウム液，ヨウ化カリウム液，トリクロロールヨード液などがある．これらの薬液を破折器具に接触するよう数日間程度貼薬し，腐蝕部をファイル類などで徐々に除去する方法を繰り返す．

しかし，この方法はステンレススチール製の器具には腐蝕効果がほとんど期待できず，

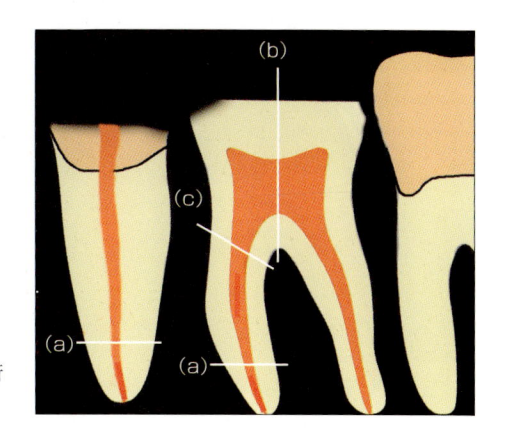

図15-13 外科的除去法．a：根尖切除手術 b：ヘミセクション　c：歯根切除法．

また，薬液が根尖孔外へ漏出した場合は著明な為害作用が発現することを十分に考慮する必要がある．

e．経過観察

根管内に小器具類が破折残留した場合，これらにより必ずしも根尖性歯周炎が惹起されるとは限らない．ある程度破折器具の除去を試みた後，経過を観察し臨床的にとくに問題のない場合はあえて除去を行わないのも1つの手段である．

f．外科的除去

破折器具が彎曲根管の根尖部付近に存在する場合など，根管経由での除去が困難あるいは不可能な場合，または除去不可能な補綴物が装着されている場合など，外科的除去法を選択しなければならないことがある．このとき行われるものとしては，根尖切除手術，ヘミセクション，歯根切除法，あるいは歯牙再植法などが挙げられる．ただしこれらの処置を行うにあたっては，それぞれの術式の特徴や適応症をよく理解し，患者の了解を得られるよう十分に配慮したうえで選択すべきである（図15-13）．

3　人工的穿孔

A．原因と予防法

髄室開拡や根管の拡大形成時に，不用意に歯質を削去しすぎることにより起こる．したがってこれらの処置に先立ち，X線写真により当該歯の解剖学的形態（齲蝕の大きさ，髄室までの穿孔距離，髄室の広さ，根管口の位置，根管の太さや彎曲など）を十分に把握するなどして，これらの事故が発生しないよう注意しなければならない．いずれにせよ術者が必要な術前診査を怠ったり，術中の不注意により惹起されるものである．なお，感染歯質除去中に生じたものはこれに含まない．

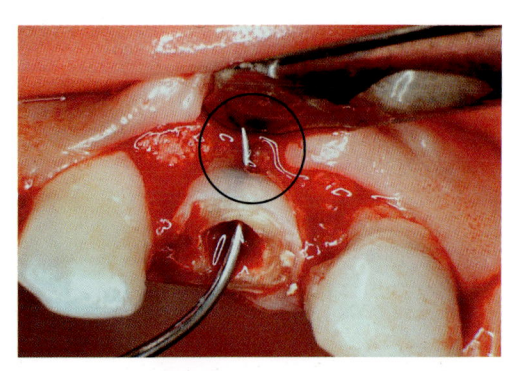

図15-14　歯槽外穿孔.

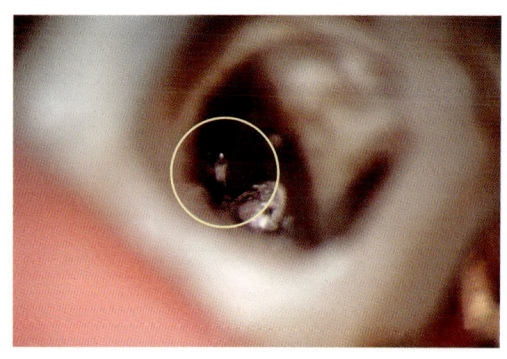

図15-15　歯槽内穿孔.

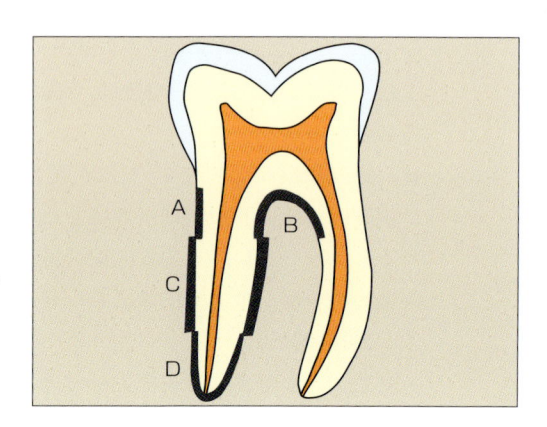

図15-16　穿孔の位置的分類(Strömberg, 1972)[2].
A：骨縁下における歯冠側の穿孔.
B：髄床底部およびその周囲2mmにおける穿孔.
C：根中央部における穿孔.
D：根尖部付近の穿孔.

B．処置法

a．歯槽外穿孔（歯肉穿孔）

髄室開拡時に切削方向を誤ったり，根管口を探索するために過剰切削をした場合などに生じやすい（図15-14）．穿孔部を明視できるよう歯肉を剝離し，修復用セメントやコンポジットレジンあるいはSuper-EBAセメント（強化型亜鉛華ユージノールセメント）などで封鎖する．

b．歯槽内穿孔

歯槽内における人工的穿孔は比較的根管の深部に位置し（図15-15），これらはその部位により分類されている（図15-16）．これらは歯根膜組織への穿孔となるため，穿孔直後には出血を認める．したがって，まずは次亜塩素酸ナトリウムとオキシドールによる交互洗浄を行い，止血を図った後，適切な充塡材により封鎖する．一方，穿孔が陳旧性の場合，穿孔部から根管または髄室内に向かい，肉芽組織が侵入し同部に感染が認められるような場合には，水酸化カルシウムの貼薬や，炭酸ガスレーザーなどにより肉芽組織を除去すると同時に穿孔部周囲の消毒を行い，同部を充塡封鎖する．また，封鎖に用いる材品には，それ自体が直接的に歯周組織と接触するため，高い生体親和性と封鎖性が求められる．以前は歯科用銀アマルガムが用いられることが多かったが，最近で

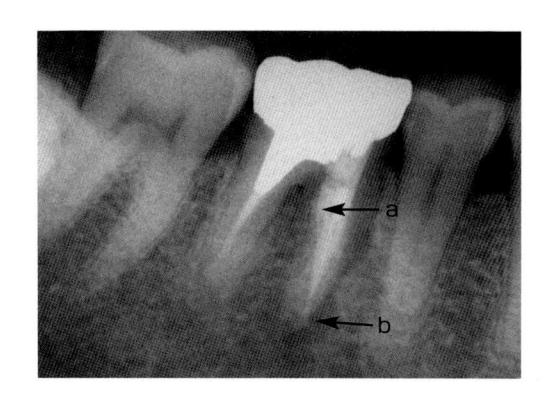

第15章　歯髄・根管処置における偶発症への対応

図15-17　a：strip perforation．b：根尖部付近のperforation．

はSuper-EBAセメントや接着性レジンセメント，MTA（Mineral Trioxide Aggregate）[3]などが用いられている．

1）根中央部の穿孔

下顎大臼歯の近心根や上顎大臼歯の頰側根など比較的細く，彎曲を有したものに無理に回転切削器具を押し込んだりして起こることが多い．また，歯根の扁平や彎曲を考慮せずにプレカーブを付与しない手用器具によりファイリング操作を行うと，内彎側に縦に長い穿孔あるいは菲薄部を形成してしまうことがある（strip perforation，図15-17）．穿孔の大きさや範囲にもよるが，充塡封鎖が不可能な場合は，ヘミセクションやトライセクションなどを選択せざるを得ないこともある．

2）根尖部の穿孔

根管形成用器具を無理に回転させて用いると，時として根尖部付近に穿孔を来すことがある．また，穿孔部より先の根管は機械的拡大が十分に行われなくなり，とくに感染根管では予後不良となることが多い．このような場合は，外科的歯内療法処置を選択することもある．

3）髄床底部の穿孔

主に髄室開拡時や根管口の探索時に起こる．従来，髄床底部の穿孔は，歯槽骨内穿孔の中でも最も予後が悪いとされている．穿孔を来してしまったときは，可及的速やかに充塡封鎖を行うべきであるが，陳旧性の場合は細菌感染はもとより，根分岐部の歯槽骨吸収により上皮組織の侵入を認めることもあり，良好な予後は期待しがたい．よって充塡により良好な予後が得られない場合は，ルートセパレーションなどを行うこともある．

4　治療用器具の嚥下と吸引

A．原因と予防法

歯内療法処置を行うにあたり，当然行うべきラバーダム防湿を行わずに器具操作をしたときに起きる．すなわち，歯科医師が自ら予防可能なものである．落としてしまった

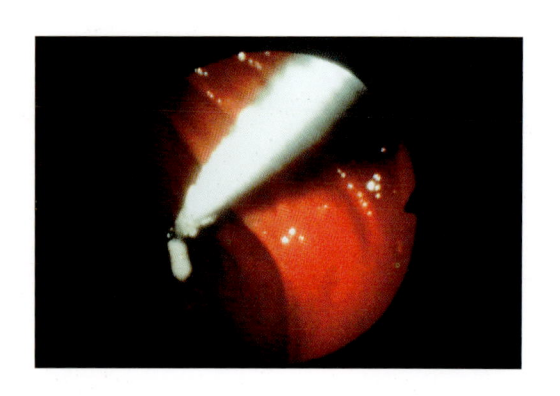

図15-18　内視鏡による消化管からの治療器具摘出.

器具が口腔内から見えないときは，まず胸部・腹部X線撮影を行い，嚥下なのか吸引なのかを判断する．

B．処置法
a．口腔内から見える場合
あわてずにまず背板を起こし，ピンセットなどでつまみ出すか，またはバキュームで吸い出す．
b．嚥下の場合
通常3～4日で自然排出されることが多いが，時には器具の鋭端が消化管に突き刺さり排泄不可能となることもある．このような場合は内視鏡や開腹手術により除去を行うこととなる（図15-18）．
c．吸引の場合
気管内に吸引してしまった場合，ただちに耳鼻咽喉科医師に気管内内視鏡による除去を依頼する．しかし気管内異物の除去は困難な場合が多く，内視鏡による除去が不可能な場合は気管切開による除去を行うこととなる．

5　応用薬剤の漏洩による周囲組織の損傷

漏洩により歯周組織に損傷を与える薬剤としては，根管消毒剤，根管清掃剤，失活剤などが挙げられる．根尖孔外へ漏洩した根管消毒剤は，根尖性歯周炎を惹起し，疼痛などの不快症状の原因となる．また強圧での応用や併用清掃剤の化学反応などにより根管清掃剤が根尖孔外へ押し出された場合，直後に激痛が発現する．一方，歯髄失活剤として用いられる亜ヒ酸製剤の漏洩は，歯周組織に対して歯肉の壊死，腐骨の形成といった重篤な損傷を与えるため，応用条件や量，応用時間，仮封処置などに十分に注意する必要がある．

6 皮下気腫

A．原因と予防法

太い根管に対して不注意にエアーシリンジを用いたり，根管シリンジを根管に押し込んだ状態で次亜塩素酸ナトリウムと3％過酸化水素水（オキシドール）による交互洗浄を行ったときに，皮下組織内に空気や酸素ガスが侵入して捻発髪音を伴う急激な腫張と同時に疼痛が発現する（図15-19）．根管周囲を乾燥させるときはエアーシリンジの向きが，根管の向きと一致しないように注意しなければならない．また，根管シリンジを用いる際には，洗浄液がシリンジと根管壁の間から歯冠側へ流れ出るように操作しなければならない．

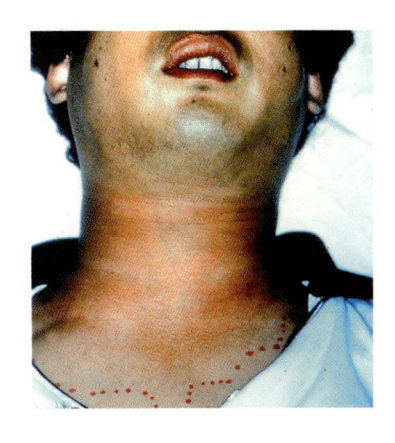

図15-19 皮下気腫．

B．処置法

急激な腫張と疼痛の発現によりほとんどの患者は不安感を訴える．しかし，皮下組織内の空気は通常10日間前後で吸収され消失するため，切開を行うことは禁忌である．皮下気腫自体には，とくに危険性はない．よって患者への十分な説明と同時に，空気とともに皮下組織内に侵入した細菌による二次的な感染を防止するための抗生剤の投与（数日間程度）を行う．

7 残髄

A．原因と予防法

抜髄時に除去するべき歯髄組織（主に主根管の歯髄組織）を拡大・清掃が不十分で適切に除去しなかった，あるいは除去できなかった場合に起こる．また残存した歯髄組織が感染している場合，冷水痛や咬合時痛などの歯髄炎に類似した症状が発現する．処置すべき根管を見落としたときも残髄は起こるが，抜髄時には正確に根管長を測定し，適

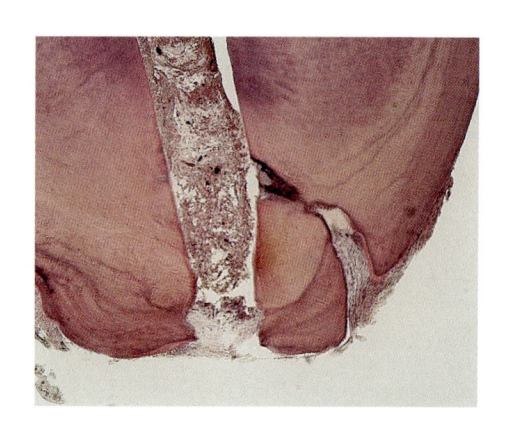

図15-20　残髄炎.

切な作業長まで十分に拡大・清掃を行うことが大切である．

B．処置法

a．感染がない場合

自発痛などの症状は認められないが，根管内に器具を挿入すると作業長に到達する前に知覚を訴える．基本的には再度麻酔除痛法を行い，残った歯髄組織を完全に除去する．パラホルムアルデヒド製剤を貼薬し失活させ除去を行う方法もあるが，貼薬後，時に疼痛を伴う不快症状を惹起させることがあるため，浸潤麻酔禁忌患者などのやむを得ない場合を除き第一選択としないほうがよい．

b．感染がある場合

いわゆる残髄炎である（図15-20）．浸潤麻酔を施した後，次亜塩素酸ナトリウム溶液を根管内に満たし，残存した歯髄組織を溶解除去する．症状の消失が認められない場合は細菌の残留が考えられるため，通法の感染根管処置に準じた処置を行う．

8　歯髄および根管処置後の根尖性歯周炎

A．原因と予防法

原因としては主に，根管治療剤の根尖孔外への漏洩などの化学的刺激や，治療用器具の歯周組織への過剰操作（over instrumentation），貼薬用ペーパーポイントまたは包摂用綿繊の根尖孔外への溢出，過剰根管充塡（over filling）などの機械的刺激によるもの，また細菌の刺激によるものなどが挙げられる．すなわち予防法としてはこれらを惹起させないように注意をすることである．

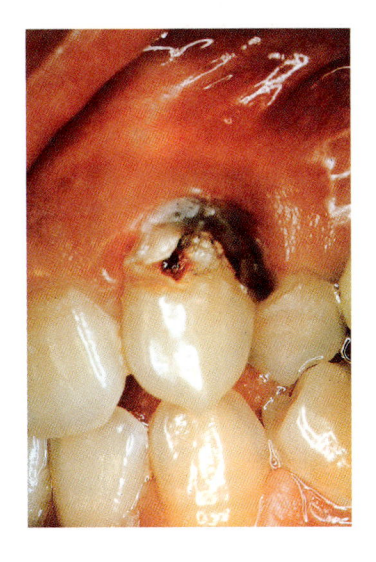

第15章　歯髄・根管処置における偶発症への対応

図15-21　失活剤の漏洩（亜ヒ酸製剤）．歯頸部歯肉縁に接した状態での応用や不確実な仮封は，歯肉・歯槽骨に重大な損傷を与える．

B．処置法
a．化学的刺激による場合
1）根管消毒剤
　歯内療法で用いる根管消毒剤は軟組織へ直接的に接触すると刺激性の強いものが多く，貼薬時に根尖孔外へ溢出すると根尖性歯周炎を惹起させることがある．したがって，薬剤の貼薬量は必要最小限に留めるべきである．

2）歯髄失活剤
　適応症や貼薬量および方法，応用時間などを誤った場合，重篤な根尖性歯周炎などを惹起させることがある（図15-21）．とくに抜髄時の残存歯髄の固定にパラホルムアルデヒド製剤を用いたときの発現例が多い．応用時には適応症などに十分に注意し，さらに失活剤をむやみに使用することは避けるべきである．

b．物理的（機械的）刺激による場合
　over instrumentationは根管長測定が誤っているときに起こりやすい．また，根管形

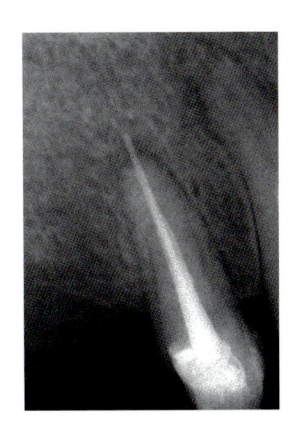

図15-22　過剰根管充塡（over filling）．

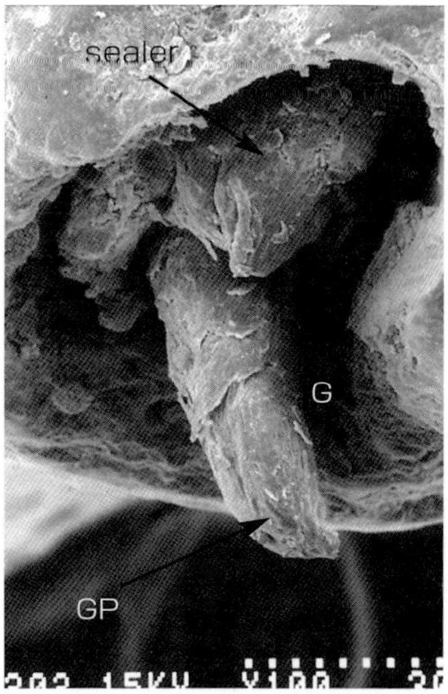

図15-23 over extention. 根尖孔部でのガッタパーチャポイント(GP)の適合は不適で，その周囲に間隙(G)が存在し，結果として不足充填となっている．

成による根管の直線化に由来する作業長の短縮にも注意しなければならない．over filling は側方加圧根管充填を行う際に，X線写真によるマスターポイント先端位置の確認を怠ったときに起きやすい(図15-22)．いずれにせよ充填後X線写真にて確認し，over fillingが認められた場合は速やかに充填材を除去し，適切な位置まで充填し直す．

c．細菌的刺激による場合

抜髄を行うに際して，ラバーダム防湿をせずに抜髄操作を行ったり，不完全な仮封処置を行ったときに根管内が感染することがある．また根管充填を行う際，over extensionにより根管充填材と根管歯質との接触界面における微小環境を残留させる結果となり，この部位に細菌の繁殖を許してしまう結果となることがある(図15-23)．これらの細菌は根尖孔外の歯周組織の炎症性変化を惹起し，根尖病巣を形成する結果となる．このようなときは通法の感染根管処置を行うこととなるが，術者の不注意により起こるものに関しては，手術環境や手術操作に十分に注意し感染を防止するべきである．

参考文献

1) 中川寛一，淺井康宏，月星光博：歯内療法の偶発症の処置とマイクロスコープの応用．The Quintessence, 17：8，1998．
2) Strömberg T, Hasselgren G, Bergstedt H: Endodontic treatment of traumatic root perforations in man, A clinical and roentgenological follow-up study; Swed Dent J 65, 457-466, 1972.
3) 末原正崇，森永一喜，中川寛一：Mineral Trioxide Aggregateおよび強化型亜鉛華ユージノールセメントが髄床底穿孔部周囲の組織に及ぼす影響．日歯保存誌，44：755-775，2001．

第16章

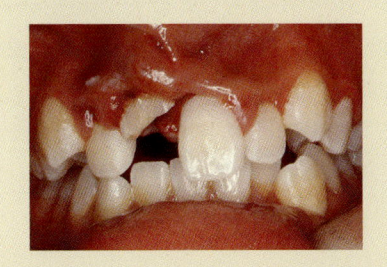

外傷歯の処置

1 外傷歯の処置法

　歯の外傷は運動的あるいは活発な年代の小学生，中学生あるいは高校生など比較的若年者に発生することが多い．部位としては上下顎前歯部に多発し，3：1の割合で上顎に頻発するといわれている．若年者の有髄歯，とくに歯根が未完成な外傷歯に対しては，歯内治療学的に的確な診査と治療が必要とされる．

　歯の破折は，突発的な外力による外傷だけでなく，経年的に咬合力に起因する破折，あるいは歯内治療時さらには補綴処置においても生じる可能性がある．

A．外傷歯の分類

　外傷歯の分類には，Paul, MVのⅠ級（歯冠の亀裂），Ⅱ級（単純な歯冠破折），Ⅲ級（複雑な歯冠破折），Ⅳ級（完全な歯冠破折），Ⅴ級（歯冠および歯根の斜め破折），Ⅵ級（歯根破折），Ⅶ級（歯の脱臼）およびⅧ級（完全脱臼あるいは脱落）や，WHO（世界保健機構）の分類：1．歯の破折（エナメル質限局，歯髄組織を含まない歯冠部破折，歯髄組織を含む歯冠部破折，歯根破折，歯根および歯冠破折，歯の複雑な破折および詳細記載のない破折），2．歯の脱臼（脱臼，陥入および脱離・挺出）などがあり，WHOの分類の基となったAndreasenの分類もある．

　WHOの分類は，外傷歯の処置方針を立てるに際し，便利な分類ではないかと考えられる．

B．外傷歯に対する診査

　外傷歯に対する診査では，患歯の診査も重要であるが，全身的な，とくに脳組織あるいは感染（破傷風）に注意しなければならない．

　歯内治療学的に外傷歯を診査するときには，患歯が保存可能なのかどうかはもちろん，歯髄の損傷程度（電気歯髄診を含む），受傷から治療までの経過時間，根管治療が可能なのかどうか，歯根膜組織の損傷程度，歯の色あるいは歯槽骨や粘膜など多岐にわたる診査が必要である．

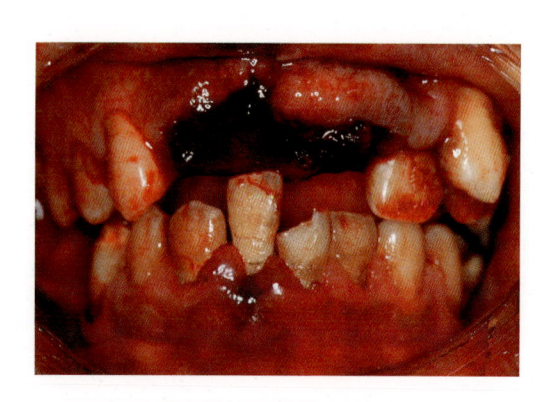

図16-1　多数歯の外傷（大阪歯科大学角熊雅彦先生提供）．

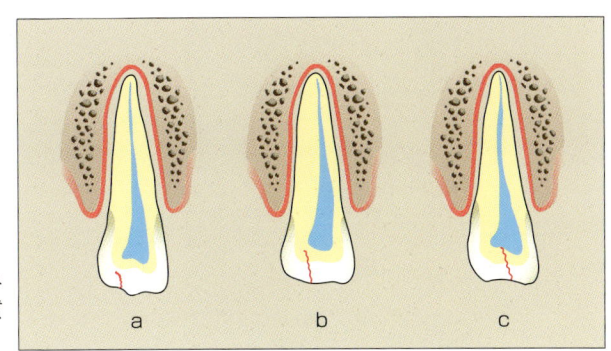

図16-2a〜c　亀裂の程度（深度）．a：エナメル質の亀裂．b：エナメル質と象牙質の亀裂．c：歯髄腔まで達する亀裂．

　また，図16-1に示すように顔面，歯槽骨および多数歯に及ぶ損傷がみられる症例では，外傷歯に対する治療も重要であるが，これに要する時間あるいは治療内容が歯槽骨の骨折，皮膚あるいは粘膜組織の治癒に支障とならないかどうかをも診査しなければならない．

C．外傷歯に対する処置

a．歯の亀裂

　歯の表面に存在する亀裂は，透照診，X線診あるいは顕微鏡（第13章参照）などによる診査を行い，亀裂の程度を十分に診査しなければならない．さらに，電気歯髄診や温度診を行い，歯髄の状態を正確に把握しておくことも重要である．

　図16-2のa, bに示すように，亀裂がエナメル質あるいは象牙質に限局するときには，ボンディング材を亀裂内に浸透させたり，歯質表面をわずかに削除して接着性レジンで修復を行えばよい．しかし，亀裂が浅くても広い範囲に認められるときには，全部被覆冠による歯冠修復も考えられる．

　図16-2のcのように，亀裂が歯髄腔にまで達しているようであれば，歯の破折に対する処置（歯内処置を含む）を考慮しなければならない．

b．歯の破折

1）エナメル質に限局した破折

　破折がエナメル質に限局するものであれば，形態修正だけの処置も可能である．形態修正だけでは審美的に問題となる実質欠損があるときは接着性レジン修復処置を適用すべきである．

2）エナメル質および象牙質の破折

　エナメル質および象牙質を含む歯質が欠損し，露髄が認められないときには，接着性レジンによる修復を行えばよい．近年，接着性コンポジットレジンには急速な進歩が認められる．しかし，広範囲の歯質欠損を示す症例では全部被覆冠処置も考えられるであろう．

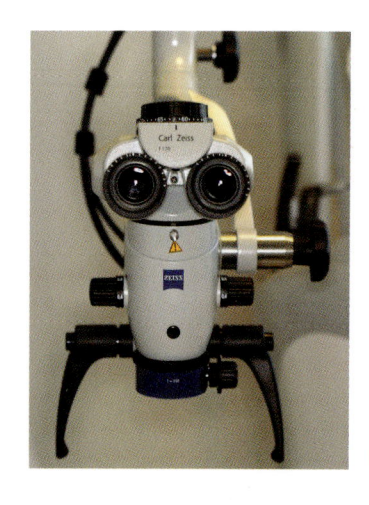

図16-3　手術用実体顕微鏡.

　また，破折面に露髄が認められなくても，歯髄腔に近接しているときは水酸化カルシウム系の覆髄剤を応用すべきである．なお，露髄の有無には肉眼だけではなく手術用実体顕微鏡（第13章参照）を用いるとさらに確実な診査が可能である（図16-3）．

3）露髄を伴う破折

　露髄を伴う破折歯では，露髄から処置を行うまでの時間および汚染の程度が予後に大きく影響する．また，肉眼的歯髄の損傷の程度を診査するとともに，X線診，電気歯髄診ならびに温度診は必ず行わなければならない．

　歯内治療の成書では直径が2mm以下の点状露髄は直接覆髄の適応症と述べられている．そして，露髄面が線状を呈している症例では，生活歯髄切断の適応症といえる．しかし，このような露髄であっても直接覆髄を行ってもよいといえる．ただし，広い露髄面を示す症例では，歯髄組織が汚染されていることを前提として処置を行うべきである．すなわち，露髄面を次亜塩素酸ナトリウムで洗浄し，水洗後，直接覆髄法を行えばよい．なお，次亜塩素酸ナトリウムは組織溶解性が強いため必要以上に歯髄組織を溶解するおそれがある．それゆえ，5％あるいは2.5％など濃度の低いもので，できるだけ短時間の処理で終わるようにしなければならない．また，次亜塩素酸ナトリウムを組織に応用すると出血が多いことがあり，止血を確認した後に覆髄を行うようにする．覆髄後の歯冠修復は，経過をみるために暫間的な修復に止めるのもひとつの方法である．

　直接覆髄には，水酸化カルシウム単味を蒸留水で練和し露髄面に塗布する．ただし，この方法では，水酸化カルシウムの硬化が期待されないために速やかに硬化する市販の水酸化カルシウム系覆髄剤でその上を覆う．

　破折歯の症例には，破折片が喪失したものと，破折片が存在する症例がある．破折片が存在するときには，破折片を接着性レジンで接着する方法を試み，経過観察を行うのもひとつの方法である．図16-4は破折片が存在し，露髄面の直接覆髄を行った後，図16-5に示すように破折片を接着した症例である．審美的に問題がなければ破折片を

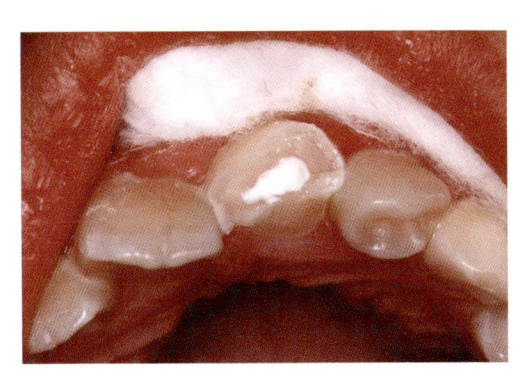

図16-4 上顎左側中切歯破折，線状の露髄部に直接覆髄（大阪歯科大学吉川一志先生提供）．

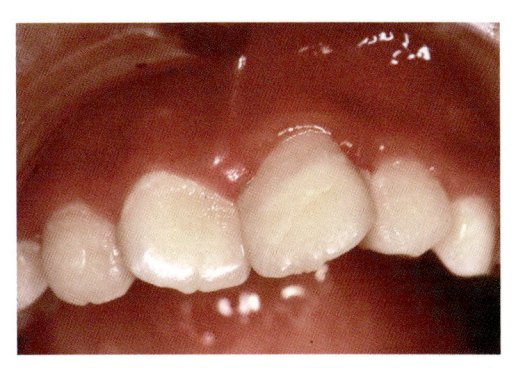

図16-5 破折片を接着（大阪歯科大学吉川一志先生提供）．

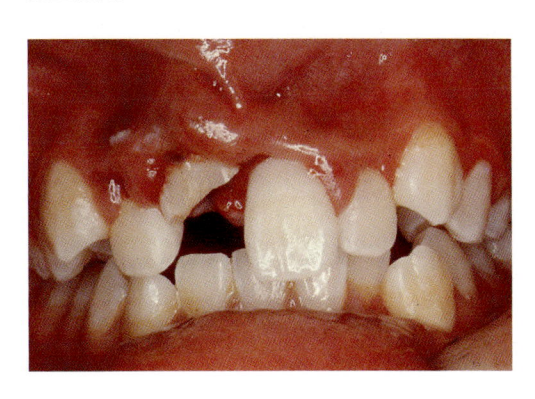

図16-6 上顎右側中切歯の歯頸部付近での破折．

隣在歯とレジンで固定する．

　破折が歯髄腔中央部付近で生じた症例では生活歯髄切断後，歯冠修復を行う．ただし，患者が高齢者の場合，時として歯髄壊死が生じるおそれがあるので，注意深く経過観察を行い，歯髄の生活反応に関する診査を十分に行わなければならない．

　図16-6に示すように，破折が歯頸部付近で生じ，レジンによる歯冠修復が困難であったり，全部被覆冠のためのポストコアが必要なときには抜髄を行わなければならない．ただし，若年者で歯根未完成歯の症例ではできるだけ抜髄処置は避け，審美的に問題があっても生活歯髄切断と暫間的歯冠修復を行い，歯根の完成後に抜髄処置の必要性の有無と歯冠修復方法を決定すべきである．

4）歯冠・歯根破折

　図16-7のように破折が歯冠部から歯根方向に生じた症例では，破折が歯根のどの部位まで及んでいるかによって処置方針は異なる．

　破折が歯肉縁近くのものであれば，破折片の除去と歯冠修復処置が考えられる．なお，破折片の接着が可能であればこの方法も試みるべきである．しかし，破折が歯槽骨縁近く，あるいはさらに深いところまで達している症例では歯冠部歯質の一部を削除し，図16-8に示すように矯正力で歯の挺出（歯根挺出法）を行う．

　歯根挺出法を行うときには次のような点に注意しなければならない．まず，患歯は単

1　外傷歯の処置法

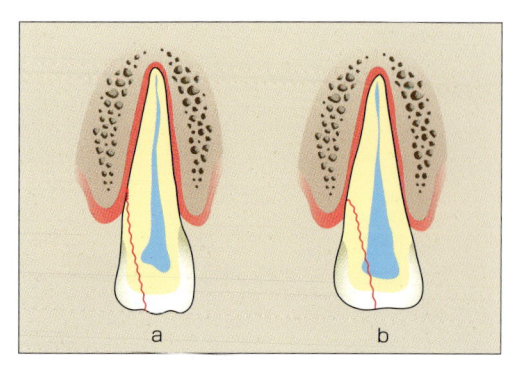

図16-7　歯冠・歯根破折．a：露髄していない．
b：露髄が認められる．

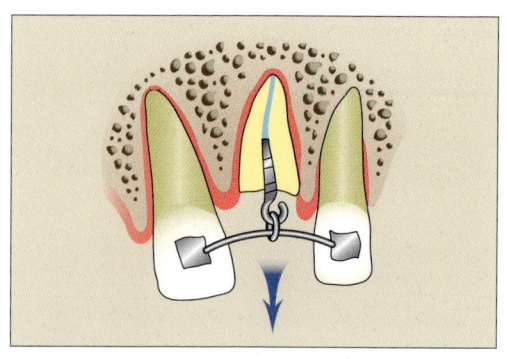

図16-8　歯根挺出法．

根歯が望ましい．そして，著明な辺縁性歯周炎が認められないこと，隣在歯が患歯挺出時の維持歯として健全な骨植を有すること，歯の挺出後，歯根の長さが咀嚼に耐えうる長さを有していること，また，歯肉縁近くの歯根断面直径が極端に小さいと，歯冠修復物の形態が隣在歯と調和が取れなかったり，あるいは十分な太さおよび長さのポストコアを築造できないことなどの問題が生じる．

　歯冠・歯根破折の歯が有髄歯のときは，まず歯髄の保存を考えなければならない．歯髄に対する処置としては，露髄がみられないときには間接覆髄（図16-7のa），露髄が認められるときには直接覆髄を行わなければならない（図16-7のb）．しかし，出血など術野の環境が好ましくないことが多く，破折の状態をよく観察し抜髄処置をも考慮すべきである．前述の歯根挺出法を行うときには抜髄を行っておかなければならない．

5）歯根破折

　歯根の破折には水平方向，垂直方向あるいは斜め方向への破折がある．
　図16-9は水平方向の破折を示す模式図で，aは歯冠部に近い位置での破折，bは歯根中央部での破折そしてcは根尖付近での破折を示すものである．
　図16-9のaの歯冠部に近い位置で破折した症例で，無髄歯あるいは歯冠部破折片が喪失しているときは，必要に応じて歯内処置を行い，歯根挺出法を試みるべきである．ただし，前述したように，この方法を行うときには十分な診査が必要である．
　歯冠部歯質が残存し，そして有髄歯であれば患歯を両隣在歯とレジンあるいはワイヤーで固定し経過観察を行う．なお，経過観察時には，電気歯髄診，温度診，X線診さらに視診で歯の色を注意深く観察しなければならない．もし，図16-10a，bにみられるように歯に変色が認められたら歯髄内での出血が疑われ，抜髄あるいは感染根管治療が必要となる．
　図16-9のbのように歯根中央部で破折が認められる症例では抜歯の対象となることが多い．
　しかし，有髄歯，とくに若年者であれば，隣在歯に固定し，経過観察を行うべきである．このような処置を行ったときには，破折部に肉芽組織の増殖，骨組織の増殖そして，

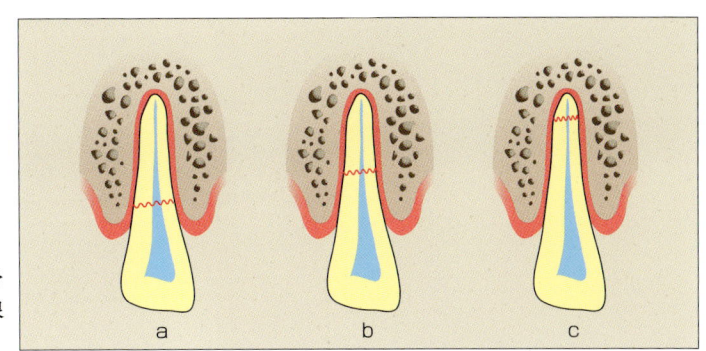

図16-9 水平歯根破折．a：骨縁付近．b：歯根中央部．c：根尖付近．

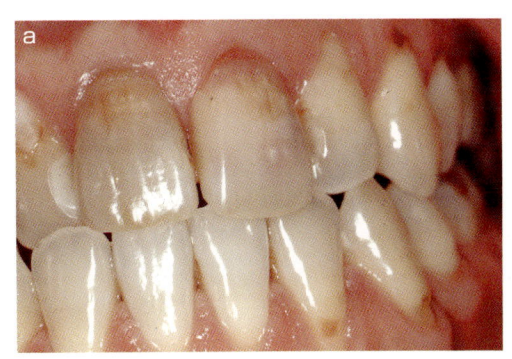

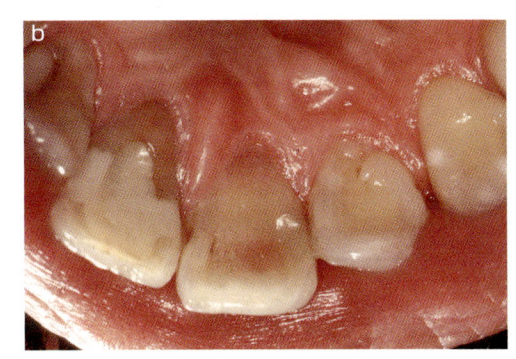

図16-10a，b 上顎左側中切歯外傷後の，歯の変色．a：唇面，b：舌面（鏡面像）．

歯根部破折片および歯冠部破折片の切断面にセメント質が増殖し歯髄は生活反応を示すと報告されている．

図16-9のcのように根尖部近くで破折した症例では，外科的に根尖部破折片を除去する方法がある．ただし，本来の根尖孔は喪失し，生体組織と根管腔が大きく接することになるため逆根管充填の必要性を有する症例が多い．ただし，患歯が若年者の有髄歯であれば，図16-11a，bの症例のように臨床的不快症状がなんら認められないこともある．この症例は，上顎右側中切歯の根尖近くで破折した症例である．患者は初診時

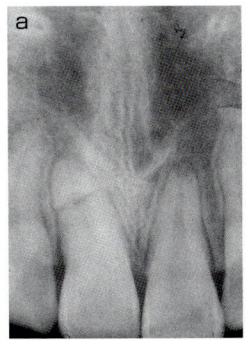

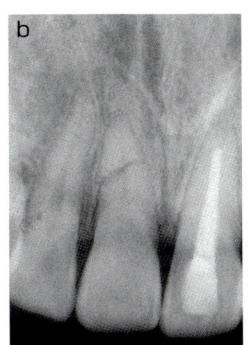

図16-11a，b 上顎右側中切歯根尖部破折．
a：初診時，b：1年半後．

1 外傷歯の処置法

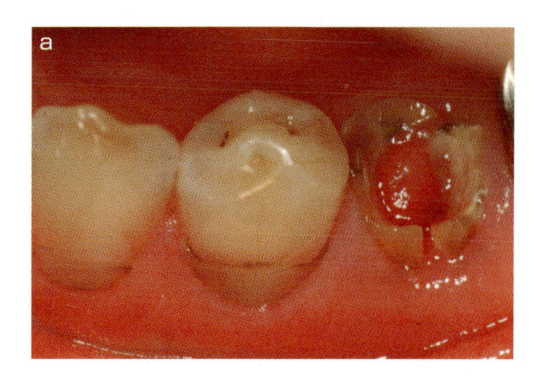

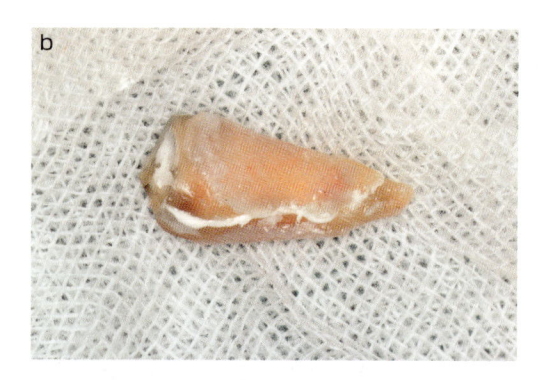

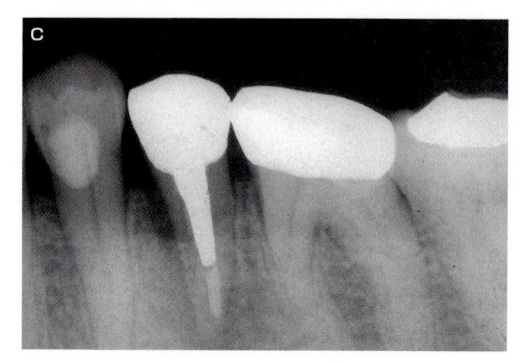

図16-12a〜c　下顎左側第二小臼歯の垂直破折（大阪歯科大学成川公一先生提供）．a：口腔内写真，b：破折片の接着，c：経過観察．

　15歳で，歯髄組織は生活反応を示した．歯を固定し経過観察を行ったところ，1年半後にも歯髄は電気歯髄診に反応を示した．しかし，電気歯髄診に対する痛覚閾値にはやや上昇がみられ，破折部はX線不透過像を示していた．このような症例も長期の経過観察が必要である．

　歯根破折は垂直あるいは斜め方向に生じることもある．これらの原因としては，咬合負担が大きいとき，あるいは，歯内治療時に髄室開拡を行った結果，歯冠部歯質の菲薄化などがある．これら症例の多くは抜歯の適応症といえる．しかし，近年，接着性が非常に優れたレジンが認められ，このようなレジンが垂直性の破折片の接着に用いられている．

　図16-12a〜cは，下顎左側第二小臼歯の垂直破折の症例である．図16-12aは術前の口腔内写真で頰舌的方向に破折線が認められる．患歯を意図的に抜去し，図16-12bに示すように，4-META/MMA-TBBレジン（スーパーボンドC&Bサンメディカル社）で接着を行った．図16-12cは歯槽窩にもどしてから4か月後のX線写真である．なお，口腔外で破折片を接着するとき，根管相当部にはレジンが付着しないようにマスキングしておけば，その後の歯内治療が可能である．そして，歯内処置は，患歯の口腔外での時間を短くするため再植後およそ1週間が適当と考えられる．

　また，垂直方向の破折歯には患歯を抜去することなく歯冠周囲をワイヤーで結紮し，接着性レジンセメントによるコアおよび全部被覆冠を速やかに装着する方法もある．

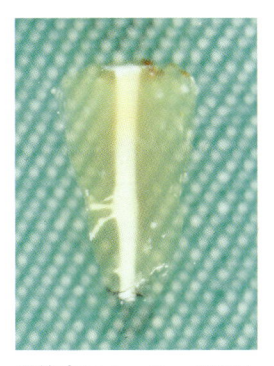

図16-13a　透明標本．側枝内にシーラーが認められる．

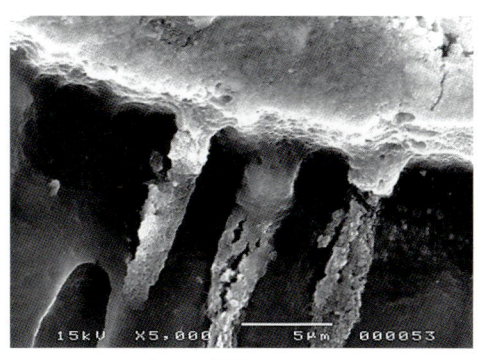

図16-13b　象牙細管内にレジンタグの形成．

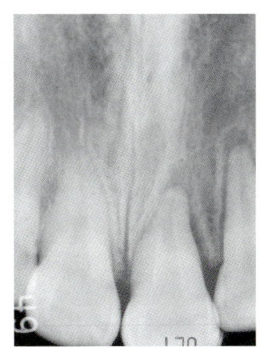

図16-14　上顎左側中側切歯の不完全脱臼（大阪歯科大学角熊雅彦先生提供）．

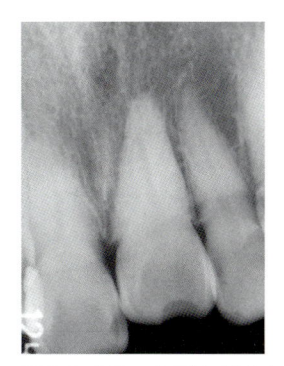

図16-15　上顎左側中切歯の陥入（大阪歯科大学角熊雅彦先生提供）．

破折線が根管に達する症例では，根管充塡材として接着性に優れた4-META/MMA-TBBレジンを基材とする根管用シーラーを応用する．このレジン系シーラーは図16-13aに示すように根管側枝内に容易に浸透し，図16-13bで認められるように象牙細管内にも浸入してレジンタグを形成することが認められている．すなわち，このシーラーは流動性に優れ，酸化亜鉛ユージノール系シーラーよりも容易に破折部に浸入し破折片の接着に効果を発揮するものと考えられる．

c．歯の脱臼および嵌入（陥入）

　1）不完全脱臼

　図16-14に示すような不完全脱臼歯に対しては，患歯の整復固定を行った後，歯内治療を行う．

　患者が若年者で有髄歯であれば（とくに歯根未完成歯），歯内治療を行う前にしばらく経過観察（電気歯髄診査，温度診およびX線診）を行い，歯髄の生活反応の有無を確認し，そののち歯内治療を行うかどうか決定する．もし，患歯歯髄が壊死に陥っているようならば根管治療あるいはアペキシフィケーションを試る．

　また，図16-15のように歯槽骨内に陥入した歯も，外科的に整復固定を行い，その後歯内治療を行うかどうか決定する．ただし，陥入症例では，周囲の歯槽骨に骨折の可

能性が高く，術前および固定期間におけるX線診査を十分に行い，固定に要する時間を判定しなければならない．

2）完全脱臼

歯槽窩から歯が完全に脱離した完全脱臼では，脱臼から歯槽窩への再植までの経過時間と患歯の保存方法が重要な課題である．すなわち，いかにして歯根膜組織を正常な状態で歯槽窩に戻すことにある．完全脱臼歯に対する歯内処置は歯根膜組織の変性を防ぐために再植後1週間を目途にする（なお，脱臼歯の再植に関しては第13章を参照のこと）．

第17章

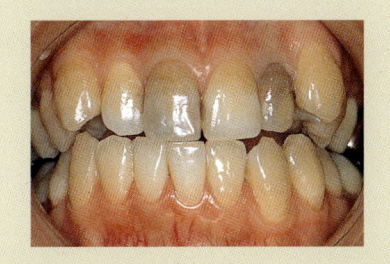

変色歯の処置

1 適応症と禁忌症

はじめに

　歯の変色の原因は，テトラサイクリン系抗生物質の服用などの全身的原因と，齲蝕，アマルガム充塡，嗜好品，歯髄死などの局所的原因がある．このうち全身的なものは有髄歯にみられるが，局所的なものは無髄歯に多くみられる．変色歯の漂白法は薬剤と紫外線や赤外線の光線を利用する方法，フッ素を用いる方法，漂白剤を調整して用いる方法，市販剤（ハイライトTM：松風）などを用いる方法などがある．

　変色歯の漂白は，一般的に有髄歯はエナメル質表面から行い，無髄歯は髄腔内から行う．無髄歯の場合，髄腔内からの着色が歯の変色の原因となることが多い．したがって，無髄歯の場合エナメル質表面からよりも髄腔内からの漂白がより効果的であると考えられる．そこで，本章では一般的に行われている失活歯の変色に対する処置方法のうち，過ホウ酸ナトリウムと過酸化水素水を用いるウォーキング・ブリーチ（Walking Bleach）法について述べる．

A．適応症

　変色の原因が次に挙げるものが適応となる．いずれも，残存歯質が十分にあり，なおかつ緊密な根管充塡が施されているのが大前提である．

1) 外傷などによる歯髄死
2) レジンなどの充塡処置による歯髄死
3) 不完全な根管処置により，髄腔内に残存した歯髄組織や血液成分
4) 不十分な修復処置による外来色素の沈着
5) 亜ヒ酸などによる失活剤
6) テトラサイクリンによる着色（ただし，テトラサイクリンによる着色歯が生活歯の場合は，まずエナメル質表面からの漂白処置を行う）

B．禁忌症

以下に挙げる金属による変色の漂白効果はほとんど期待できない．

1) アマルガムなどの金属修復物による変色
2) 金属のコアーによる変色
3) 重金属塩類（硝酸銀，アンモニア銀，フッ化ジアンミン銀）による変色
4) 銀含有の根管充塡材による変色
5) 歯質の欠損が大きい歯
6) ラバーダム防湿ができない歯

2　漂白法の術式（Walking Bleach法）

A．漂白の術式
a．前診査および前処置
1）エナメル質表面の汚れや着色の除去
　ブラシコーン，ラバーカップなどに研磨剤をつけて歯表面の着色を除去する．また，術前の色調記録のために口腔内写真を撮っておく．
2）修復物の適合の確認
　歯頸部や隣接面など，漂白処置で除去を必要としない部分にコンポジットレジン修復が施されている歯は，視診，触診，透照診，Ｘ線診などにより修復物の適合状態を確認する．適合が不十分な場合は再充填処置を行う．その際コンポジットレジンの色調は，隣在歯を参考にして同じ色調で充填しておくと再処置の必要がない．
3）根管充填の状態の確認（図17-1）
　患歯のＸ線撮影を行い根管充填の状態を確認する．根管充填の状態の確認には，パノラマフィルムよりもデンタルフィルムのほうが適している．レントゲン写真で，根管内に死腔が認められるような不十分な根管充填処置が施されている場合や，糊剤による根管充填の場合は，再根管治療を行い，ガッタパーチャポイントなどによる緊密な根管充填を行う．

◆臨床のヒント◆
　なぜ緊密な根管充填が必要か：Walking Bleach法は，過ホウ酸ナトリウムと30％過酸化水素水を練和したペーストを髄腔内に貼付して漂白を行う．この漂白剤は酸化作用が非常に強く，さらにガスが発生するため髄腔内の内圧が上昇する．このため，患歯の根管充填が不十分な場合，根管内の死腔を通して薬剤が根尖部周囲組織を刺激し根尖性歯周炎を起こす可能性がある．したがって，緊密な根管充填が必要である．

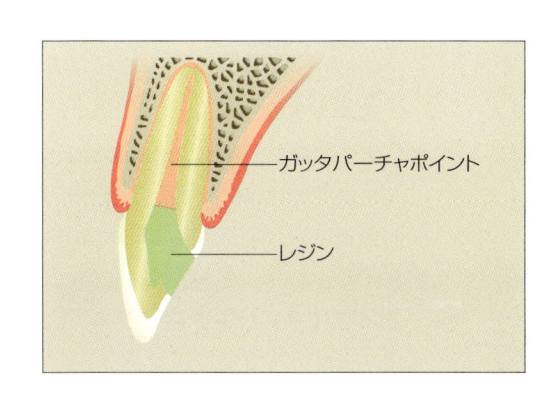

図17-1　術前　根管充填およびレジン充填が施されている患歯．

2 漂白法の術式（Walking Bleach法）

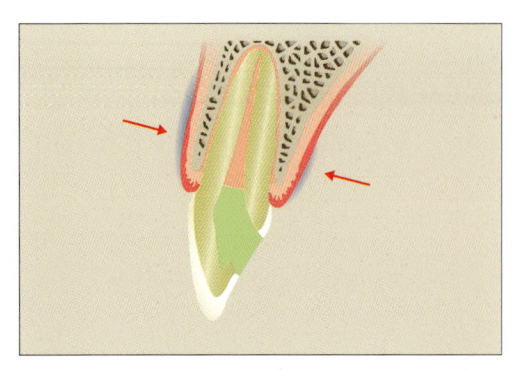

図17-2 患歯周囲の歯肉にワセリンを塗布する．

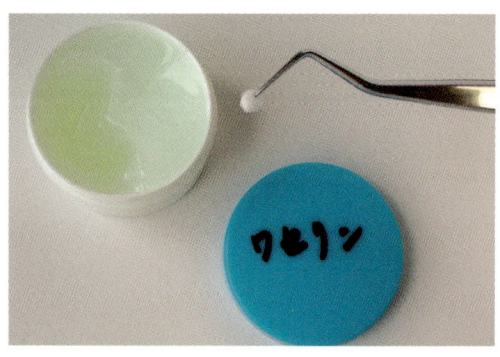

図17-3 小綿球にワセリンをつけてピンセットで塗布する．

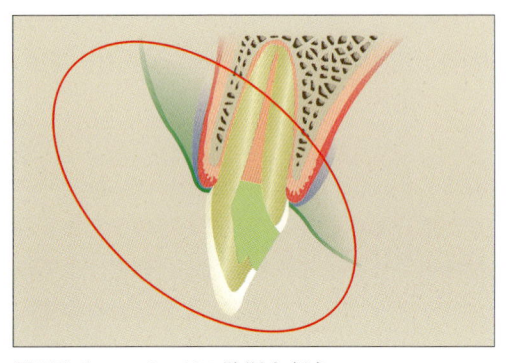

図17-4 ラバーダム防湿を行う．

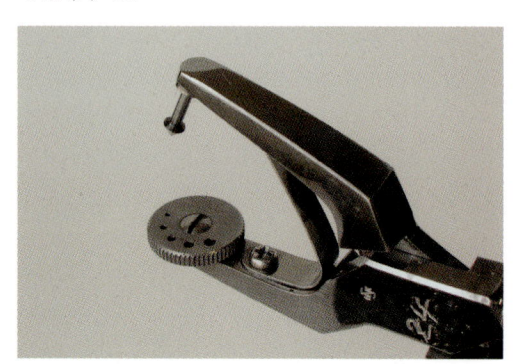

図17-5 ラバーの穴は最小のものを選択する．

◆**臨床のヒント**◆

根管充填直後に漂白を行ってもよいのか：根管充填直後は根管充填材が十分硬化していないことが考えられる．漂白剤がこの未硬化な部分を通して根尖周囲に漏洩する可能性があるため，根管充填当日の漂白処置はさけるべきである．

4）診査

自発痛，打診痛，根尖部圧痛などの臨床症状を認める歯は，再根管治療を行い症状の消退を待ってから漂白処置を行う．

b．漂白に使用する薬剤

①過酸化水素水（濃度30％のものが多く用いられている）
②過ホウ酸ナトリウム

c．漂白の術式（Walking Bleach法）

1）歯周囲歯肉のワセリン塗布（図17-2，3）

漂白剤は強い刺激があるので歯肉を保護するために患歯周囲の歯肉にワセリンを十分塗布する．

2）ラバーダム防湿（図17-4，5）

患歯にラバーダム防湿を施す．この際，患歯のみを露出する．ラバーダムパンチの穴

第17章　変色歯の処置

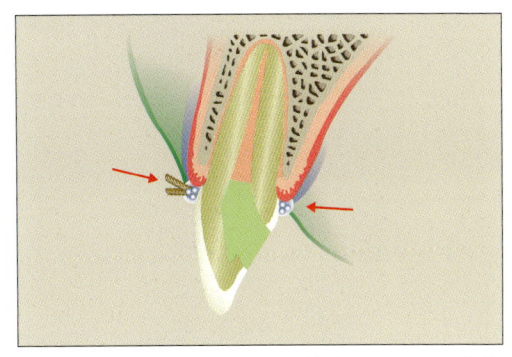

図17-6　歯頸部をフロスで結紮しワセリンを塗布する．

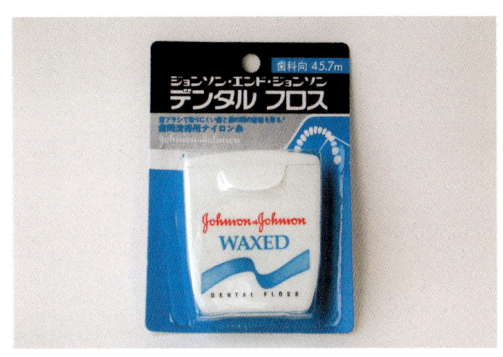

図17-7　デンタルフロス．

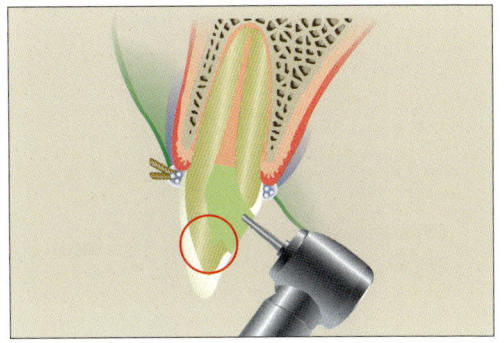

図17-8　旧修復物を除去する．髄角部分（赤丸）は確実に除去する．

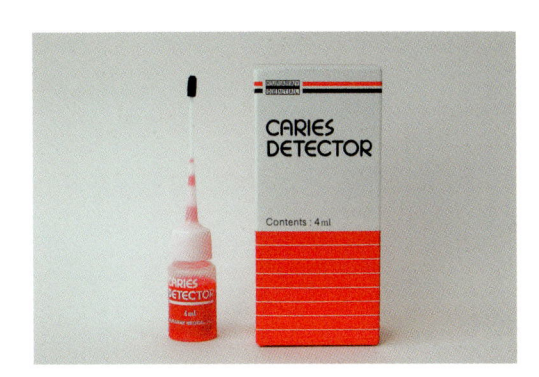

図17-9　齲蝕検知液．

は漂白剤の漏洩を防止するため最小のものを選択する．

◆臨床のヒント◆
　クランプはどこに装着する：クランプの装着は患歯に行うか，操作のさまたげになる場合は患歯の左右にラバーシート上からクランプを装着する．

　3）歯頸部のデンタルフロスによる結紮（図17-6，7）
　漂白剤の歯肉への漏洩を防止するために，患歯歯頸部をデンタルフロスでしっかり結紮する．さらにフロスにワセリンを塗り防湿を確実に行う．

　4）旧充塡物および軟化象牙質の除去（図17-8，9）
　髄腔内の旧充塡物を完全に除去する．また，齲蝕検知液を利用して軟化象牙質が残存していないかどうか確認し，軟化象牙質を完全に除去する．

◆臨床のヒント◆
　髄腔内の切縁側または唇側の髄角部分が残存していると，その部分に歯髄の壊死物質などが残存してしまう可能性があるため，有鉤探針などを使用して，髄角部分は完全に除去する．

　5）新鮮象牙質の露出（図17-10）
　漂白剤の象牙質内への浸透をより効果的にするために，低速のラウンドバーやロング

215

2　漂白法の術式（Walking Bleach法）

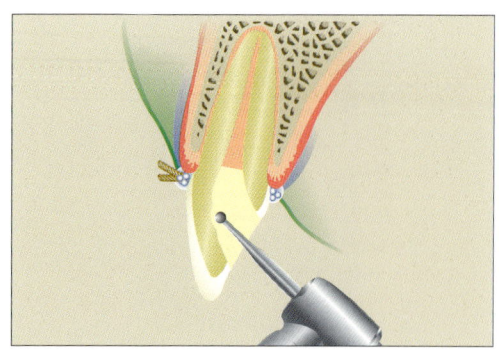

図17-10　新鮮な象牙質を低速コントラとロングネックのラウンドバーを使用して露出させる．

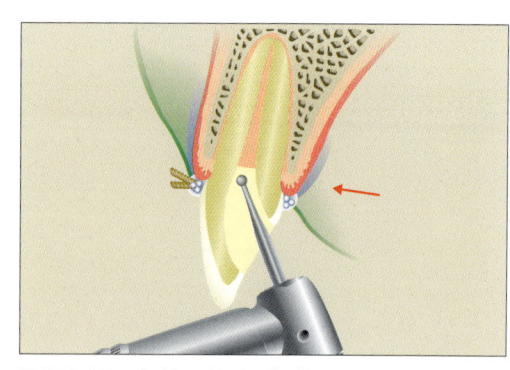

図17-11　根管口付近の根管充填材を除去する．

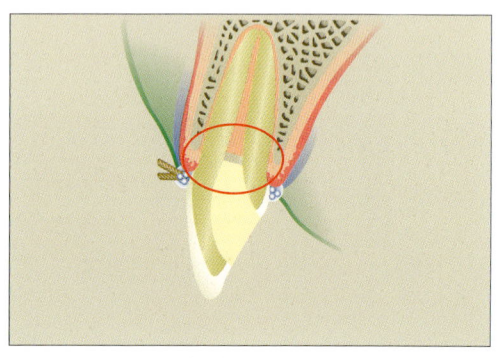

図17-12　リン酸亜鉛セメントで根管口を封鎖する．

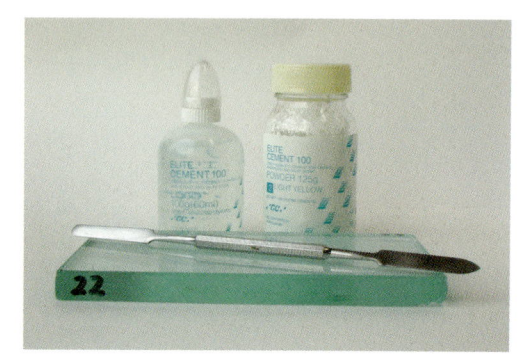

図17-13　リン酸亜鉛セメント．写真はエリートセメント®（ジーシー）．

ネックのラウンドバーなどで髄腔内の唇側象牙質を一層削除し新鮮な象牙質を露出させる．

6）根管口付近の根管充填材除去（図17-11）

根管充填材を歯肉縁から根尖方向2〜3 mmの部位までロングネックラウンドバーなどを用いて除去する．この処置は，歯頸部付近の漂白を確実にし，将来，歯肉退縮により歯頸部が露出し色調不良を防止するために行う．

◆ 臨床のヒント ◆

根管充填材の除去はどの部分まで行うか：根管充填材の除去は上述のように歯肉縁から根尖方向2〜3 mmが目安ではある．原則として歯槽骨縁上までにとどめなければならない．髄腔内の漂白剤が象牙細管を通じて歯根膜組織を刺激して炎症が生じ，その結果，その部位の歯槽骨の吸収が起こることがある．

7）根管口の封鎖（図17-12, 13）

漂白剤が根尖方向に漏洩することを防止するために，リン酸亜鉛セメントなどで根管口を少なくとも1 mm程度の厚さで封鎖をする．

8）髄腔内の洗浄（図17-14, 15）

髄腔内を次亜塩素酸ナトリウムとオキシドールをルートカナルシリンジなどを用いて

第17章　変色歯の処置

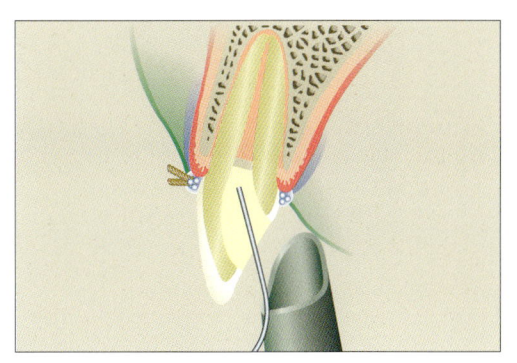

図17-14　髄腔内を交互洗浄する．

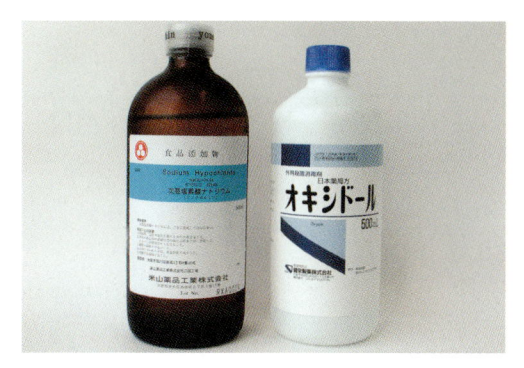

図17-15　次亜塩素酸ナトリウム，オキシドール．

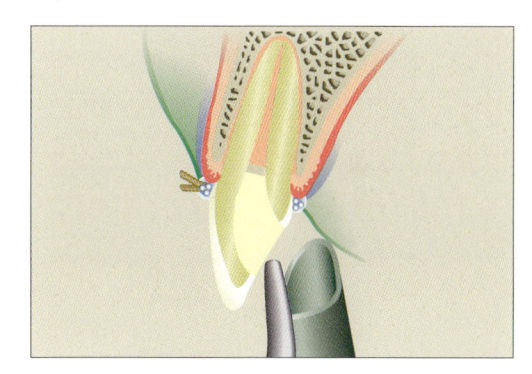

図17-16　髄腔内を水洗，乾燥をする．

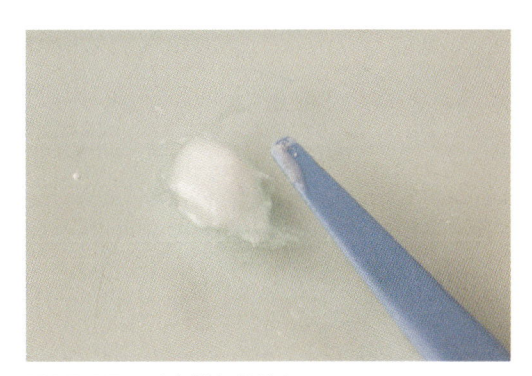

図17-17　漂白剤を調整する．

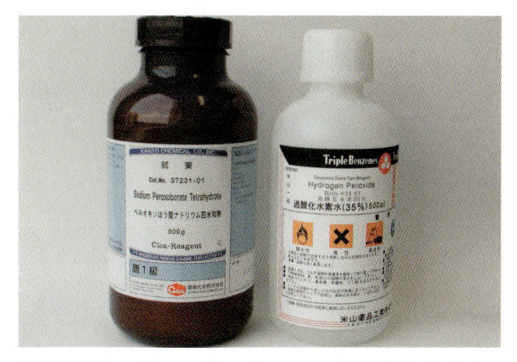

図17-18　過ホウ酸ナトリウムと過酸化水素水．

交互洗浄する．洗浄中はあふれる薬液をバキュームで吸引しながら行う．もちろん次亜塩素酸ナトリウムで開始し次亜塩素酸ナトリウムで終了する．また，この交互洗浄に先立って37％リン酸溶液で髄腔内を酸処理し象牙細管の開口部を拡大するとより効果的である．

9）水洗および乾燥（図17-16）

髄腔内をスリーウェイシリンジなどを用いて十分に水洗し乾燥させる．この際95％エタノールで脱脂してもよい．

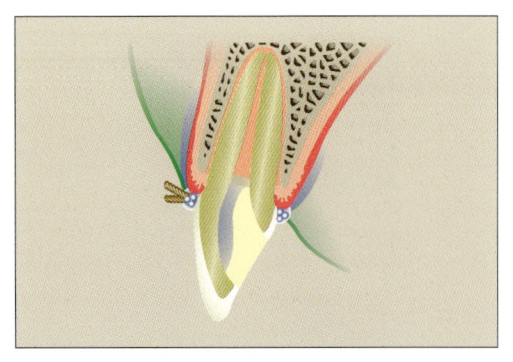

2　漂白法の術式（Walking Bleach法）

図17-19　漂白剤を髄腔内に貼付する．

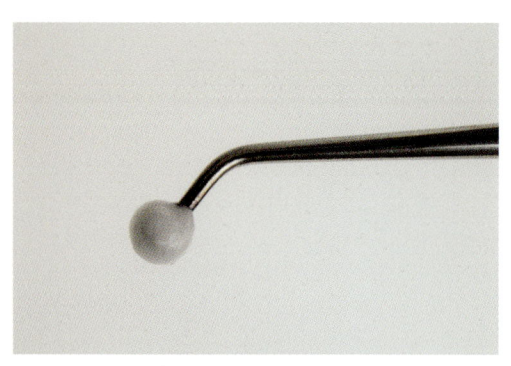

図17-20　漂白剤を充填器で運ぶ．

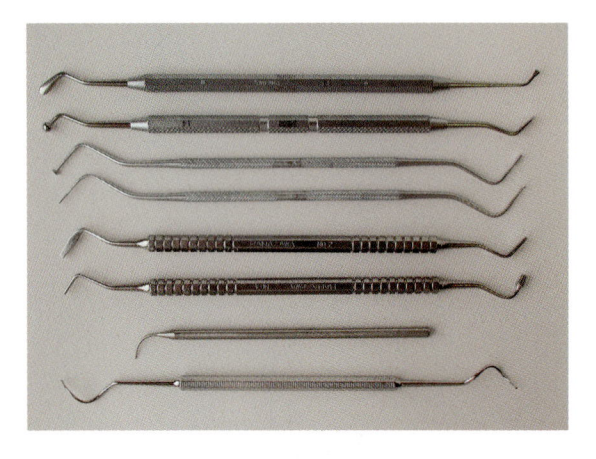

図17-21　上から練成充填器（2本），FB式充填器（2本），花沢式充填器（2本），覆髄充填器，石橋式充填器．

水洗時にデンタルフロスに塗布したワセリンが流れることがあるので，乾燥後ワセリンをデンタルフロスに再度塗布しておく．

10）漂白剤の調整（図17-17，18）

30％過酸化水素水と過ホウ酸ナトリウムをガラス練板上でプラスティックスパチュラを用いて練和しペースト状にする．ガラス練板ではなくダッペンディッシュやラバーカップを用いて練和してもよい．

◆臨床のヒント◆

プラスチック製スパチュラを用いる理由：金属製のスパチュラを用いて漂白剤を練和すると，スパチュラ表面の金属酸化物が混入し金属による歯質の再汚染が起こる可能性があるためプラスチック製を用いる．

ペーストの固さ：ペーストの混液比は厳密には定められていない．したがってペーストの固さは操作の行いやすい固さに調整すればよい．つまり，髄腔内で貼付した漂白剤が流れない固さを基準とする．

11）髄腔内への漂白剤貼付（図17-19～21）

ペースト状にした漂白剤を練成充填器を用いて髄腔内の唇側象牙質面に貼付し，小綿球で漂白剤を唇側に軽く圧接する．漂白剤の貼付は練成充填器のほかにFB式充填器，

第17章　変色歯の処置

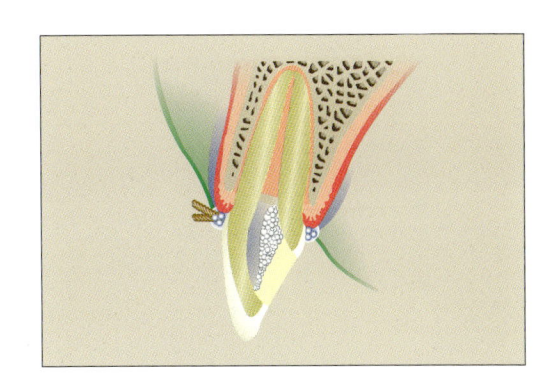

図17-22　綿球を漂白剤の上に置く．

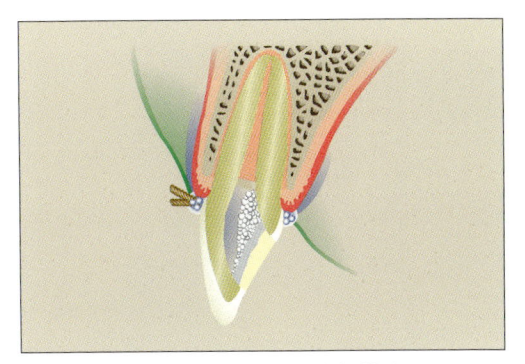

図17-23　ストッピングで1次仮封する．

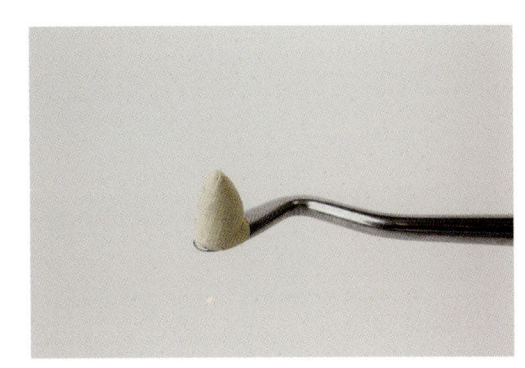

図17-24　ストッピングの軟化．

覆髄充塡器やプラスチック製シリンジなどで行ってもよい．
◆臨床のヒント◆
貼付時の注意点：
・漂白剤は髄腔内の唇側象牙質をできるだけ覆う．
・漂白剤貼付後の仮封用セメント充塡のスペースはしっかり残す．
・漂白剤を仮封用セメントが接する髄腔内の歯質に付着させない．

12）綿球の挿入（図17-22）
　唇側面に貼付した漂白剤の上に綿球を置く．綿球の代わりに髄腔内の形態に合わせたラバーダムシート片や紙をおいてもよい．
◆臨床のヒント◆
　綿球は30％過酸化水素水の水分をある程度含むことができるため，最終仮封時に漂白剤が強く押されて外へ漏れ出すことをある程度防止できる．

13）ストッピングによる1次仮封（図17-23，24）
　綿球の上に練成充塡器を用いて軟化したストッピングをおく．ストッピング充塡時に隙間からあふれ出てしまった漂白剤は綿球などを用いて十分ふき取っておく．

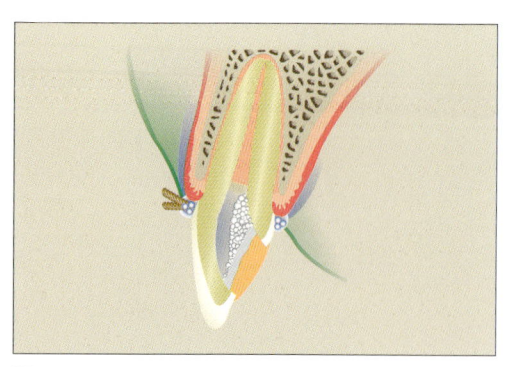

2 漂白法の術式（Walking Bleach法）

図17-25 セメントで仮封する．

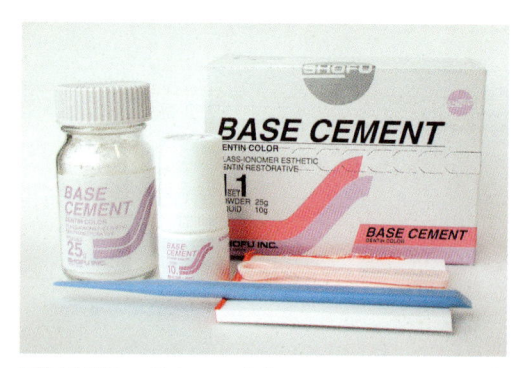

図17-26 グラスアイオノマーセメント．写真はベースセメント®（松風）．

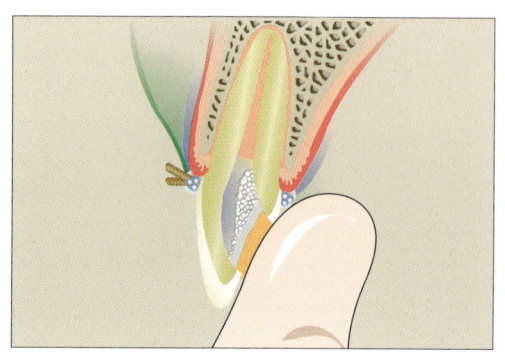

図17-27 セメントが硬化するまで指で圧接する．

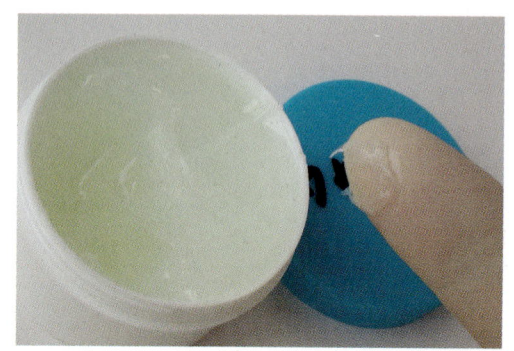

図17-28 指にワセリンをつけて圧接する．

◆**臨床のヒント**◆

　充塡時の注意：ストッピングの軟化が不十分な場合や，充塡時の圧接が強すぎると，髄腔内の漂白剤が押されて外へ出てしまうので慎重に行うこと．

　ストッピングを使用する理由：ストッピングは最終仮封に使用するセメントが漂白剤に接触して硬化反応に影響を与えない役目や，仮封除去時に使用する切削器具が綿球に絡まることを防止する役目などを持っている．

　ストッピングの厚み：最終仮封のセメントの厚みが十分確保できるように厚すぎないように注意する．

14）セメントによる最終仮封（図17-25，26）

　セメント（グラスアイオノマーセメントなど）を練成充塡器などを用いて窩洞内に充塡し，消毒用エタノールを浸した綿球や充塡器でセメントを軽く圧接しながら窩洞内側面すべての歯質にセメントを付着させる．

15）セメントの硬化（図17-27，28）

　セメントの塡入が終了したら，指にワセリンを塗りセメントが硬化するまで軽く圧接し続ける．

第17章　変色歯の処置

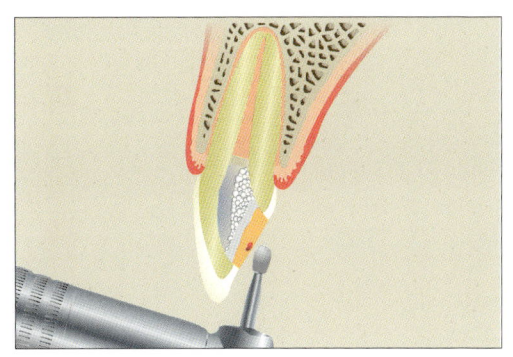

図17-29　対合歯と接触しないように十分に咬合を確認する．

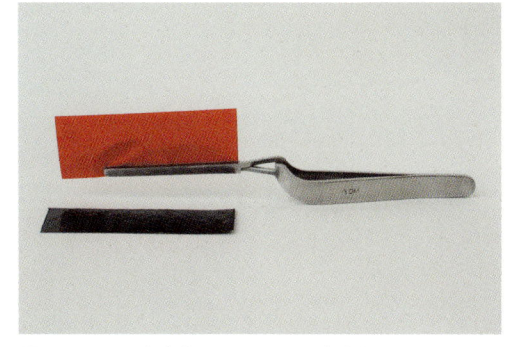

図17-30　咬合紙ホルダーと咬合紙．

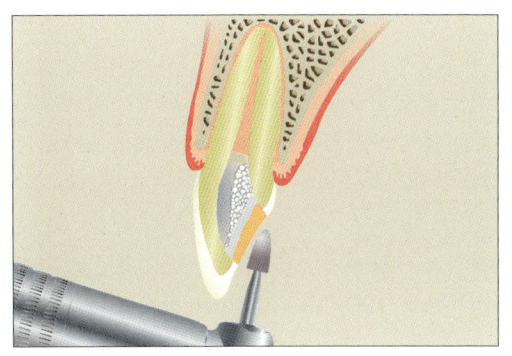

図17-31　舌感向上のため簡単に研磨する．

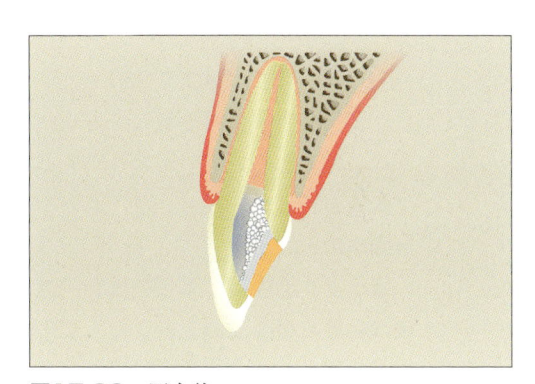

図17-32　漂白後．

◆臨床のヒント◆

指で押さえる理由：漂白剤は練和直後から酸素が発生している．このためセメント充填直後から髄腔内の圧力は高まる．したがってセメントが硬化するまでしっかり保持しておかないと内圧によりすぐにセメントは脱離してしまう．

セメントの押さえ方：セメント填入が終わったら中の漂白剤が外へ漏れ出さないように指をゆっくりとセメントに圧接，指が周囲の歯質に触れたらその状態で硬化まで待つ．余剰なセメントは硬化後除去する．

16）咬合調整（図17-29，30）

セメントが硬化したら結紮していたデンタルフロスを除去しラバーダム防湿をはずす．その後，咬合紙ホルダーと咬合紙を用いて咬合をチェックする．

◆臨床のヒント◆

大切な咬合調整：使用する漂白剤は非常に刺激が強い薬剤である．したがって，仮封が脱離することのないように対合歯と仮封部分が咬合接触しないようにする．

17）研磨（図17-31）

咬合調整後，シリコンポイントなどで簡単に仮封表面を研磨し舌感をよくする．

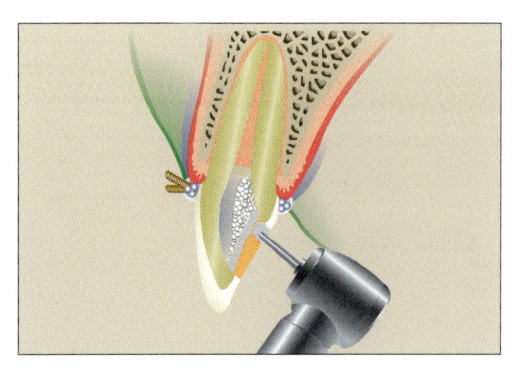

図17-33 仮封材を慎重に除去する． 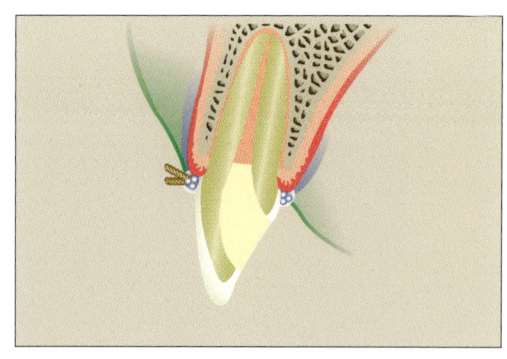　　　　　　図17-34 仮封材および漂白剤除去終了．

18）経過観察（図17-32）

4〜7日後に再来院してもらい漂白効果を確認する．効果が認められない場合は術式の不備か，仮封の緊密性が失われている可能性が考えられるため再度漂白剤の貼付処置を行う．

◆臨床のヒント◆

目標とする色調：本法の場合，漂白のあと戻りが起きることがあるため，漂白終了直後は最終目標とする色調よりも若干明るめの色調にする．つまり，隣在歯より少し明るめの色調になるまで漂白処置を行う．

通常2〜3回の処置で漂白の効果が認められるが，まったく変化がない場合は本法の適応症ではなかったと考え，他の処置を考える．

19）漂白後の仮封材および漂白剤の除去（図17-33，34）

希望する色調が得られたら，まず，患歯周囲歯肉にワセリンを塗り，ラバーダム防湿後，デンタルフロスで患歯の歯頸部を結紮しさらにフロスにワセリンを塗る．続いてタービンにダイヤモンドポイントを装着してセメントのみを慎重に除去する．その後，ストッピングを探針などで取り除き，髄腔内の漂白剤は綿球でぬぐった後，スリーウェイシリンジなどで十分水洗して除去をする．

◆臨床のヒント◆

ラバーダム防湿は必要：仮封材および漂白剤除去時は，髄腔内にまだ漂白剤が残存しているので歯肉の保護のため漂白剤貼付時と同様にラバーダム防湿を行わなければならない．

仮封除去時の注意点：セメント除去時に回転中の切削器具の先端に綿球が絡まると，中の漂白剤を周囲に飛散させてしまい非常に危険である．そこで除去時は切削器具の先端がストッピングを突き抜けないように慎重に切削する．

20）漂白終了後の修復処置（図17-35）

漂白終了後，髄腔内全てを少し明るめのコンポジットレジンで修復を行う．歯質の補強のためスクリューポストを使用してもよい．

第17章　変色歯の処置

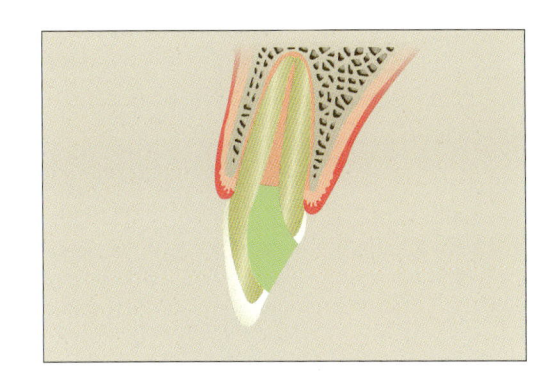

図17-35　コンポジットレジン充填をする．

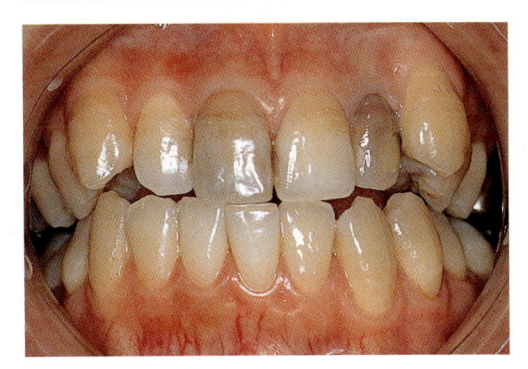

症例：(図17-36a, b)

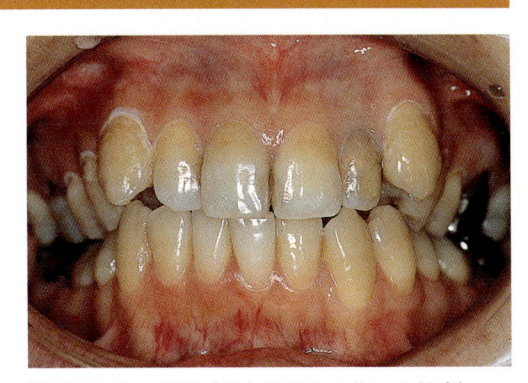

図17-36a　術前．

図17-36b　術後（漂白開始から約1か月半）．

症例：(図17-36a, b)

　30歳女性，上顎右側中切歯と上顎左側側切歯の変色を主訴に来院．患歯は数年前に抜髄処置後レジン修復を受け，その後，徐々に歯の色が変わってきたとのことである．そこで両歯ともWalking Bleach法を用いて漂白処置を行った．

　1|は，漂白剤交換を毎週1回1か月間行った結果，効果が得られた．|2は1か月半漂白処置を行ったが完全には希望の色調には回復しなかった．そのため，|2はその後，患者の希望により補綴処置を施した．

索　引

ア

IPC法	57
アクセサリーポイント	127
アパタイト系セメント	48, 53
アピカルストップ	103
アペキシフィケーション	122, 141
アペキソゲネーシス	147
アルミキャップ	24
アンダーフィリング	137

イ

EDTA製剤	106
インピーダンス	96
──測定	59, 61
意図的再植	174
石橋式充塡器	218

ウ

Walking Bleach法	213
齲窩消毒剤の種類	42
齲蝕検知液	51, 215

エ

FB式充塡器	218
X線検査	8
X線的潜伏期	9
エチレンオキサイドガス滅菌	15
エナメル質の破折	203
エンドゲージ	125

オ

オートクレーブ	14
オーバーフィリング	137, 199
オキシドール	108, 217
オトガイ孔	161
オリフィスワイドナー	99
温度診	11

カ

ガッタパーチャ	121
──のオーバーフィリング	133
──のダウンパック	131, 134
──溶解剤	108
カンファカルボール(CC)	43
ガス滅菌	15
仮封	60
──材	50
過酸化水素水	217
過剰根管充塡(オーバーフィリング)	137, 199
過ホウ酸ナトリウム	217
外歯瘻	4
外傷歯の分類	202
隔壁形成法	24
完全脱臼	210
乾熱滅菌	14
間接覆髄法	48
感染根管	94
簡易乾熱滅菌	15

キ

キャンホフェニック(CP)	43
既往症	2
逆根管充塡材	168
急性単純性(漿液性)歯髄炎	51
急性根尖性歯周炎	84
急性歯槽膿瘍	4
局所麻酔法	32
局所麻酔薬	29
銀製剤	43

ク

グアヤコール	43
グラスアイオノマーセメント	220
クランプ	20
──ホーセップス	19
グリッドスケール	96
くさび応力	12
偶発露髄	188
楔状欠損	152

ケ

ゲイツグリデンドリル	99
ケミカルサージェリー	69
外科的排膿路の確保	160
血液寒天培地	116
血管収縮薬	30
嫌気性細菌培養法	113
現症	2

コ

コンポジットレジンによる隔壁法	26
糊剤	122

224

咬合紙	221	歯周原発タイプ	177
咬耗症	152	歯髄壊疽	85
後鼻鏡	165	歯髄充血	51
高圧蒸気滅菌	14	歯髄鎮静法	44
骨穿孔	160	歯髄鎮静薬	45
根管拡大・形成	99	歯槽外穿孔	194
根管拡大用機器	99	歯槽内穿孔	194
根管乾燥	109	歯内原発タイプ	177
根管充填材（剤）	121	歯肉穿孔	194
根管消毒	110	試験切削	12
根管清掃剤	106	次亜塩素酸ナトリウム	217
根管長測定	95	──製剤	50,106
根管貼薬	80	手術用実体顕微鏡	162
根管用シーラー	123	主訴	2
根尖周囲外科手術	161	主ポイント	127
根尖性歯周炎	85	消息子（ゾンデ）	6
根尖掻爬法	163	消毒	14
根面露出	153	触診	5
		人工的穿孔	193

サ

作業長決定	97		
細菌培養試験法	113	**ス**	
酸化亜鉛ユージノールセメント	48	3 Mix	61
酸化防止薬	30	ステップバック	79
残髄	197	ストッピング	219
──炎	198	スプレッダー	127
残存歯根	169	スミヤー層	79
暫間的間接覆髄法	57	水酸化カルシウム製剤	48,53,66,144
		水平歯根破折	207
シ		垂直加圧根管充填法	129
		髄腔内麻酔	38
CC（カンファカルボール）	43	髄室開拡	76
CMCP（モノクロロフェノールカンファ）	43		
CP（キャンホフェニック）	43	**セ**	
シンメルブッシュ煮沸消毒器	15	生活歯髄切断法	64
視診	3	──の術式	69
紫外線消毒	16	石炭酸製剤	42
歯科用CT	178	切開線	162
歯科用PSS	108	切開排膿	160
歯科用表面麻酔薬	29	接着性セメント	50
歯科用モディファイドチモール（MP）	43	接着性レジン	53
歯冠・歯根比	166	穿孔	184
歯冠破折	205	全身的偶発症	28
歯根切除	170		
歯根尖切除法	165	**ソ**	
歯根挺出法	206	ゾンデ（消息子）	6
歯根嚢胞	163	象牙質知覚過敏症	152
歯根破折	184,206	象牙質の破折	203
歯根分離法	171	側副路形成	192
歯根膜内麻酔	36	側方加圧根管充填法	127
──用注射器	36		

索 引

タ

WHOの分類	202
ダイヤモンドピンセット	189
タンニン・フッ化物（HY剤）配合セメント	58
打診	7
単一ポイント根管充填法	125

チ

チェアーサイド嫌気培養装置	113
チモールアルコール（TA）	43
知覚過敏抑制材（剤）	156
注射針	32
注射用局所麻酔薬製剤	30
蝶型クランプ	21
直接覆髄法	52

ツ

痛覚受容器	33
痛点（口腔内の）	33

テ

dentin bridge	64,69
TA（チモールアルコール）	43
デンタルフロス	20,215
伝達麻酔	37
電気的検査	10
電気的根管長測定器	77,96
電動注射器	34

ト

塗抹試験法	113
樋状根	170
透過光線	12
動水力学説	154
動揺度の診査	7

ニ

ニードル	130

ネ

熱可塑性ガッタパーチャ注入法	130

ハ

Hagen-Poisuilleの方程式	154
Partsch法	163
パーフォレーション	184
バイパス形成	192
バックフィリング	129,132,134
パラホルム製剤	43

ハンドスケーラー	165
歯の亀裂	203
歯の再植	172
歯の脱臼	209
歯の破折	203
歯の漂白法	213
花沢式充填器	218
針なし注射器	36
針の刺入点	37

ヒ

Pichler法	163
ピーソーリーマー	99
ヒートプラガー	134
皮下気腫	197
皮膚貼付用表面麻酔薬	29
被蓋硬組織	64,69
表面麻酔薬	22
──製剤	29

フ

フィステル	185
フィンガースプレッダー	128
フェニックス膿瘍	161
フェネストレーション	91
フェノールスルフォン酸製剤	108
フッ化ナトリウム	156
プラスチックポイント	122
フレアー状形態	103
不完全脱臼	209
不足根管充填	137
複合病変タイプ	177
覆髄充填器	218
分岐部歯槽骨	169
分離塗抹法	117

ヘ

ペーパーポイント	110
ヘミセクション	169
ヘルトウィッヒ上皮鞘	140,147
変色歯	5

ホ

補助ポイント	127
防腐薬	30

マ

マイクロサージェリー	162
マスターポイント	127
マセランキット	191

麻酔試験	12
麻酔抜髄即時根管充填法	82
麻酔抜髄法	74
磨耗	5
——症	152

ム

無翼クランプ	20

メ

滅菌	14

モ

モノクロロフェノールカンファ（CMCP）	43
問診	2

ヤ

薬液消毒	15

ユ

ユージノール	43
有翼クランプ	20

ヨ

幼若永久歯	140

ラ

Reinmöller法	163
ラバーシート	19
ラバーダムパンチ	19
ラバーダムフレーム	19
ラバーダム防湿	18

リ

リン酸亜鉛セメント	216
裏装（層）	52,60

レ

レジンキャップ	24
レンツロ	112,144
練成充填器	218

ロ

露髄を伴う破折	204
瘻孔	185

ワ

Wassmund法	163

カラーアトラス ハンドブック　歯内治療臨床ヒント集

2004年6月10日　第1版第1刷発行
2006年2月28日　第1版第2刷発行

編　　者	戸田　忠夫／中村　洋／中川　寛一
発 行 人	佐々木一高
発 行 所	クインテッセンス出版株式会社

東京都文京区本郷3丁目2番6号　〒113-0033
クイントハウスビル　電話（03）5842-2270（代表）
　　　　　　　　　　　　　（03）5842-2272（営業部）
　　　　　　　　　　　　　（03）5842-2279（書籍編集部）
　　　　web page address　http://www.quint-j.co.jp/

印刷・製本　サン美術印刷株式会社

©2004　クインテッセンス出版株式会社　　禁無断転載・複写
Printed in Japan　　　　　　　　　落丁本・乱丁本はお取り替えします
　　　　　　　　　　　ISBN4-87417-808-1　C3047
定価は表紙に表示してあります